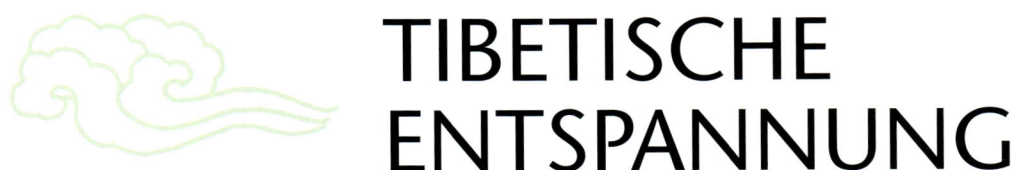

TIBETISCHE ENTSPANNUNG

KUM-NYE-MASSAGE UND BEWEGUNG

TARTHANG TULKU

TIBETISCHE ENTSPANNUNG

KUM-NYE-MASSAGE UND BEWEGUNG

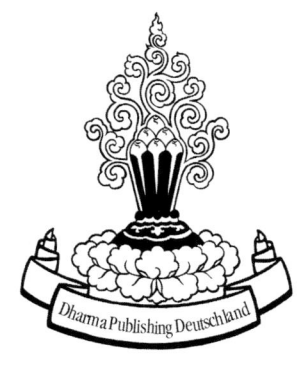

DHARMA PUBLISHING DEUTSCHLAND

KÖLN

Tibetische Entspannung
Tarthang Tulku

Herausgegeben 2004 von
Dharma Publishing Deutschland
Verlag des Nyingma Zentrum Deutschland e.V.
Siebachstrasse 66, 50733 Köln
info@dharmapublishing.de

Übersetzung aus dem Amerikanischen von Peter Simon
Originaltitel: Tibetan Relaxation

Die Deutsche Bibliothek verzeichnet diese Publikation in der Deutschen Nationalbibliografie;
detaillierte bibliografische Daten sind im Internet übber http://dnb.ddb.de abrufbar.

ISBN 3-928758-19-5

10 9 8 7 6 5 4 3 2 1

Tibetische Entspannung ist auf der Grundlage der Bücher:
Kum Nye Relaxation Part 1 (Theory, Preparation, Massage) und
Kum Nye Relaxation Part 2 (Movement Exercises) entstanden.
Beide Bände sind mit Strichzeichnungen illustriert und 1978 in den
Vereinigten Staaten bei Dharma Publishing erschienen.

Produktion: Print Company Verlagsges.m.b.H., Wien
Druck und Bindung: Imago, Singapur

BEMERKUNG
Einige der Übungen werden besser nicht durchgeführt, falls Sie schwanger sind, besondere Probleme an Wirbelsäule oder Nacken haben oder vor weniger als 3 Monaten eine Operation hatten. Diese Übungen sind gekennzeichnet.

Gewidmet allen, die Harmonie und Ausgeglichenheit suchen –
die Grundlage für inneren Frieden, Mitgefühl für sich selbst und andere
und die Aktivierung unseres Potenzials der Erleuchtung.

Mögen alle Wesen immer mit Glück und den Ursachen für Glück vereint sein,

Mögen alle Wesen immer frei von Leid und den Ursachen des Leids sein,

Mögen alle Wesen nie von der Seligkeit getrennt sein, die frei von Leid ist,

Befreit von den Verwirrungen eines dualistischen Geistes, befreit von den Fesseln von Hass und Verlangen,

Mögen alle Wesen in der stillen Freude des Gleichmuts weilen.

TRADITIONELLES BUDDHISTISCHES GEBET

INHALT

EINLEITUNG

»Wenn wir lernen, unsere Sinne zu öffnen und unsere Gefühle direkt zu berühren, kommen unser Körper und unser Geist in unmittelbaren Kontakt zueinander, und all unsere Erfahrungen werden reicher, gesünder und erfüllender.«

Kum Nye (ausgesprochen Kum Njeh) umfasst eine Reihe einfacher und effizienter Heilungsübungen, die Stress mindern, negative Verhaltensmuster verändern, Ausgeglichenheit und Gesundheit fördern und unsere Lebensfreude und Wertschätzung verbessern können. Diese Übungen basieren auf der Theorie des groben und subtilen Energiesystems des Körpers, die der tibetischen Medizin und den Körper-Geist-Disziplinen des Buddhismus zu Grunde liegt.

In unserer Zeit wurden Verwirrung, Chaos und Überreizung derart zum Bestandteil unseres Alltags, dass wir oft zu verspannt und überlastet sind, um das Leben zu genießen. Kum Nye wirkt gegen dieses Phänomen: Es öffnet unsere Sinne und unser Herz, so dass wir uns zufrieden und erfüllt fühlen, bereit, alle Aspekte unseres Lebens mehr zu schätzen. Durch Kum Nye können wir die Qualität unserer Erfahrungen bereichern und lernen, harmonischer zu leben.

Als Junge wuchs ich in Osttibet in der Nyingma-Tradition auf (*Nyingma*, »die Alten«, ist die älteste der vier buddhistischen Überlieferungen Tibets). Mein Vater war Arzt und Lama, und er war der erste, der mich in Kum Nye einführte. Kum Nye war in Tibet kaum bekannt und wurde meist als Anhängsel anderer Praktiken ausgeübt. Meine Gurus lehrten manchmal Kum Nye als Vorübung für Meditation. Bisher gab es jedenfalls keine systematischen schriftlichen Instruktionen für Kum Nye, und folglich hatte meine Kum-Nye-Praxis immer den Hauch des Forschenden und Experimentellen.

Der einzigartige Wert des Kum-Nye-Entspannungssystems besteht in seiner ganzheitlichen Sicht von Körper und Geist und im Bestreben, das Physische und Psychische zu integrieren und auszugleichen, um Gesundheit zu erlangen. Kum Nye erreicht dies durch Entspannung und Heilung von Körper und Geist, durch Vereinigung ihrer Energien zu einem ruhigen und sanften Funktionieren. Da sie zur Integration von Körper und Geist bei allen Aktivitäten führt, ist die Kum-Nye-Entspannung lebendiger und dauerhafter als das Gefühl des Wohlbefindens, das wir während einer gewöhnlichen körperlichen Übung erleben: Wenn wir lernen, unsere Sinne zu öffnen und unsere Gefühle direkt zu berühren, kommen unser Körper und unser Geist in unmittelbaren Kontakt zueinander, und all unsere Erfahrungen werden reicher, gesünder und erfüllender. Da wir tiefer mit uns vertraut werden und uns selbst besser verstehen, können wir auch mehr mit anderen teilen.

Obwohl sie vorwiegend mündlich überliefert sind, werden die Kum-Nye-Praktiken in tibetischen medizinischen Schriften als Wege des Heilens von Krankheiten bezeichnet, die das Resultat von Energieblockaden sind. Kum Nye wird auch ganz allgemein in den Vinaya-Texten des Buddhismus beschrieben (diese aus Indien stammenden Lehren regelten das Verhalten von Mönchen und Nonnen), die Wege vorschlagen, die Müdigkeit während langer Meditationen zu überwinden. Kum Nye ist somit Teil der medizinischen und spirituellen Theorien, die die tibetische mit der indischen und chinesischen Medizin verbinden. Aus dieser Tradition stammen zahlreiche Disziplinen wie Yoga und Akupunktur und die Wurzeln vieler neuerer Körper-Geist-Lehren.

Obwohl sie auf den ursprünglichen Kum-Nye-Prinzipien basiert, ist die in diesem Buch präsentierte Kum-Nye-Entspannung durchaus modern, aus eigener Erfahrung abgeleitet und speziell für heutige Bedürfnisse adaptiert. Ich adaptierte das offene Kum-Nye-System, um mein Wissen und die während meiner umfassenden Erziehung in einigen der wichtigsten Klöster in Ost- und Zentraltibet erworbenen Erkenntnisse einbringen zu können. (Zu dieser Erziehung gehörte auch das Studium der tibetischen Medizin und spezieller buddhistischer Abhandlungen.) Diese Adaptierungen kumulierten in dem umfassenden System von Übungen, die ich »Kum-Nye-Entspannung« nenne (um das System von den Kum-Nye-Originalpraktiken zu unterscheiden).

Der Anstoß zur Entwicklung der Kum Nye Entspannung kam, als ich 1969 nach Kalifornien übersiedelte. In Berkeley angekommen, begann ich Zeremonien zu halten und Kurse zu geben. Nach wenigen Wochen gründete ich das *Tibetan Nyingma Meditation Center*, das Kurse in den grundlegenden buddhistischen Lehren und in tibetischer Sprache und Philosophie anbot. 1972 gründete ich wegen des steigenden Interesses an tibetischen Lehren das *Nyingma Institute*. Dort bot ich einen *Human Development Training Retreat* genannten achtwöchigen Sommerintensivkurs an. Ich wollte traditionelle Meditationstechniken lehren, musste jedoch zu meiner Überraschung feststellen, dass viele Teilnehmer Schwierigkeiten mit dem langen Sitzen hatten. Sie waren unruhig, zerstreut und fühlten sich unbehaglich.

Um ihnen zu helfen, diese Schwierigkeiten zu überwinden, führte ich sie in einige Kum-Nye-Massage- und Bewegungsübungen ein, die ich in Tibet gelernt hatte. Die Ergebnisse dieser Experimente waren offensichtlich erfolgreich: Teilnehmer, die monate- oder sogar jahrelang vergeblich versucht hatten, zu meditieren, konnten nach diesen Übungen Körper und Geist beruhigen.

Seither entwickelte ich mehrere hundert Übungen, die meine westlichen Schüler besonders hilfreich fanden. Viele dieser Übungen mussten an die speziellen Bedürfnisse und Probleme von Europäern und Amerikanern angepasst werden. Im Lauf der Jahre erwiesen sich jedoch einige der Übungen, die die Schüler praktizierten, die über ihre Erfahrungen berichteten und sie in den Kursen diskutierten, als besonders hilfreich. Dieses Buch enthält die einfachsten und effizientesten dieser Übungen, die von Jung und Alt sicher und ohne Lehrer praktiziert werden können. Sitzen, Atmen, Selbstmassage und verschiedene Bewegungsübungen gehören dazu.

Ich hoffe, dass dieses Buch viele Menschen mit verschiedenen Interessen mit den Wohltaten des Kum Nye vertraut machen und ihnen helfen wird, ihre innere Entspannung zu entwickeln und fortzusetzen. Ich hoffe auch, dass die Freude am Entdecken vieler bisher nichtentwickelter Aspekte des Kum Nye die Praxis westlicher Schüler bereichern und schließlich zu einer Systematisierung im westlichen Sinn führen wird. Nicht zuletzt soll dieses Buch auch eine praktische Anleitung zu einem gesunden und ausgeglichenen Leben sein, reich an Schönheit und Freude, das zu Harmonie für alle Wesen führt, sogar in diesen schwierigen Zeiten.

ZU DIESEM BUCH

»Nehmen Sie immer eine offene Geisteshaltung ein: Machen Sie einfach die Übung, reflektieren Sie Ihre Eindrücke, machen Sie sie noch einmal. Entspannen Sie, wiederholen Sie den Vorgang, dann kommt das Verstehen.«

Dieses Buch ist eine Anleitung zur Kum-Nye-Entspannung für Anfänger. Sein Aufbau soll Ihnen helfen, Ihren Weg durch das breite Angebot an Übungen zu finden, der zu Ihren speziellen Bedürfnissen, Problemen und Neigungen passt. Das Buch ist in sechs Kapitel unterteilt. Im ersten Kapitel werden wir in die Praxis des Kum Nye eingeführt. Wir entdecken die Hintergründe von Kum Nye: seine Wurzeln in der buddhistischen Tradition Indiens; seine Entwicklung in Tibet und seine Basis in der medizinischen Tradition Tibets und des Ayurveda. Wir untersuchen besonders das tibetische Konzept des Körpers, auf dem die Heilung des Kum Nye gründet. Dann erforschen wir die wesentlichen Prinzipien des Kum Nye und ihre Relevanz für unsere Zeit, bevor wir einen Blick auf die Praxis selbst werfen, auf die verschiedenen Übungsarten und ihre Progressionsstufen. Schließlich machen wir uns bereit, mit der Praxis zu beginnen, wir untersuchen die ideale Umgebung, die Ausrüstung und die Kleidung für die Übungen, unsere geistige Einstellung und die Richtlinien für das Einüben der Praktiken.

Kapitel zwei beschäftigt sich mit Sitz- und Atemübungen, dem Eckstein des Kum Nye. Sie sind der Ausgangspunkt der Praxis: Die Sitzübungen führen zu den zentralen Haltungen von Bewusstheit, Konzentration und Offenheit; die Atemübungen helfen, die spezielle Kum-Nye-Atemtechnik zu entwickeln, die während aller anderen Übungen und auch im Alltagsleben praktiziert werden sollte. Diese Übungen stellen den Höhepunkt des Kum Nye dar, denn wenn sie richtig gemacht werden, sind sie der Ausgangspunkt für Meditation, auf die Kum Nye vorbereitet.

Das dritte Kapitel präsentiert eine Reihe von Massagen, jeweils für einen bestimmten Teil des Körpers. Neben allgemeinen Massagen gibt es detailliertere Massagen, abgestimmt auf einzelne Akupressurpunkte. Beim Auffinden dieser Punkte helfen Ihnen Darstellungen der relevanten Körperpartien.

Kapitel vier liefert den Ausgangspunkt für Bewegungsübungen. Es stellt einige der einfachsten Bewegungsübungen vor, aus denen der Anfänger eine grundlegende Bewegungspraxis entwickeln kann. Wenn Sie in Kapitel vier Ihre grundlegende Praxis entwickelt haben, bieten Ihnen die Kapitel fünf und sechs mit einer Auswahl verschiedenster Übungen – von einfachen bis zu fortgeschrittenen – die Chance, Ihr Übungsrepertoire zu verbreitern und auszuweiten.

Um Sie in die Lage zu versetzen, Ihre Praxis Ihrem Erfahrungslevel und Ihren Fähigkeiten anzupassen, sind alle Bewegungsübungen nach Schwierigkeitsgraden geordnet – die Übungen der Stufe eins sind die leichtesten, die der Stufe drei die schwierigsten. Der Schwierigkeitsgrad jeder Übung wird durch ein rundes Symbol oberhalb der Überschrift angegeben (siehe nebenstehende Erklärung). Kapitel vier enthält Übungen der Stufe eins und zwei, Kapitel fünf und sechs beinhalten Übungen aller drei Schwierigkeitsgrade. Alle Übungen einer bestimmten Stufe sind gleich schwierig, unabhängig vom Kapitel, was Ihnen erlaubt, nach Belieben Übungen aus verschiedenen Kapiteln miteinander zu verbinden.

Einige Bewegungsübungen bieten spezielle Möglichkeiten, mehr Gewinn aus ihnen zu ziehen. Farbig unterlegte Kästchen enthalten zusätzliche Anweisungen zur Hauptübung oder stellen Variationen dar. Fühlen Sie sich ermutigt, Übungen weiter zu entwickeln und Ihre Erfahrung durch Ausdehnen der Gefühle und Empfindungen zu vertiefen. Fett gedruckte Tipps bieten praktische Ratschläge zum Überwinden von Problemen, die oft bei bestimmten Übungen auftreten.

Der hier dargestellte Aufbau des Buchs erlaubt uns, unsere Praxis nach unserem eigenen Tempo zu entwickeln. Die klare Struktur bietet dem Anfänger eine Anleitung, seine eigene Praxis aufzubauen und dem Fortgeschrittenen eine flexible Weiterentwicklung der Entspannungsübungen nach seiner Wahl.

Für den Anfänger ist der einfachste Weg das Befolgen der Richtlinien auf S. 25. Dort wird der Beginn mit Sitz- und Atemübungen, einer Massage und einer Auswahl der leichtesten Bewegungsübungen aus Kapitel vier vorgeschlagen. Ausgehend davon können Sie Ihre Praxis nach Ihrem eigenen Tempo entwickeln, Ihr Übungsrepertoire allmählich ausweiten und dann schwierigere Übungen der Stufe drei versuchen.

Dieser breit angelegte Zugang bietet Abwechslung für jene, denen schnell langweilig wird, er ist aber auch ideal für alle, denen es schwer fällt, die Sitz- und Atemübungen durchzuführen. Die Massage- und Bewegungsübungen lindern das physische Unbehagen, das Sitzen immer noch unmöglich macht, und fördern die für die meditativen Aspekte der Sitz- und Atemübungen erforderliche mentale Konzentration.

Sobald Sie mit den verschiedenen Übungen vertraut sind, können Sie Ihre Praxis nach Belieben aufbauen und jene Strategie wählen, die Ihrer Verfassung an einem bestimmten Tag am ehesten entspricht. Wenn Sie zum Beispiel einen sehr hektischen Tag hinter sich haben, kann es sehr erholsam sein, den Großteil der Übungen einfach dem Sitzen und Atmen zu widmen und zu beobachten, was im Inneren geschieht. Wenn Sie aber extrem aufgewühlt sind, wird es für Sie wahrscheinlich am leichtesten sein, mit einer Selbstmassage zu beginnen, bevor Sie sich einer Übung zuwenden, die mehr Konzentration erfordert.

Wechseln Sie nach Belieben zwischen den Kapiteln, und lassen Sie sich von der Weisheit Ihres Körpers die Übungen eines bestimmten Tages vorgeben. Manchmal möchten Sie vielleicht allgemein an verschiedenen Körperpartien arbeiten, etwa mit Selbstmassagen für Kopf und Gesicht, verbunden mit einer Bewegungsübung des Oberkörpers und der Arme und einer anderen für den Unterkörper. Alternativ dazu könnten Sie an einer speziellen Körperpartie arbeiten, zum Beispiel mit einer Massage für die Hüften und einer anderen Übung für diesen Bereich.

In einem Kurs kann der Lehrer eine Übungsfolge vorschlagen, die besonders effektiv komplementäre Energien stimuliert, vertrauen Sie aber ruhig Ihren eigenen Eingebungen. Kum Nye ist ein offenes Erforschen, keine Heilkunst nach Vorschrift.

Im Westen erwartet man von Lehrern meist Antworten und objektive Wahrheiten über unsere Erfahrungen: wie sie sein sollten, wie sie sich anfühlen sollten, welchen Nutzen sie bringen. Der aus der östlichen Tradition kommende Zugang des Kum Nye geht den gegenteiligen Weg: Ein Lehrer spricht erst dann gewisse Wahrheiten aus, wenn der Schüler einen bestimmten Punkt des Verstehens seiner selbst erreicht hat. Erst dann bestätigt er sie. Jeder macht ganz eigene Erfahrungen, und jeder hat die Fähigkeit seinen eigenen Weg zur Wahrheit zu finden. Deshalb ist es so wichtig, jede Übung ohne Erwartungen zu beginnen, da diese unsere Erfahrung mit der Übung einengen könnten. Nehmen Sie immer eine offene Geisteshaltung ein: Machen Sie einfach die Übung, reflektieren Sie Ihre Eindrücke, machen Sie sie noch einmal. Entspannen Sie, wiederholen Sie den Vorgang, dann kommt das Verstehen.

IN DIESEM BUCH VERWENDETE SYMBOLE

Übungen Stufe eins (Anfänger)

Übungen Stufe zwei (mittelschwer)

Übungen Stufe drei (Fortgeschrittene)

▶ Fortsetzung der Übung umseitig

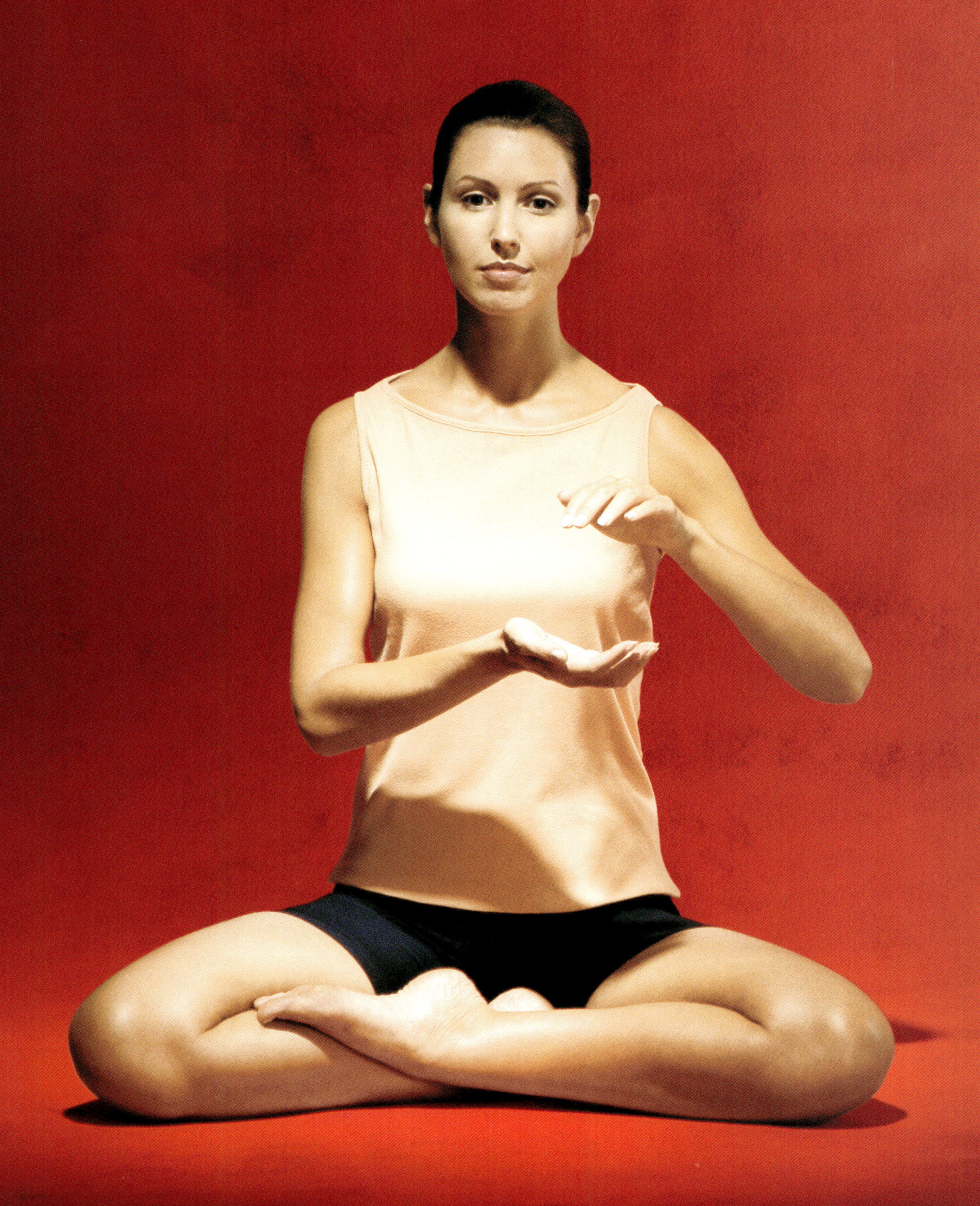

KAPITEL EINS

KUM NYE ENTDECKEN

»Durch Entspannung entwickeln wir
eine ganz neue Art des Seins.«

Kum Nye ist ein altes tibetisches Heilungssystem, das darauf abzielt, Körper und Geist, Selbst und Welt zu harmonisieren und zu integrieren. Dies erreicht man durch Stimulieren, Loslassen und Entfalten der feinen Energien des Fühlens, die Geist, Körper und Sinne vereinen. In diesem Kapitel beschreiben wir Geschichte und Hintergründe von Kum Nye und untersuchen seine Ursprünge, Entwicklungen und Beziehungen zu anderen tibetischen Traditionen. Dann lernen wir die Grundprinzipien des Kum Nye kennen und befassen uns mit seinem Platz in unserer Zeit. Wir erforschen die Details der Kum-Nye-Praxis und die verschiedenen Übungsarten und Progressionsstufen. Schließlich kommen wir zur praktischen Vorbereitung und widmen unsere Aufmerksamkeit der Umgebung, unseren Einstellungen und dem Aufbau der Praxis.

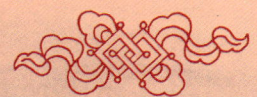

HINTERGRÜNDE DES KUM NYE: BUDDHISMUS UND TIBETISCHE MEDIZIN

»Die Heilung des Körpers durch Integration und Ausgleich unserer physischen, mentalen und emotionalen Aspekte ist ein großer Schritt zur tief gehenden Heilung der Erleuchtung, in der das menschliche Bewusstsein seine Ganzheit zurückerhält.«

Das in diesem Buch präsentierte System der Kum-Nye-Entspannung basiert auf einem über fast zwölfhundert Jahre tradierten Heilungssystem der buddhistischen Kultur in Tibet. Wir können den Zusammenhang zwischen Heilung und Buddhismus bis in die Zeit des Buddha zurückverfolgen, der im 6. bis 5. Jahrhundert v. Chr. in Indien lebte. Der Buddha (wörtlich »der Erwachte«) erlangte den Zustand perfekter Erleuchtung beim Meditieren unter dem Bodhi-Baum in Bodh Gaya, Indien. Aus dieser Erkenntnis entstanden Lehren, die im Laufe von 45 Jahren verbreitet wurden. Seit 2500 Jahren werden sie in ungebrochener Folge von Lehrern weitergegeben und bilden den Kern aller buddhistischen Traditionen.

Das zentrale Anliegen des Buddhismus ist die Befreiung vom Leiden der Menschheit, dem Leiden an Isolation, Aufsplitterung und Trennung von anderen, ausgelöst durch einen falschen Begriff des Selbst, und dem Leiden der Veränderung angesichts der Vergänglichkeit aller Existenz. Freiheit kommt aus der Erkenntnis der wahren Natur unseres Seins, der Ausdehnung unseres Wissenshorizontes jenseits der materiellen und physischen Welt und dem Verstehen unserer Verbindung mit allen Arten der Existenz. In diesem Kontext kann Heilung unseres Körpers durch Integration und Ausgleich unserer physischen, mentalen und emotionalen Aspekte als großer Schritt zur tief gehenden Heilung der Erleuchtung verstanden werden, in der das menschliche Bewusstsein seine Ganzheit zurückerhält.

Vom Ayurveda zur tibetischen Medizin

Ayurveda, die traditionelle altindische Medizin, ist das bedeutendste Heilungssystem des Buddhismus. Die medizinischen Praktiken des Ayurveda wurden schon in den *Veden* (heiligen Schriften der Hindus) erwähnt und waren ursprünglich eine bunte Mischung von Heilkräutern und Zauberformeln. Zwischen dem 6. Jahrhundert v. Chr. und dem 8. Jahrhundert n. Chr. entwickelte sich Ayurveda aber zu einem systematischen Korpus medizinischen Wissens. Dies war vor allem die Folge der immer höher entwickelten Meditationstechniken, die die Kräfte der Introspektion stärkten und Einsichten in das Funktionieren des Körpers auf einem subtilen Energieniveau enthüllten.

Buddhismus und Ayurveda wurden im 7. Jahrhundert von König Songtsen Gampo nach Tibet gebracht. Nachdem Songtsen die tibetischen Stämme vereinigt hatte, widmete er sich der Entwicklung der tibetischen Kultur durch Hereinnahme des Wissens und der Traditionen der großen benachbarten Zivilisationen Persiens, Indiens, Chinas und Nepals. Damals gab es in Tibet keine Schriftsprache, der König sandte daher Thon-mi Sambhota, einen seiner Minister, nach Indien, wo er Sanskrit lernte und ein Schriftsystem entwickelte. Thon-mi erfüllte seine Mission und brachte eine Schrift und buddhistische Texte nach Tibet, die er gemeinsam mit dem König übersetzte.

Im 8. Jahrhundert wollte König Trisong Detsen seinem Volk den Buddhismus bringen, lud die großen Lehrer Indiens nach Tibet ein und sandte Tibeter zur Schulung nach Indien. Im Laufe weniger Generationen wurden an die tausend Sanskrittexte ins Tibetische übersetzt. Neben den Worten Buddhas enthalten diese Texte Kommentare und Abhandlungen großer buddhistischer Lehrer, die Themen der Philosophie, Logik und Grammatik, der Herrschaft, der rituellen Kunst und Wissenschaft, aber auch der ayurvedischen Medizin behandeln.

Seither wurden diese Lehren schrittweise von der tibetischen Kultur assimiliert. Die ursprünglichen Theorien der ayurvedischen Medizin und anderer Einflüsse wurden zu dem heute praktizierten System der tibetischen Medizin weiterentwickelt.

Die Konzepte der tibetischen Medizin

So wie Ayurveda basiert die tibetische Medizin auf dem Konzept, dass Gesundheit von einem ausgewogenen Verhältnis der Lebenskräfte abhängt. In der tibetischen Medizin nennt man sie die drei Säfte – entsprechend den *doshas* des ayurvedischen Systems, aus dem sie entwickelt wurden. Die drei Säfte – Wind, Galle und Schleim – sind die Prinzipien der Lebensenergie, die alle physiologischen, mentalen und emotionalen Körperprozesse steuern. Sie umfassen sowohl die Bestandteile des physischen Körpers als auch die Energienetze des subtilen Körpers. Wind, zum Beispiel, hat die Eigenschaften von Bewegung, Leichtigkeit und Trockenheit und dominiert im Bauch und Unterleib. Er bestimmt Bewegung, Atmung, Verdauung, Fruchtbarkeit und Denken und beeinflusst Vitalität, geistige Klarheit und gynäkologische Funktionen.

Der subtile Körper umfasst ein Netz von mehr als 72 000 Energiekanälen. Der wichtigste ist die zentrale *dhuma*, die »Vene«, die vom Kopf entlang der Wirbelsäule abwärts führt. Zu beiden Seiten der *dhuma* sind *ro-ma* und *rkyang-ma*. (Diese drei Kanäle entsprechen *sushumna*, *ida* und *pingala nadis* der ayurvedischen Medizin.) Die Seitenkanäle winden sich um *dhuma* und kreuzen sich an sechs Schlüsselstellen, den Chakras. Das sind die Hauptenergiezentren des Körpers, zuständig für die Verteilung der Energie durch die subtile Anatomie. Sie sitzen am Scheitel, zwischen den Brauen, an der Basis der Kehle, mitten auf der Brust, nahe dem Herzen, am Nabel und bei den Genitalien. Diese Punkte stimmen mit wichtigen Nervengeflechten entlang des Rückenmarks überein.

Kum Nye und die tibetische Medizin

Wenn alle drei Säfte im Gleichgewicht sind, fließt die Energie frei durch die Chakras und Kanäle des subtilen Körpers, der physische Körper ist stark und gesund, der Verstand ruhig und klar, die Emotionen stabil. Negative Gedanken, schädliches Handeln, unpassendes Verhalten und falsche Ernährung gelten als Ursachen für das Ungleichgewicht der Säfte und für Energieblockaden, die physische Krankheiten und mentale und emotionale Probleme auslösen können.

In Tibet wurde Kum Nye neben anderen medizinischen Praktiken als ein Weg zur Heilung des Körpers durch Atemtechniken, Selbstmassagen, spezielle Positionen und Bewegungsübungen entwickelt, die die Säfte ausgleichen und Energieblockaden auf allen Ebenen lösen sollen. Da Kum Nye den Körper leicht macht und den Geist beruhigt, wurde es von buddhistischen Gläubigen auch als Vorbereitung auf Meditation und andere fortgeschrittene Yogapraktiken verwendet.

Dieser Teppich stellt den Myrobalan-Baum (auch bekannt als Medizinbaum oder Baum des Lebens) dar, den König der Medizin in der Ayurvedatradition. Tibetische Schriften des 8. Jahrhunderts beschreiben die Wurzeln, den Stamm, die Äste, Rinde, Blätter und Früchte des Baums als medizinische Präparate, mit denen man Krankheiten behandelt.

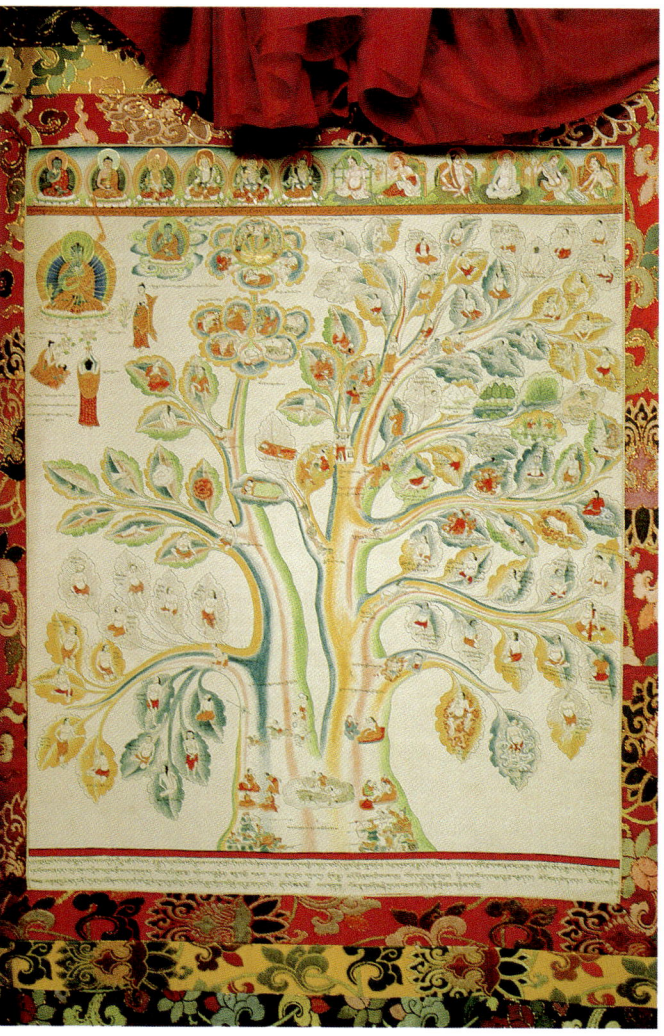

DAS GLEICHGEWICHT DES KUM NYE

*»Kum Nye ist die Kunst, durch Integration von Körper,
Geist, Sinnen und Umwelt Gleichgewicht herzustellen.«*

Wir alle haben Erinnerungen an Zeiten, in denen wir uns besonders lebendig fühlten, wo die Welt frisch und vielversprechend erschien, wie ein Garten an einem klaren Frühlingsmorgen. Was immer zu solchen Augenblicken führt, oft verbinden wir damit das Gefühl besonderer Vitalität und das Bewusstsein der absoluten Harmonie aller Elemente: Die Luft scheint vor Leben zu pulsieren, unser Körper fühlt sich gesund und energiegeladen, unser Geist ist klar und zuversichtlich. Unsere Wahrnehmung ist klar, und alles in unserer Umwelt erfreut unsere Sinne: Farben erscheinen besonders lebhaft, Klänge wirken melodiös und Düfte wohlriechend. Alle Aspekte unserer Erfahrung vereinen sich, wenn wir entspannen und die Grenzen zwischen Innen und Außen fließend werden. Nichts ist starr, und wir fühlen uns weit und offen und handeln leicht und richtig.

Das Wesen dieser Erfahrung ist das Gleichgewicht, und ihre Auswirkung ist ein tiefes Gefühl der Erfüllung, Frische und Ganzheit, das sich weit über ein gewöhnliches Glücksgefühl erhebt. Kum Nye ist die Kunst, dieses Gleichgewicht durch Integration von Körper, Geist, Sinnen und Umwelt herzustellen. Das wird durch einen sanften, aber tiefen Entspannungsprozess erreicht, bei dem physische, mentale und emotionale Spannungen und Blockaden gelöst werden, um freies Fließen der Empfindungen durch den Körper zu erzielen. Durch bewusste Konzentration auf diese Energien und durch ihre Ausdehnung in und um uns kommen wir näher zu ihrer Quelle – der Lebenskraft des Universums selbst. Auf diese Weise entdecken wir eine ganz neue Art des Seins, eine offene Perspektive, die uns die umfassende Qualität ganzheitlich gelebter Erfahrung zeigt.

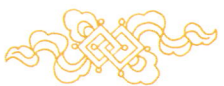

Verlust des Gleichgewichts in der modernen Welt

Wenn wir für die Schönheit der Welt offen sind, scheint es nur natürlich, in gegenseitiger Harmonie und Einheit mit dem Universum zu leben. Als kleine Kinder erlebten viele von uns so eine Harmonie, später aber betonten wir zu sehr unsere Persönlichkeit, erlebten Trennungs- und Individualitätsgefühle auf Kosten von Wärme und Sicherheit der Gemeinschaft und Bindung, die unser Herz ersehnt. Der Druck und die Komplexität der modernen Gesellschaft machen andere Handlungsweisen schwierig: Um Erfolg im Beruf, in Beziehungen, ja sogar beim Spiel zu haben, werden wir oft in stressige Wettkampfsituationen gezwungen, die Entfremdungs- und Angstgefühle fördern.

Diese Trennung verläuft nicht nur zwischen dem Ich und der Welt, sondern auch zwischen Körper und Geist: Wir erkennen nicht, wie wichtig es ist, Körper und Geist bei all unseren Ak-

tivitäten zu integrieren, und betonen einseitig die intellektuelle Leistung oder die physische Form des Körpers zu Lasten der reichen Gefühle und Empfindungen, die beide verbinden.

Wenn wir Gefühle und Empfindungen so einengen, hindern wir diese Energien, uns die Stütze zu geben, die wir brauchen, um gesund und glücklich zu sein. Wir suchen statt dessen außerhalb Befriedigung. Wir werden von aufregenden Aktivitäten angezogen, die Geist und Sinne stimulieren, uns aber nach mehr verlangen lassen. Wir suchen vielleicht Trost in Drogen wie Alkohol oder Rauschgift, oder wir machen uns sogar auf den spirituellen Weg in der Hoffnung auf wirkliche Stärkung, um dann sehen zu müssen, dass wir unbefriedigt bleiben. So vergeuden wir unsere Energien, springen von Erfahrung zu Erfahrung, trauern der Vergangenheit nach oder planen die Zukunft. In Tagträumen verloren können wir Freude und reiches Gefühl bloß erahnen.

Durch unsere Familien oder materiellen Wohlstand versuchen wir, den Sinn für Ganzheit wiederzugewinnen und Kontrolle über unser Leben auszuüben. Diese ist aber künstlich und ohne Verbindung mit den natürlichen Gesetzen und Zyklen, die Körper, Geist und Umwelt regieren. Es bleibt das Gefühl, gefangen und unerfüllt zu sein, dem entfremdet, mit dem wir uns verbinden wollen – uns selbst, unseren Lieben, dem Universum.

Kum Nye und die Wiederentdeckung der Balance

Ein Gefühl der Leere steigt auf, wenn wir uns von der vollen Erfahrung unseres Selbst und der Welt abschneiden. Unsere vernachlässigten Sinne verhärten, unser sensorisches Vermögen schwindet. Nur wenn wir diese Härte erweichen, indem wir die Energien des Fühlens und Empfindens fördern, die den Körper mit dem Geist verbinden, das Ich mit der Welt, können wir das ganze Feld der Erfahrung öffnen – die Quelle der Befriedigung.

Die Übungen des Kum Nye bewirken, dass wir weicher werden, und bringen uns in Harmonie mit uns selbst und der Welt. Wenn wir dieses Gleichgewicht erreichen, können wir am natürlichen Strom des Universums teilnehmen: Wir verstehen, dass wir von der Natur abhängen und dass die Natur – ja, das ganze Universum – von uns abhängt. Wie alle anderen Geschöpfe im Universum bilden wir vollkommene Einheiten oder Systeme, die aus kleineren Einheiten zusammengesetzt sind, so wie das Skelett, die Muskeln und das Nervensystem. Diese wieder enthalten kleinere Einheiten, die unterteilt werden können, bis hinunter zur subtilsten Energiestufe. Vom subatomaren bis zum kosmischen Bereich hängt das reibungslose Funktionieren jedes Systems vom Funktionieren der anderen ab: Alle sind eng miteinander verbunden, geschaffen aus denselben Grundenergien, aus denen das Universum besteht.

Wenn wir diese Abhängigkeiten anerkennen, erkennen wir auch die Bedeutung der Harmonie in und um uns. Wir begreifen, dass wir die Voraussetzungen besitzen, Gleichgewicht und Glück zu erschaffen, denn unser Körper und Geist dienen als Kanäle dieser Lebensenergien des Kosmos. Durch Verlangsamen und Entspannen mittels der Übungen des Kum Nye lernen wir,

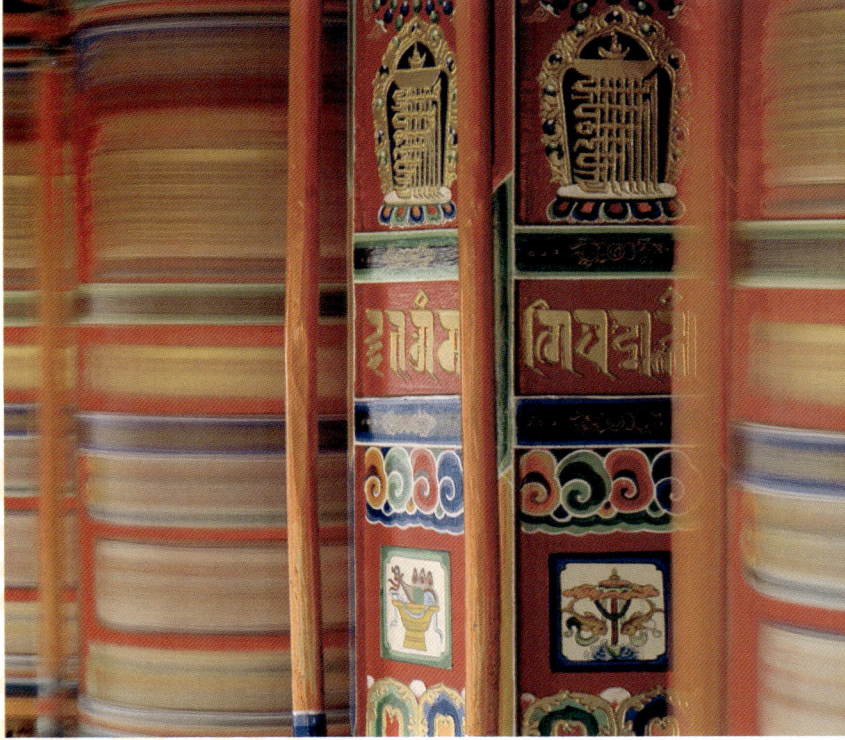

Gebetsmühlen enthalten geschriebene Mantras — Silben, die unmerklich die Energie des erwachten Geistes übertragen und Gleichgewicht und Harmonie unter den Lebewesen und den Naturkräften fördern. Die durch die Bewegung der Gebetsmühlen aktivierten Mantras beruhigen den Geist und öffnen das Herz, sie rufen tiefe Gefühle hervor, die uns geistig erneuern und unsere Lebensenergien stimulieren.

diese Ressourcen zu entwickeln: das Öffnen unseres Körpers und Geistes, um das Fühlen und Empfinden zu erfahren. Wenn wir an der Entfaltung dieser Energien arbeiten, entdecken wir den wachen und fließenden Zustand von Körper und Geist und finden die Verbindung zur Welt um uns. Durch Integration von Körper, Geist und Sinnen werden all unsere Handlungen, Ideen und Bewegungen fließend und harmonisch. Wir entwickeln größere Bewusstheit, die uns die Freiheit gibt, unser Leben in die Hand zu nehmen – nicht gewaltsam zupackend, sondern in berechtigtem Vertrauen. Zunehmend sensibilisiert für unsere Mitmenschen, tun wir ganz natürlich das Richtige und Gute. Wir versuchen positiv in der Welt zu wirken, wissend, dass Ideen und Handlungen, die zu Stabilität und Glück für uns selbst führen, auch zu Balance und Harmonie in unserer Welt beitragen.

DIE PRAXIS DES KUM NYE

*»Kum-Nye-Übungen sind Symbole,
die auf das Wesen allen Seins weisen.«*

*K*um bedeutet Körper oder Verkörperung, *Nye* Massage oder Wechselwirkung. Im Tibetischen bezieht sich *Lu* auf unseren physischen Körper, *Ku* auf einen höherentwickelten subtileren. Wenn wir Kum Nye praktizieren, aktivieren wir *Ku* durch Stimulieren von *Lu*, unserem physischen Körper. Diese Schulung des Fühlens ist die Massage oder Interaktion von Nye.

Wenn wir von »Massage« sprechen, meinen wir gewöhnlich das physische Drücken, Reiben und Manipulieren des Körpers. Im Kum Nye verwendet man das Wort allgemeiner, um einen Vorgang zu bezeichnen, durch den feine Gefühlsabstufungen oder Energien gelöst werden, damit sie frei durch den Körper fließen und durch Integration des Geistigen und Körperlichen das Fühlen mit der Form verbinden. Diese Energien verhalten sich wie eine bewegliche vibrierende Aura, die durch uns hin-durch geht, aus uns strömt und uns umgibt. Wir entdecken die wahre Entspannung, wenn wir lernen, uns selbst mit diesen Energien zu heilen, indem wir Spannungen und Blockaden ab-bauen und alle Aspekte unseres Seins harmonisieren.

Die Übungen des Kum Nye

Es gibt im Kum Nye verschiedene Wege, die Ruhe und Bewegung beinhalten, um den Fluss des Fühlens und Empfindens zu stimulieren, der zu wahrer Entspannung führt. Wir beginnen mit der Entfaltung von Ruhe in Körper, Atmung und Geist (siehe Kapitel zwei). Simples Stillsitzen und Entspannen gibt uns die Chance, Gefühle zu erkennen, derer wir uns normaler-weise nicht bewusst sind. Diese Entspannung wird dann sanft durch gleichzeitiges Atmen durch Nase und Mund unterstützt,

so leicht und gleichmäßig, dass uns kaum bewusst wird, dass wir überhaupt atmen – eine Atemtechnik, die es uns erlaubt, die positive Vitalität des Kehlzentrums zu verspüren (siehe S. 31).

Um ruhig und rhythmisch atmen zu können, konzentrieren wir unsere Aufmerksamkeit auf den Körper, mit dem Ergebnis, dass störende Gedanken und Bilder aus unserem Denken ver-bannt werden und der ganze Körper auflebt. An diesem Punkt wird uns zum ersten Mal unser Körper auf einer subtilen Ener-giestufe bewusst, wenn wir uns auf die Gefühle und Empfind-ungen konzentrieren, die unseren Körper erfüllen.

Sobald wir diese subtilen Energien spüren, können wir mit Selbstmassage-Techniken beginnen (siehe Kapitel drei) und eine große Zahl von Bewegungsübungen (siehe Kapitel vier bis sechs), um den Entspannungsprozess zu vertiefen. Durch Drü-cken und Reiben bestimmter Punkte des Körpers, durch lang-same Bewegung auf eine bestimmte Art oder durch Anspannen und Entspannen in bestimmten Haltungen können wir den Fluss dieser physischen Energien stimulieren und die durch Ener-gieblockaden verursachten Spannungen lösen. Mit zunehmen-der Vertrautheit mit unseren Gefühlen und Empfindungen kön-nen wir diese Energien nützen, um tiefer zu noch feineren En-ergien auf mentaler, emotionaler und spiritueller Ebene vor-zudringen. Je tiefer und reicher unsere Erfahrung mit dieser sich selbst generierenden Energiemassage wird, desto natürlicher kommt sie in unserem Alltag vor. Langsam entdecken wir eine ruhige, klare tiefgehende Qualität einer alles durchdringenden Energie, die alle Sinne, Gefühle, Gedanken und Handlungen belebt und uns erlaubt, die Verbindungen zwischen Atem, Sin-nen, Körper und Geist direkt zu spüren. Das ist das Gefühl des Entfaltens und Ansammelns – das Wesen von Kum Nye.

Stufen der Entspannung

Jede Kum-Nye-Übung kann auf drei verschiedenen Ebenen erfahren werden, entsprechend den drei Entspannungsebenen. Auf der ersten Ebene haben die Gefühle eine deutlich physische oder emotionale Tönung, etwa Wärme oder Kälte, Freude oder Trauer. Diese Gefühle sind leicht zu identifizieren und zu beschreiben: Es ist vielleicht ein Prickeln, leichter Schmerz oder das Gefühl der Entspannung oder des Fließens von Energie durch den Körper. Das sind Oberflächengefühle. Wir spüren sie an bestimmten Stellen des Körpers, und wir sind uns unseres Ichs bewusst, das diese Gefühle während der Übung erlebt.

Wenn wir diesen anfänglichen Gefühlen und Empfindungen mehr Aufmerksamkeit widmen, können wir durch sie zu einer tieferen Gefühlsebene vordringen, auf der wir Blockaden des Energieflusses aufspüren können. Diese können nicht mit emotionalen oder physischen Begriffen identifiziert werden, sondern sind eher durch Eigenschaften wie Dichte und Härte charakterisiert. Diese Gefühlsschicht ist schwerer zu erschließen als die erste, doch können die Blockaden durch eine Art offener Konzentration sanft gelöst werden. Auf dieser Ebene hat man das Gefühl, dass die Übung von selbst geschieht, obwohl man sich immer noch des Ichs bewusst ist, das die Gefühle erlebt. Dieses Ich wird aber als weniger fest erfahren. Auf der dritten Gefühlsebene nähern wir uns der reinen Energie, wo jede feste

Wenn die Energien von Körper und Geist übereinstimmen, erleuchten sie innere Landschaften menschlicher Erfahrung, lösen Spannungen, wecken Freude, inspirieren Vision und kräftigen Denken und Handeln.

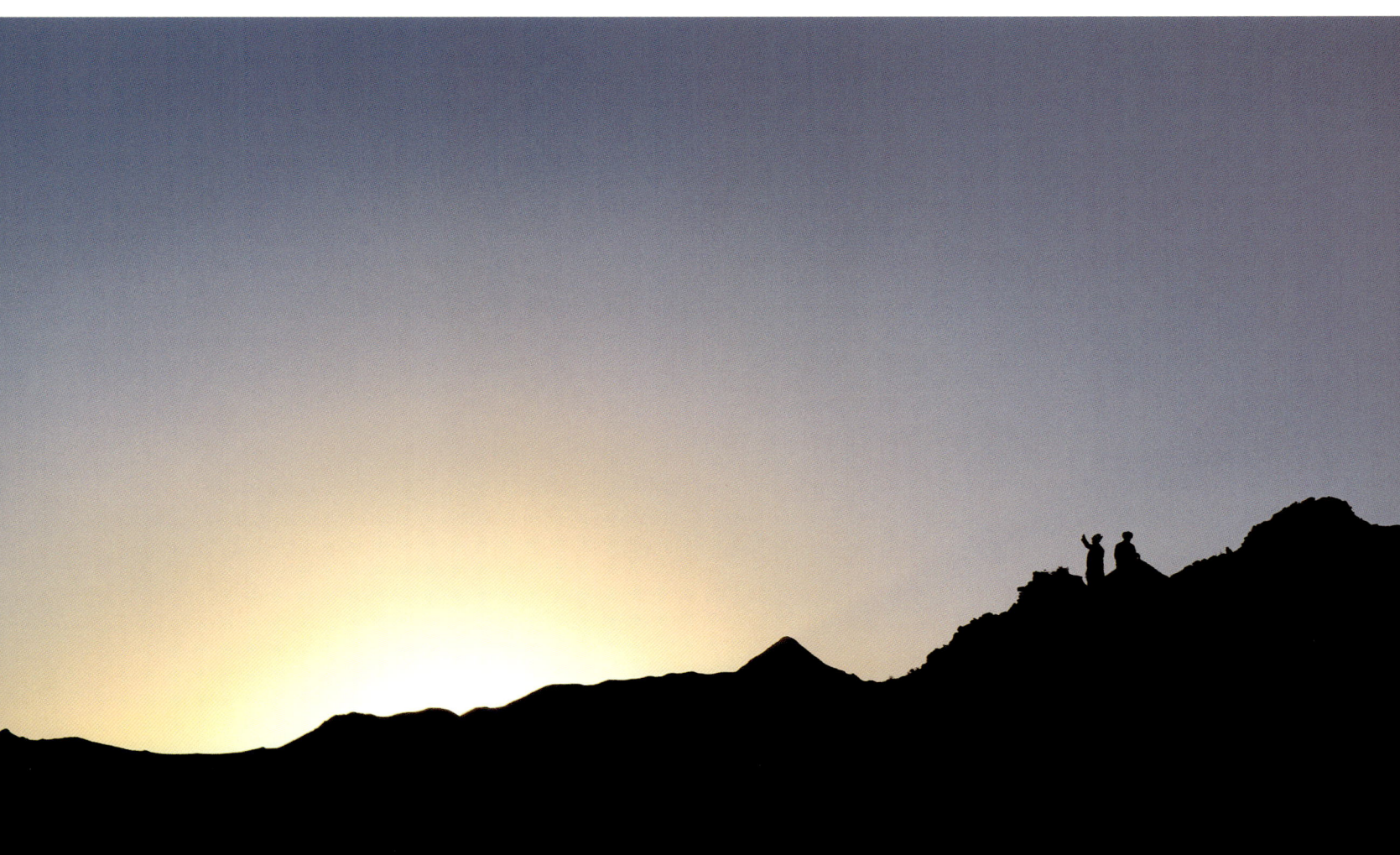

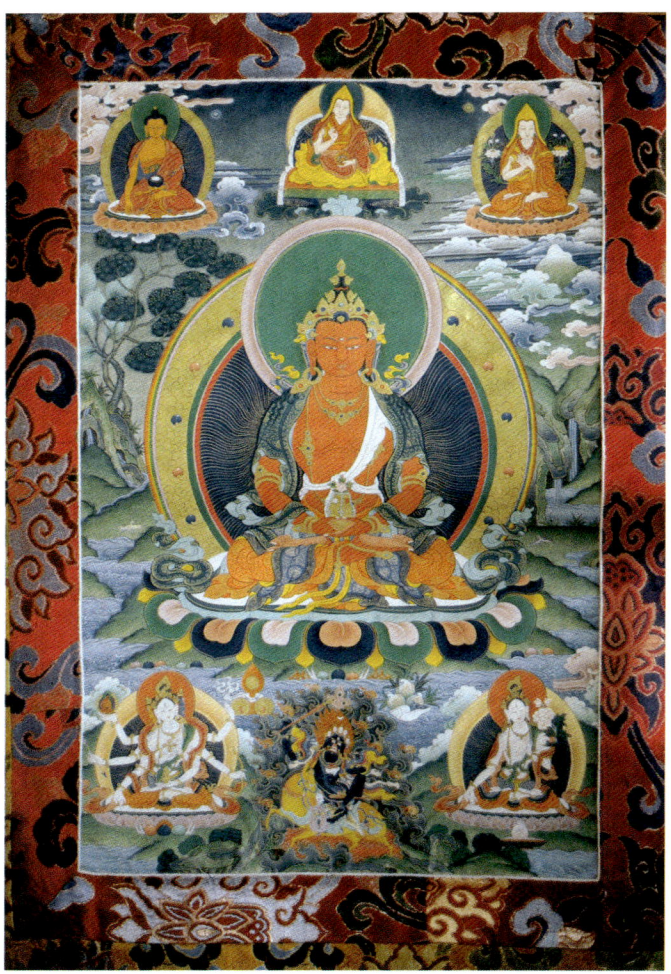

Amitayus ist der Buddha des unendlichen Lebens, er verkörpert höchste Heilkraft. Sein tiefroter Körper symbolisiert tiefstes Mitgefühl; er hält ein Gefäß gefüllt mit dem Elixier der Unsterblichkeit. Amitayus gehört zur Trinität des langen Lebens, die gegen spirituelle Leiden schützt, das Leben verlängert, und die Gelegenheiten für gute Taten und das Erlangen von Erleuchtung vermehrt.

Struktur überwunden wird. Auf dieser Stufe gibt es keine unterscheidbaren Gefühle mehr, alle Empfindungen verschmelzen miteinander, ähnlich der Grenzenlosigkeit überwältigender Freude. Diese Qualität hat weder Zeit noch Raum, wir wissen nicht, was es ist, wo es ist, oder wie es geschieht, denn auf dieser Ebene existiert auch das individuelle Ich nicht mehr, wir werden selbst das Gefühl, ganz mit ihm vereint. Das ist die Ebene der Erfüllung, der Punkt der Vollendung, die wahre Entspannung.

Das Öffnen der Sinne

Im Zentrum dieses Entspannungsprozesses steht das Öffnen der Sinne zu neuen Kanälen und Dimensionen der Empfindung. Jeder Teil unseres Körpers beginnt vor Vitalität zu pulsieren. Wir entdecken, dass wir in jedem Augenblick ekstatische Schönheit erfahren können, als ob wir ständig eine wunderbare Musik hörten oder die schönsten Kunstwerke betrachteten. Unsere gewöhnliche Betrachtungsweise der Welt ändert sich. Wir sehen unter die Oberfläche, konzentrieren uns sanft auf das Objekt, sodass seine Form ein Gefühl in uns hervorruft. Wenn wir so unsere Sicht erweitern, ermöglichen wir ein ekstatisches Zusammenspiel zwischen den subtilen inneren Energien unseres Körpers und den äußeren Energien der Objekte um uns herum. Damit schwinden die Grenzen zwischen Subjekt und Objekt, zwischen »Seher« und »Gesehenem«. An ihre Stelle tritt bloße Vision, der dauernde Prozess des Sehens als Ausdruck lebendiger Ganzheit.

Wir lernen auch Töne zu erfahren und zu genießen, sodass wir die Schwingungen fühlen, die unseren Körper durchdringen. Wir benützen sie, um eine harmonische Wechselbeziehung zwischen uns und dem Universum herzustellen. Wenn wir uns durch sanfte Musik erfrischen und entspannen lassen, regen wir Gefühle an, die uns auf tieferen Bewusstseinsebenen heilen können. Wenn wir sprechen, dann ist jeder Ton sanft, sodass nichts Abruptes oder Zerstörerisches in unserer Kommunikation ist.

Essen wird zu einer echten Begegnung unserer Sinne mit ihrem Objekt – ein Fest des Genusses, bei dem wir alle Gefühlsstimmungen des Geschmacks, Geruchs, der Konsistenz und der Farben genießen und sie in unserem Körper und darüber hinaus verteilen. Die süße Erfahrung, unsere Sinne ausgiebig zu kosten, kann so Tag für Tag ausgeweitet werden.

Ohne festes Ziel, beinahe ohne bewusste Anstrengung, öffnen wir unsere Sinne für die ganze Fülle und Schönheit sinnlicher Erfahrung, und lassen unseren Körper in diese freudigen Empfindungen versinken. Ihre Qualität, so mild und süß wie Milch und Honig, berührt uns tief, bis wir ein nahezu überwältigendes Gefühl des Erfülltseins genießen. Wenn sich diese Empfindungen in Raum und Zeit ausbreiten, aktivieren sie Energie, die das Äußere und das Innere unseres Körpers massiert, das Innere und das Äußere unseres Seins vereint. Sie stimmen uns auf alle Aspekte unserer Umgebung ein und fördern tiefen inneren Frieden.

Die Kraft, Energie umzuwandeln

Auf der Ebene der tiefsten Entspannung betrachten wir alle Empfindungen und Emotionen mit spielerischer Offenheit. Wir sehen, dass hinter jedem Gefühl und jeder Empfindung, ob positiv oder negativ, glücklich oder traurig, dieselbe reine Energie steckt. Mit dieser Erkenntnis bekommen wir auch die Kraft, Oberflächenenergien umzuformen, von negativ zu positiv, von traurig zu glücklich. Diese Kraft kann unsere greifende Schattenseite heilen, den unausgeglichenen Teil der Psyche, der aus einem Gefühl der Unzulänglichkeit entspringt. Wir erkennen diesen Teil unseres Ichs, wenn wir in schädlichen Verhaltens-, Denk- oder Gefühlsmustern verfangen sind, wenn uns Gefühle von Unsicherheit, Minderwertigkeit und Versagen befallen. Wir können diese negativen Gefühle in das positive Erleben von Fülle und Vollendung umformen, wenn wir sie als simple Energiemanifestationen akzeptieren, und so durch ihre negative Qualität zur dahinter stehenden Neutralität reiner Energie vordringen.

Dank der Kum-Nye-Techniken können wir mit Alltagserfahrungen anders umgehen. Zunächst erweitern wir jede Empfindung, ob negativ oder positiv, und dehnen sie aus, bis wir sie tief und stark erfahren. Wenn wir die zweite Schicht des Fühlens erreichen, dehnen wir sie ebenfalls aus und erleben sie umfassend, bis wir zur letzten Stufe gelangen. Steigt ein neues Gefühl oder eine andere Empfindung auf, verfahren wir damit ebenso und schaffen somit einen ständigen Kreislauf. So regeneriert sich die Energie immer, und alle Strukturen unseres Seins, unseres Lebens, werden ständig erneuert. Zeit und Alter können diese Energie nicht einfangen und erstarren lassen, denn sie ist immer in Bewegung, erneuert sich selbst und lässt sich nie verlangsamen oder anhalten.

Wenn wir wirklich wissen, wie man diese subtilen Energien der Gefühle und Empfindungen beschleunigen und entwickeln kann, um ihr Potenzial zu entfalten, sodass sie sich in unaufhörlich expandierendem Fließen selbst nähren, können wir alle Strukturen des lebenden Organismus verfeinern und neu erschaffen und so zu einem langen, gesunden und erfüllten Leben kommen. Durch Steigerung unserer Aufmerksamkeit für die unmittelbare Gefühlstönung jeder Empfindung lehrt uns Kum Nye, uns in dieser Energieform zu bewegen, mit verschiedenen Empfindungsebenen vertraut zu werden und die neutrale, ganzheitliche Energie zu berühren, die alles durchdringt.

Kum Nye und das Wesen der Existenz

Kym Nye ist eine Methode, die uns das Wesen der Existenz selbst erschließt. Durch Beschäftigung mit den Energien in uns beginnen wir zu verstehen, wie Geist und Materie funktionieren und interagieren. Wir entwickeln Verständnis für physikalische Gesetze — wie Empfindungen und Wahrnehmungen zustande kommen, Konzepte wirklich werden und mentale Vorgänge ablaufen. Wenn wir uns der alle Existenz durchdringenden Energie bewusst werden, können wir ihr Potenzial sehen, verfolgen und erfahren. Wir schätzen den dynamisch pulsierenden Charakter der materiellen Welt und nähren uns daran.

Durch Gefühle und Empfindungen (Energie verkörpert in physischer Form) lernen wir die physikalischen Strukturen unseres Körpers kennen und dadurch die Struktur der Materie selbst. Unser Körper erscheint nicht länger als starr und fest, wir erleben uns vielmehr als Prozess unaufhörlicher Verkörperung, der sich in jedem Moment als physische Einheit manifestiert und die Fähigkeit besitzt, sich ständig zu erneuern. Sobald wir verstehen, dass der Körper keine physikalische Maschine ist, sondern die Verkörperung von Werten und Wirkungen, Teil unseres kosmischen Beziehungsnetzes, lernen wir eine Seinsweise kennen, die jenseits der üblichen Polarität von Sein und Nichtsein liegt.

In diesem Rahmen erscheint Energie nicht mehr als quantifizierbar und messbar oder von bestimmter Form, sondern als ein unendliches, grenzenloses Ganzes — ohne Anfang und Ende, ohne Innen und Außen, alles durchdringend und alles verbindend. Wenn wir uns selbst verstehen, verstehen wir die anderen, ja wir verstehen das Wesen des Universums, denn die Energien unseres Körpers sind die Energien des Universums.

VORBEREITUNG FÜR DIE PRAXIS

»Schon in dem Augenblick, in dem man mit der Übung anfängt,
pflanzt man den Keim für eine gesunde und positive Lebenseinstellung.«

Mit der Kum-Nye-Praxis erforschen und harmonisieren wir unseren inneren Raum. Die äußere Umgebung ist ein Spiegelbild unseres Geisteszustands, es ist daher wichtig, unsere äußere Umgebung so harmonisch wie möglich zu gestalten, sodass während der Übung positive Gefühle entstehen können. Da wir durch das Üben von Kum Nye immer mehr von unserer inneren Welt kennen lernen und ausgeglichener werden, können wir uns an der äußeren Welt in zunehmendem Maß erfreuen. Im Laufe der Übung löst sich die übliche Trennung zwischen Innen und Außen langsam auf, und unsere Beziehung zur Umwelt gestaltet sich ganz von selbst harmonisch.

Der richtige Raum und die richtige Stimmung

Suchen Sie einen sauberen und ruhigen Ort auf, im Haus oder im Freien, an dem Sie nicht gestört oder abgelenkt werden. Die Temperatur sollte angenehm sein, weder zu warm, noch zu kalt, das Licht gedämpft. Ein weicher Boden oder eine ebene Rasenfläche machen die Übung besonders angenehm. Wenn Sie drinnen üben, öffnen Sie ein Fenster zum Lüften, oder zünden Sie Räucherstäbchen an. Machen Sie sich vor der Übung mit der Umgebung vertraut. Gehen Sie herum, sehen Sie sich nach möglichen Störungen um, bis Sie sich ruhig und bereit fühlen, Ihre Aufmerksamkeit nach innen zu richten.

Für Sitzübungen braucht man ein Kissen, damit das Becken höher ist als die Beine. Wenn es für Sie zu schwierig ist, am Boden zu sitzen, nehmen Sie einen Stuhl mit gerader Lehne. Übungen im Stehen sollten Sie auf einem Teppich oder auf dem bloßen Boden ausführen, nicht auf einer dicken Matte. Für die Selbstmassage benutzen Sie ein (leicht parfümiertes) Massageöl, oder Pflanzenöl wie Distel- oder Olivenöl. Dem Pflanzenöl können Sie süße Duftstoffe, etwa Moschus oder Zimtblütenöl zufügen.

Legen Sie, bevor Sie beginnen, alles ab, was Bewegung oder Energiefluss einengen könnte, wie Uhr, Schmuck, Brille oder Kontaktlinsen. Ziehen Sie einen Gymnastikanzug oder bequeme Kleidung an, in der Sie sich frei bewegen können. Zur Selbstmassage ziehen Sie sich ganz aus, oder tragen Sie lockere Kleidung, durch die Sie leicht an Ihre Haut herankommen.

Das Schaffen einer Umgebung, die für die Übung förderlich ist, ist Ausdruck einer positiven Haltung sich selbst gegenüber. Wenn man diese Übung ausführt, bedeutet das gleichzeitig den Entschluss, innere Befriedigung zu finden. Fördern Sie diese Haltung, und sie wird in Ihrem Inneren wachsen und Ihren Sinn für Ausgeglichenheit, Freude und Entspannung entfalten.

Innere Bewusstheit entwickeln

Alle Übungen dieses Buchs helfen uns, mit unseren inneren Gefühlen und Energien in Berührung zu kommen und sie auszudehnen. Die äußere Form der Übung kann Ruhe, Atmen, Massage oder Bewegung sein, die innere Übung aber, die »Energiemassage« von Kum Nye, beruht auf dem Fluss der Gefühle.

Sobald Sie mit der Übung beginnen, konzentrieren Sie sich ganz auf die aufsteigenden Empfindungen, statt über das, was Sie gerade tun, nachzudenken. Bedenken Sie, dass Ihre Körperhaltung oder Bewegung die Qualität Ihrer Erfahrung beeinflusst, und achten Sie darauf, wie das auf Ihre Gefühle einwirkt. Bewegen Sie sich langsam und rhythmisch, damit sie Ihre Entdeckungen genießen können. Führen Sie jede Bewegung mit sanfter Konzentration aus – einer Art Offenheit, die Aufmerksamkeit möglich macht.

Wenn Sie auf diese Art üben, ist Ihre Erfahrung offen, denn beim Ausführen einer Übung empfinden Sie Form, Beschaffenheit und Bewegung der subtilen Gefühle in Ihrem Körper. Dumpfheit weicht zunehmender Sensibilität für feine Muskelbewegungen und Energien – das ermöglicht tiefe Erkenntnisse.

Versenken Sie sich in jede Übung so tief Sie können, lassen Sie Ihr ganzes Wesen daran teilhaben – Herz, Sinne, Wahrnehmung, Gefühle und Bewusstsein. Bringen Sie sich ganz in die Übung

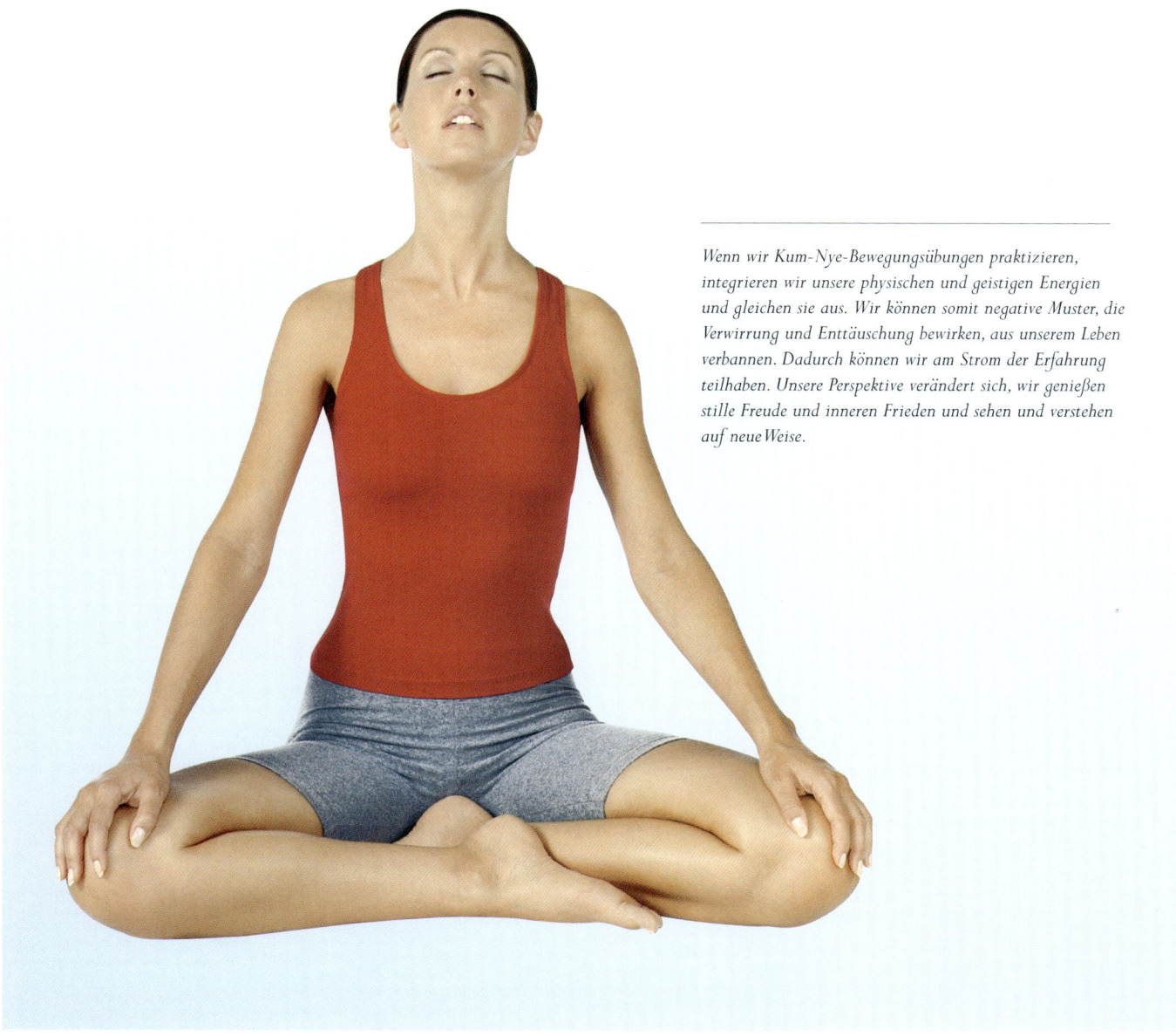

*Wenn wir Kum-Nye-Bewegungsübungen praktizieren,
integrieren wir unsere physischen und geistigen Energien
und gleichen sie aus. Wir können somit negative Muster, die
Verwirrung und Enttäuschung bewirken, aus unserem Leben
verbannen. Dadurch können wir am Strom der Erfahrung
teilhaben. Unsere Perspektive verändert sich, wir genießen
stille Freude und inneren Frieden und sehen und verstehen
auf neue Weise.*

ein, lassen Sie Ihre negativen und positiven Gefühle Teil der Erfahrung sein. Wenn Sie etwas empfinden, halten Sie die Energie dieses Gefühls möglichst lange aufrecht. Lassen Sie diese sich ausdehnen und Sie erfüllen. Erweitern Sie Ihre Gefühle, lassen Sie sie sich in alle Richtungen von Raum und Zeit ausdehnen.

Bei jeder Übung können Sie positive, negative und neutrale Erfahrungen machen. Das sind keine Wertungen, denn es ist ebenso wichtig, sich mit negativen Qualitäten zu beschäftigen, wie mit positiven. Das Bewusstmachen dieser Eigenschaften ist ein wichtiger Bestandteil aller Übungen: Positive Gefühle sind

warm und weich und berühren das Herz, negative Gefühle können als dumpfe, dunkle und schwere Empfindungen im Bauch gefühlt werden, neutrale Gefühle sind leicht, ausgeglichen, still und ruhig, sie erfüllen den ganzen Körper und die Umgebung.

Entdecken Sie verschiedene Gefühls- und Erfahrungsebenen, bis Sie schließlich die in jedem Atom und Molekül Ihres Seins vorhandene Energie wahrnehmen. Dann können Sie Ihre Verbindung mit dieser Energie noch weiter steigern, bis jeder Teil Ihres Körpers eine Energiequelle wird. Wenn Sie erkennen, dass Energie keinen bestimmten Ort besitzt, dass sie immer reichlich vorhanden ist, können Sie die echte Integration von Körper und Geist erfahren.

Gehen Sie jede Übung ohne Vorbehalte, Erwartungen oder Bewertungen an, denn wenn man eine Übung schon mit einer bestimmten Erwartung beginnt, besteht die Gefahr, sich der eigentlichen Erfahrung zu verschließen. Der Schlüssel jeder Kum-Nye-Erfahrung ist es, Gefühle nicht zu etikettieren, zu manipulieren oder ihnen eine bestimmte Bedeutung geben zu wollen. Im Geist aufsteigende Beurteilungen sind ein Hinweis, dass Sie noch tiefer in Gefühle und Empfindungen eindringen können. Achten Sie darauf, welche Organe, Gewebeschichten und Muskeln belebt werden. Erforschen Sie diese Bereiche. Fühlen Sie Schmerz, Freude, Wärme, Energie? Was für eine Erfahrung ist das, welche Stimmung und Qualität besitzt sie?

Obwohl diese Erfahrung völligen Teilhabens »Achtsamkeit« oder »Bewusstheit« genannt werden kann, ist es eigentlich unwichtig, wie wir sie nennen, da sie nicht mehr dem Urteil eines kritischen Verstands unterliegt. Es geschieht das, was Sie gerade tun. Sie brauchen sich darüber keine Fragen zu stellen oder Rechenschaft zu geben. Ihre Gefühle sprechen für sich selbst.

Entspannen lernen

Wenn wir lernen, uns mit Kum-Nye-Übungen zu entspannen, neigen wir dazu, uns ein Ziel zu setzen, und wir wollen etwas tun, um es zu erreichen. Irgendwo haben wir immer die Vorstellung, dass wir uns anstrengen müssen. Wenn wir uns den Übungsverlauf von diesem Gedanken diktieren lassen, wird er zum Hindernis für unsere Entspannung. Legen Sie sich nicht auf eine bestimmte Vorbereitung fest, Sie könnten sonst durch diese Äußerlichkeiten von der unmittelbaren Erfahrung abgelenkt werden. Seien Sie ganz spontan und gehen Sie die Übungen möglichst natürlich an.

Sie erhalten in diesem Buch viele Anweisungen, wie man ruhig sitzt, wie man atmen und sich bewegen soll und wie die Selbstmassage auszuführen ist. Zu Beginn sind diese Anweisungen wichtig, damit man ein Gefühl für die Übungen bekommt, es ist aber auch wichtig, immer daran zu denken, dass es keine absolut richtige Verhaltensweise oder Übungsmethode gibt. Unser Üben darf daher nicht von den Anweisungen beherrscht werden, da sonst die Entspannung erschwert wird und wir in Äußerlichkeiten der Übungsanleitung gefangen bleiben. Versuchen wir lieber, uns intuitiv durch die Übung hindurch zu fühlen, lassen wir unseren Körper den Geist in einer persönlichen Erforschung führen und werden wir uns so unserer inneren energetischen Prozesse bewusst.

Damit beginnen wir, uns mehr auf unser Inneres als auf das Äußere zu konzentrieren, wir öffnen uns und entspannen uns ganz. Wenn wir aber darauf warten, dass die Entspannung von irgendwo herkommt, beginnen wir ein inneres Zwiegespräch, wir kommentieren unseren scheinbaren Erfolg oder Misserfolg und spekulieren über unsere Fortschritte auf unserem Weg zur angestrebten Entspannung. Genau dadurch verhindern wir aber die Entspannung, denn unsere Teilnahme am inneren Dialog lässt uns nicht mit unserem Körper eins werden und versperrt uns den Zugang zu den subtilen Energien in uns selbst.

Lassen Sie daher den inneren Dialog nicht die Oberhand gewinnen, entspannen Sie sich durch Konzentration auf die Gefühle in Ihrem Körper und lassen Sie Kum Nye geschehen. Widmen Sie sich ganz Ihrer Übung oder Selbstmassage, und machen Sie sich keine Gedanken über mögliche Ergebnisse, über Ihre geringe Erfahrung oder über den Bedarf an größerer Anstrengung. Je besser Ihnen das gelingt, desto weniger werden Sie durch Gedanken und innere Konflikte abgelenkt werden. Das zunehmende Gefühl der Entspannung wird Ihren Körper stärken, Sie werden als Ganzes gesünder werden, da nun durch die gewöhnlichen physischen Energien auch Energien tieferer Bewusstseinsebenen frei werden.

Nach jeder Übung oder Selbstmassage sollten Sie ruhig sitzen und sich in die Empfindungen Ihres Körpers vertiefen. Das ist ein wichtiges Element der Übung, eine Gelegenheit, die durch die Übung angeregten Gefühle weiter zu entwickeln und zu entfalten. Versuchen Sie nicht, diese Gefühle angestrengt festzuhalten. Wenn Sie sich daran klammern, sie analysieren oder kategorisieren wollen, werden Sie ihren Fluss unterbrechen. Bleiben Sie einfach offen und die Energie wird sich selbst anregen.

Die Praxis aufbauen

Es wird wahrscheinlich mehrere Monate dauern, ehe Sie sich wirklich entspannen können. Regelmäßiges Üben ist daher wichtig. Am besten fangen Sie mit zweimal täglich fünfundvierzig Minuten Kum-Nye-Übungen an. Machen Sie morgens Sitz-, Atem- und Bewegungsübungen und abends Selbstmassage. Wenn Sie nicht so viel Zeit haben, nehmen Sie sich fünfundvierzig Minuten pro Tag für Sitz-, Atem- und Bewegungsübungen sowie Selbstmassage. Lassen Sie mindestens eine Stunde zwischen den Mahlzeiten und dem Übungsbeginn verstreichen.

Bauen Sie Ihre Praxis schrittweise auf. Beginnen Sie mit einigen der Sitz- und Atemübungen, machen Sie dann ein paar Massagen und ganz einfache sanfte Bewegungsübungen. Führen Sie diese Übungen einige Wochen lang durch, bis sich Ihr Inneres der Erfahrung von Kum Nye erschließt – der Entwicklung von innerer Bewusstheit auf einer subtilen energetischen Ebene. Lassen Sie sich für jede Übung Zeit, nehmen Sie sich für jede Wiederholung zwei bis drei Minuten, um Ihre innere Erfahrung zu vertiefen und zu erforschen. Zu schnelles Eilen durch die Übungen vermittelt fälschlich den Eindruck von Fortschritten. Wenn Sie mit den ersten Übungen und Massagen vertraut sind, können Sie weitere erforschen. Die Kapitel vier und sechs zeigen Ihnen den Rahmen, in den Sie Ihre Bewegungsübungen stellen können, obwohl Sie bei der Auswahl der Übungen Ihren Instinkten vertrauen sollten, die Sie zu den gerade jetzt für Sie richtigen Übungen führen werden. Am Anfang kann es vorkommen, dass Sie manchmal keine Lust zum Üben haben, dass Sie sich nicht entspannen und fühlen wollen. Hören Sie dann genau auf Ihren Körper, um herauszufinden, wo dieser Widerstand herkommt. Konzentrieren Sie Ihre Aufmerksamkeit dann beim Übungsbeginn auf diese Stellen. Sie können dann die beim Üben frei werdende Energie zu diesen Stellen lenken, um die Blockaden zu lösen. Später, wenn Sie schon mehr Kum-Nye-Erfahrung haben, werden Sie sich über die Empfindung einer neuen Energie in Ihrem Körper freuen, die Ihren Freiheits- und Lebenssinn erneuert.

Mit der Zeit wird Ihr Körper ganz alleine nach der Erfahrung von Kum Nye suchen und Sie zu jenen Übungen und Variationen führen, die Sie noch weiter erforschen müssen. Manchmal kann es vorkommen, dass Ihr Körper ganz spontan eine Übung beginnt, nicht weil Sie sich bewusst dafür entscheiden, sondern weil Ihre Gefühle sich in dieser Form ausdrücken. Wenn das geschieht, entwickeln Sie mehr Vertrauen und Respekt für Ihren Körper, Sie verstehen besser, was Verkörperung bedeutet, und Sie beginnen Ihren Körper des Wissens zu entdecken.

Während der Übungen und Selbstmassagen werden Sie auch besonders empfindsame und schmerzhafte Bereiche Ihres Körpers entdecken. Atmen Sie dann in den Schmerz hinein, atmen Sie langsam sanft aus, entspannen Sie die Stelle. Sie werden entdecken, dass der Schmerz durch die heilende Wirkung der Übung zu einem Gefühl tiefer Süße umgeformt werden kann.

Tauchen während der Übung eine Farbe oder ein geistiges Bild auf, dann halten Sie dabei inne. Es kann sich um eine Erfahrung jenseits von Zeit und Raum handeln, oder es öffnen sich Energiezentren, wenn sich durch die Entspannung Verspannungen und Blockaden lösen. Zugleich öffnen sich Ihre Sinne und werden empfänglicher für Geschmack, Farben und Töne.

Der Einfluss anderer

Vertrauen Sie Ihrem Tun und geben Sie nicht auf. Haben Sie Mut und Geduld mit sich und den Übungen. Andere werden das, was Sie tun, vielleicht nicht richtig finden und nicht unterstützen. Unsere Motive zu üben, sind aber nicht bloß eigennützig, denn nur wenn wir uns selbst Gutes tun, können wir das auch für künftige Generationen, für unsere Freunde und Familie tun.

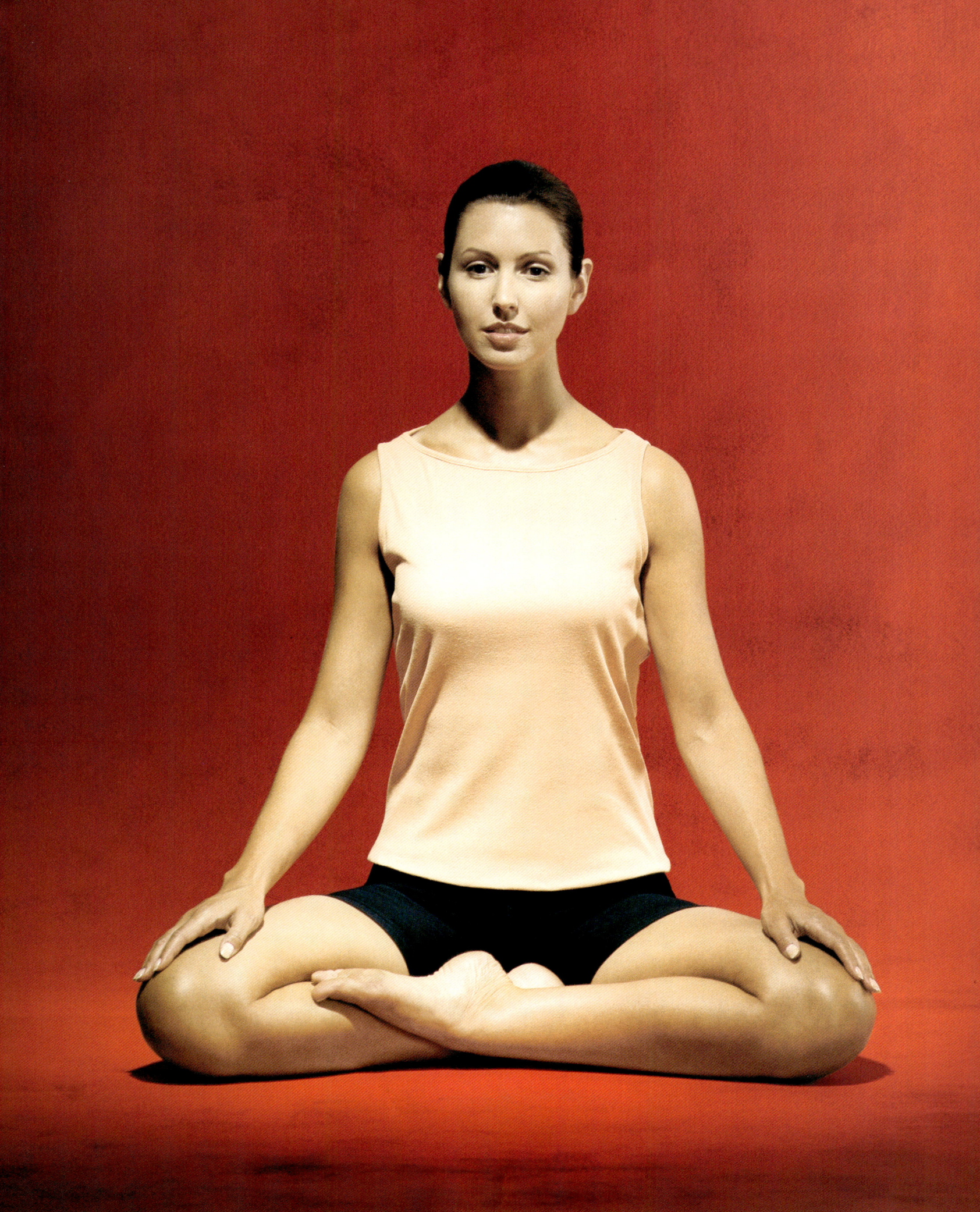

KAPITEL ZWEI

SITZEN UND ATMEN

*»Wenn die Gedanken langsamer werden, entsteht innere Harmonie.
Ein Gefühl der Befreiung und inneren Sicherheit steigt auf.«*

Kum Nye fängt ganz einfach an — man sitzt nur still, atmet und entspannt sich. Die traditionelle Sitzhaltung (die Buddha eingenommen hatte, als er Erleuchtung erlangte), der Lotossitz, erleichtert die Entspannung von Körper und Geist. In dieser Haltung kann Energie ohne Behinderung fließen. Lässt man sich genügend Zeit, verwandeln sich alle geistigen und physischen Energien in positive, heilsame Empfindungen. Dieses Kapitel führt uns durch einige Grundübungen des Sitzens, durch die wir Ruhe und Entspannung finden können. Es folgen dann einige Atemübungen, die uns helfen, langsam, sanft und gleichmäßig zu atmen und Körper und Geist ins Gleichgewicht zu bringen. Mit diesen Übungen lernen wir mit der Energie des Atems in Kontakt zu treten, wodurch unser Atmen zu einer unerschöpflichen Quelle der Vitalität wird.

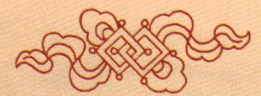

DIE SITZHALTUNG

»Kum Nye fängt ganz einfach an. Man sitzt nur still und entspannt sich.«

Die Sitzhaltung und das durch sie erleichterte sanfte Atmen können mentale und emotionale Unruhe und physische Spannungen lösen. Sie sind somit der Ausgangspunkt von Kum Nye, der erste Schritt auf dem Weg zu wahrer Entspannung. Anfangs werden Sie Entspannung in mechanischem Sinn verstehen und glauben, dass still zu Sitzen bedeutet, dass sich der Körper nicht bewegt. Man kann aber ruhig sein, ohne steif zu werden, und mit zunehmender Erfahrung werden Sie entdecken, dass Sie sich ohne Anstrengung entspannen können, und schließlich werden Sie völlige Wachsamkeit und Ruhe erfahren.

Die Sitzhaltung besteht aus sieben »Gesten« oder »Aspekten« (siehe unten). Die erste ist das Sitzen im Lotos oder Halblotos oder mit nur einfach überkreuzten Beinen auf einer Matte oder einem Kissen. Sind Sie es nicht gewohnt, mit verschränkten Beinen zu sitzen, werden Sie das anfangs etwas unbequem finden, bis Sie gelernt haben, unnötige Spannungen zu lösen. Bei

Schmerzen in den Knien kreuzen Sie die Beine nur lose und setzen Sie sich auf ein höheres Kissen. Das Problem liegt vielleicht bei Ihren steifen Hüftgelenken. Die Übungen auf der nächsten Seite lockern die Hüftgelenke.

Wenn das zu schwer für Sie ist, setzen Sie sich auf einen geraden Stuhl, die Beine nebeneinander. Setzen Sie sich auf den vorderen Teil der Sitzfläche, lehnen Sie sich nicht an, spreizen Sie leicht die Beine und stellen Sie die Füße flach auf den Boden, dadurch wird das Körpergewicht gleichmäßig verteilt. Körperliches Unbehagen hat auch eine geistige oder emotionelle Komponente. Wenn unser Geist unruhig ist, kann sich auch der Körper nicht entspannen. Wenn Sie unbequem sitzen, achten Sie auf Ihren geistigen Zustand. Beschäftigen Sie sich aktiv mit Gedanken, Gesprächen, geistigen Bildern oder Fantasien? Machen sie die Übungen von Seite 30 in der Sitzhaltung; bald wird Ihr Geist ruhiger und Ihre Anspannung lässt nach.

DIE SIEBEN GESTEN

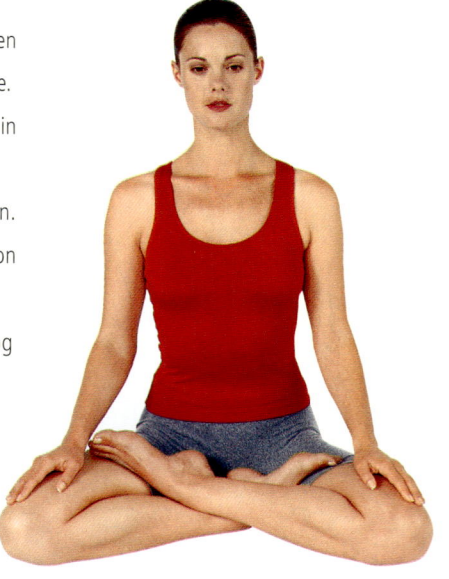

1 Setzen Sie sich mit gekreuzten Beinen oder im Halblotos oder Lotos (mit einem oder beiden Fußgelenken auf dem Oberschenkel) so auf ein Kissen, dass Ihr Becken höher ist als Ihre Beine.

2 Die Hände ruhen auf den Knien, Handflächen nach unten. Lösen Sie alle Verspannungen in Armen und Schultern, entspannen Sie die Hände, sodass sie bequem auf den Knien liegen.

3 Ziehen Sie den Nacken etwas nach hinten, Ihr Kopf wird sich leicht nach vorne bewegen.

4 Die Wirbelsäule sollte aufrecht, aber nicht steif sein. Das ermöglicht der Energie, von selbst vom Unter- zum Oberkörper zu fließen.

5 Halten Sie die Augen halb offen, richten Sie Ihren Blick leicht auf den Boden, in Verlängerung Ihres Nasenrückens. Ihre Augen sollten sanft und mitfühlend sein. Blinzeln sie möglichst wenig, indem Sie die Augenzone entspannen und Ihre Aufmerksamkeit nach innen richten.

6 Der Mund ist ein klein wenig geöffnet, der Unterkiefer entspannt.

7 Die Zungenspitze berührt gleich hinter den oberen Schneidezähnen leicht den Gaumen. Die Zunge ist ein wenig gewölbt.

LOCKERN DER HÜFTGELENKE

*Die folgenden Übungen dienen zum Lockern der Hüftgelenke und können
vor der Sitzhaltung geübt werden, damit man bequemer sitzen kann.*

LOSLASSEN

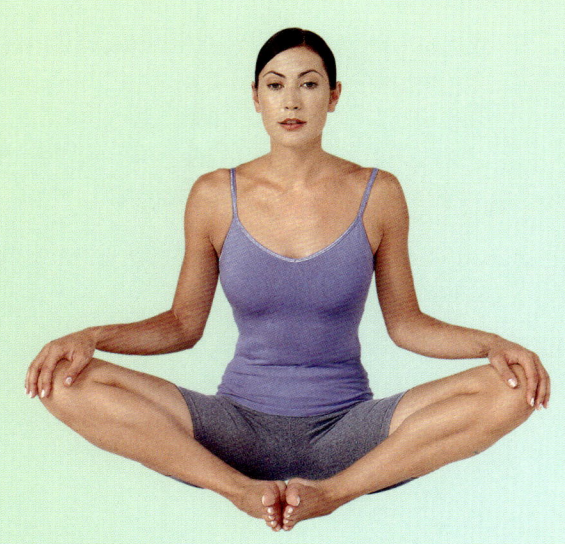

Setzen Sie sich auf eine Matte oder ein
Kissen, bringen Sie die Füße zusammen, bis
sich die Fußsohlen berühren, legen Sie die
Hände auf die Knie. Ziehen Sie die Füße an
den Körper. Drücken Sie mit den Händen so
auf die Knie, dass sie sich leicht und schnell
auf und ab bewegen. Konzentrieren Sie sich
auf die Aufwärtsbewegung. Üben Sie etwa
eine Minute lang. Sitzen Sie dann ein paar
Minuten still und achten Sie auf die Empfindungen Ihres Körpers. Wiederholen Sie das
dreimal.

SCHMELZEN VON SPANNUNGEN

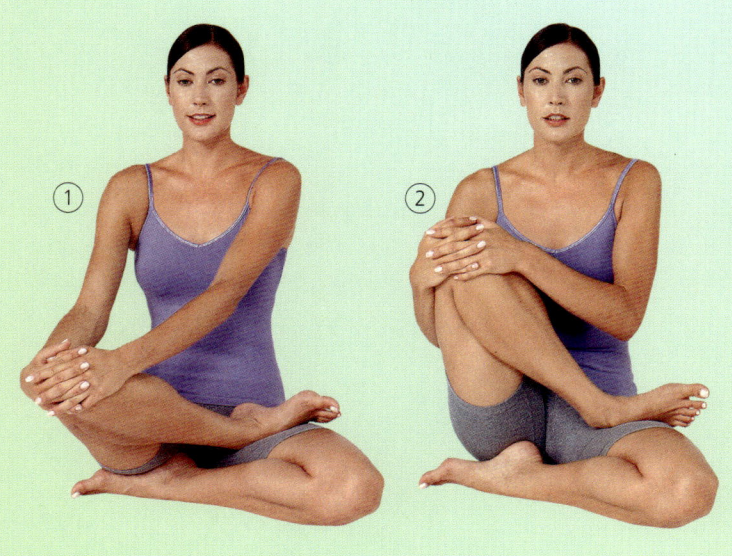

❶ Setzen Sie sich auf eine Matte oder ein Kissen
und kreuzen Sie die Beine, bis das rechte Fußgelenk
auf dem linken Oberschenkel liegt. Mit geradem
Rücken verschränken Sie die Finger und umfassen
das rechte Knie.

❷ Heben Sie das rechte Knie ganz langsam ein
wenig an und lassen Sie es wieder sinken.

Machen Sie das 3- oder 9-mal, vertauschen Sie
dann die Stellung der Beine und wiederholen Sie die
Bewegung 3- oder 9-mal. Bleiben Sie nach der
Übung noch 5 Minuten in der Sitzhaltung und
lassen Sie Ihre Empfindungen andauern.

VISUALISIERUNGSÜBUNGEN

Diese Visualisierungsübungen macht man in der Sitzhaltung, sie sind der Ausgangspunkt für die Kum-Nye-Praxis. »Entspannung schmecken« und »Empfindungen nachfolgen« bieten uns erste Erfahrungen der Kum-Nye-Entspannung und zeigen uns, wie wir uns auf unsere Gefühle und Empfindungen einstimmen — jene Mittel, durch die wir unsere Freude an jedem Lebensaspekt steigern können. »Gefühle ausdehnen« hilft uns, unsere Gefühle zu erweitern, sodass unsere sinnliche Wahrnehmung sich feiner entwickelt. Beginnen Sie mit den ersten beiden Übungen und machen Sie sie eine halbe bis eine Stunde täglich ein oder zwei Wochen lang. Dann können Sie »Gefühle ausdehnen« versuchen und diese Übung möglichst jeden Tag mehrere Wochen lang machen.

ENTSPANNUNG SCHMECKEN

Atmen Sie zehnmal ganz tief ein und aus, und entspannen Sie langsam den gesamten Körper. Entspannen Sie die Augen, Sie können sie auch schließen, und lassen Sie den Unterkiefer locker herabfallen. Lassen Sie Spannungen aus Stirn und Kopfhaut weichen. Spüren Sie jeden Teil Ihres Kopfes — Nase, Ohren, Kiefer, das Innere des Mundes, die Wangen —, bis der ganze Kopf völlig entspannt ist. Entspannen Sie nun den Nacken und die Seiten des Halses, die Kehle und die Unterseite des Kinns. Gehen Sie weiter zu Schultern Brust, Armen und Händen, zu Bauch, Rücken, Beinen, Füßen und Zehen. Wenn Sie auf eine verspannte Stelle stoßen, genießen Sie das Gefühl des Schmelzens der Spannung. Schmecken Sie das Gefühl der Entspannung, genießen Sie es immer mehr, bis es jeden Teil Ihres Körpers durchdringt und stärkt. Üben Sie das 15 bis 30 Minuten lang.

EMPFINDUNGEN NACHFOLGEN

Sitzen Sie so entspannt und ruhig wie möglich. Achten Sie allmählich auf alle aufsteigenden Empfindungen und Gefühlslagen. Vielleicht empfinden Sie ein bestimmtes Körpergefühl oder eine Emotion. Das muss keine starke Empfindung sein, sie kann sehr leise sein. Achten Sie auf Ihr inneres Ohr. Vertrauen Sie Ihren Erfahrungen und öffnen Sie sich ihnen. Üben Sie das ganz nach Belieben. Es gibt dafür keine bestimmte Methode. Immer wenn Sie eine Empfindung oder Gefühlsstimmung wahrnehmen, lassen Sie sie so lang wie möglich andauern. Üben Sie 15 bis 30 Minuten lang.

Versuchen Sie in der nächsten Woche den ganzen Tag lang so entspannt wie möglich zu sein. Beobachten Sie Ihre Bewegungen (auch das Blinzeln der Augen) auf subtile Formen von Muskelspannungen. Entspannen Sie jeden Teil des Körpers, auch Atem, Haut, Haar und die inneren Organe.

GEFÜHLE AUSDEHNEN

Sitzen Sie ganz ruhig, atmen Sie sanft und gleichmäßig, den Mund leicht geöffnet. Erinnern Sie sich an ein sehr schönes Erlebnis und lassen Sie es im Geist wirklich werden — Ihre erste Liebe, ein schöner Sonnenuntergang, ein Spaziergang am Flussufer. Lassen Sie die positive Energie der Vergangenheit wieder erstehen und in sich ausbreiten. Ihr Körper wird warm werden und Ihr Atem die Brust weiten, bis Sie voller Heiterkeit sind. Dehnen Sie die Empfindungen über Ihren ganzen Körper aus, bis Sie der Mittelpunkt des Gefühls sind, von Ihnen strahlt es aus. Holen Sie dieses lebendige Gefühl nun langsam in sich zurück. Lassen Sie diese Energie Körper und Geist vereinen und reinigen. Dehnen Sie 15 bis 20 Minuten lang das Gefühl der Heiterkeit aus und holen Sie es wieder zurück. Üben Sie das immer, wenn Sie schöne Vorstellungen, Bilder oder Gefühle haben, werden Sie Ihre Sinneswahrnehmung verfeinern.

EMPFINDUNG UND ATEM

*»Sobald wir gelernt haben, mit der Energie des Atems in Berührung zu treten,
wird das Atmen zu einer unerschöpflichen Quelle belebender Energien.«*

Das Atmen bestimmt unseren Lebensrhythmus. Man kann also aus der Art unseres Atmens auf den Zustand unserer Energien schließen. Unruhe und Aufregung lassen den Atem ungleichmäßig und schnell werden; wenn wir aber ruhig und ausgeglichen sind, ist unser Atem gleichmäßig langsam und sanft. Es ist möglich, unsere geistige und körperliche Verfassung durch unseren Atem zu beeinflussen. Wenn wir z. B. sehr aufgeregt sind, können wir uns wieder in einen ausgeglichenen Zustand versetzen, indem wir langsam und gleichmäßig atmen.

Ist unser Atem immer ruhig und gleichmäßig, so wird unser ganzer Organismus physisch, geistig und emotionell ausgeglichen. Unsere Energie nimmt zu, wir werden gesünder und schlafen besser. Der Geist wird klar, unser Körper wach und empfänglich für die reiche und vielfältige Erfahrung.

Die Energiezentren des Körpers

Die Kum-Nye-Atmung ist ein sanftes Atmen, das uns mit der Energie des Atems verbindet, die untrennbar mit den feinstofflichen geistigen und physischen Energien verbunden ist, die unseren Körper durchdringen. Wir können uns dieses Energiemuster als ein Fließen in alle Richtungen durch und aus dem Körper vorstellen. Innerhalb dieses Musters befinden sich verschiedene »Energiezentren« einschließlich dem Kopfzentrum, dem Kehlzentrum und dem Herzzentrum. Die altindische Medizin spricht von *Chakren*, die als »Ladestation« der Energien dienen, die durch unseren Körper fließen und von ihm ausstrahlen. Könnten wir das Energiemuster von außen betrachten, würde es wie eine Spirale aussehen, an deren Spitze sich das Kopfzentrum befindet. Von oben gesehen würde es wie eine Reihe konzentrischer Ringe erscheinen, wobei jeder Ring ein Energiezentrum darstellt.

Die Energie des Atems ist vor allem mit dem Kehlzentrum verbunden. Es erzeugt und koordiniert den Energiefluss im Körper. Daher können wir am leichtesten mithilfe des Kehlzentrums lernen, mit der Energie des Atems und den an-

deren subtilen Energien in Verbindung zu treten und sie ins Gleichgewicht zu bringen. Das Kehlzentrum wird traditionell als Blume mit sechzehn Blütenblättern dargestellt, bei der die Kelche zweier Blüten miteinander verbunden sind. Eine achtblättrige Blüte ist direkt mit dem Kopfzentrum verbunden, die andere mit dem Herzzentrum. Die Energien fließen vom Kehlzentrum zu den anderen Zentren. Wenn das Kehlzentrum ruhig und still ist, können die Energien gleichmäßig aufeinander abgestimmt fließen und Geist und Körper vereinen.

Energetisches Ungleichgewicht

Oft befindet sich aber das Kehlzentrum in Unruhe, und die Körperenergien werden unausgeglichen. Dadurch verlieren wir den Kontakt mit Gefühlen und Empfindungen. Das macht es schwierig für uns, zu innerem Gleichgewicht zu kommen, denn ein Gefühl der Unzufriedenheit treibt uns dazu, in der Außenwelt nach Erfüllung zu suchen.

Dieses Verhalten droht sich zu verselbständigen, denn je mehr wir von äußeren Dingen oder anderen Menschen Befriedigung und Freude erwarten, desto mehr verlieren wir den Kontakt zu uns selbst und zu unseren inneren Empfindungen. Statt das Leben direkt zu erfahren und mit unseren Gefühlen und Empfindungen in Einklang zu bringen, verfangen wir uns in Vorstellungsmustern über unsere Erfahrung, klassifizieren sie und schließen daraus auf ihre Eigenschaften. Dadurch verstärken wir das »Ich«, das die Erfahrungen hat, und die Erfahrung selbst wird zu einem Objekt von starrer Form und Bedeutung.

In diesem Zustand sind unsere Gefühle nur noch Gefühle aus zweiter Hand, Interpretationen geistiger Bilder, die wir für unsere Erfahrungen halten. Wir leben in unseren Köpfen, unser Denken wird von Erinnerungen an Vergangenes dominiert, von geistigen Wortgebilden, die nichts mit unseren wahren Gefühlen zu tun haben. Der Energiefluss zum Kopfzentrum

ATEMÜBUNGEN FÜR ANFÄNGER

Bevor wir mit Massagen und Bewegungsübungen beginnen, machen wir uns mit grundlegenden Atemübungen vertraut, die uns helfen, die Qualitäten der Kum-Nye-Atmung herauszuarbeiten. Machen Sie in der ersten Woche die sanfte Übung »Freudiges Atmen«; in den nächsten drei oder vier Tagen können Sie dann die Übung für ganz langsames Atmen, »Die Sinne öffnen«, beginnen. (Sie können aber auch mehr Zeit bei einzelnen Übungen verbringen.) Dann können Sie mit »Im Atem das Leben erfahren« weitermachen, wo Sie das gleichmäßige und ausgeglichene, sanfte und langsame Kum-Nye-Atmen lernen. Atmen Sie so auch während der Massagen und Bewegungsübungen.

FREUDIGES ATMEN

Üben Sie dieses Atmen eine Woche lang etwa zwanzig bis dreißig Minuten täglich. Versuchen Sie möglichst den ganzen Tag über auf die Qualität Ihres Atems zu achten. Führen Sie diese Übung in der Sitzhaltung auf einer Matte, einem Kissen oder auf einem Stuhl mit gerader Lehne aus.

1 Sitzen Sie bequem, achten Sie darauf, dass Ihr Mund etwas geöffnet ist, und die Zungenspitze leicht den Gaumen berührt. Entspannen Sie sanft die Kehle, den Bauch und die Wirbelsäule, und atmen Sie ganz sanft und leicht gleichzeitig durch Nase und Mund, ohne dabei zu sehr auf den Ablauf zu achten. Dieses sanfte Atmen ist ganz leicht, aber sehr anregend. Es beruhigt und entspannt Sie ganz und bringt den Atem zu allen Muskelspannungen in Ihrem Körper und zu allen den Geist störenden Worten und Bildern.

2 Lassen Sie Ihren Atem noch ruhiger und sanfter werden, ohne zu versuchen, ihn zu kontrollieren, bis sich eine Art milder Weichheit entwickelt. Sobald Sie eine Empfindung spüren – vielleicht das Gefühl, dass irgend etwas in Kehle oder Körper fließt –, verstärken Sie dieses Gefühl. (Versuchen Sie nichts hinzuzufügen, lassen Sie es einfach weiter bestehen.) Sie können spüren, wie diese Empfindung in verschiedene Körperteile wandert.

DIE SINNE ÖFFNEN

Üben Sie dieses langsame Atmen drei oder vier Tage lang jeweils zwanzig bis dreißig Minuten, am dritten und vierten Tag am besten zweimal täglich. Achten Sie dabei etwas mehr auf die Qualität Ihres Atems, folgen Sie ihm mit Ihrer Bewusstheit, bis Sie ganz ruhig werden.

1 Nehmen Sie bequem die Sitzhaltung ein, atmen Sie sanft durch Mund und Nase. Achten Sie auf das Einatmen und verlangsamen Sie es so weit Sie können, atmen Sie dabei möglichst sanft. Fühlen Sie die Empfindungen in Ihrem Körper und um ihn herum, während das Atmen langsamer wird. Versenken Sie sich in diese Empfindungen, weiten Sie sie mit Ihrem Atem aus und sammeln Sie sie an. Üben Sie 10 bis 15 Minuten lang.

2 Achten Sie nun etwas mehr auf das Ausatmen. Atmen Sie sehr langsam durch Mund und Nase aus, atmen Sie leicht und sanft. Atmen Sie normal ein. Versuchen Sie, während Sie die Qualität des langsamen Ausatmens entwickeln, die ganze Sinneswelt so weit wie möglich zu öffnen – jede Zelle, alles Gewebe, jedes Organ. Lassen Sie Ihre Gefühle sich wie eine Aura im ganzen Körper und um ihn herum ausbreiten. Üben Sie 10 bis 15 Minuten lang.

IM ATEM DAS LEBEN ERFAHREN

Üben Sie dieses gleichmäßige Atmen mindestens drei Monate lang täglich 20 bis 30 Minuten. Führen Sie dann dieses Atmen bei jeder Gelegenheit aus, bei der Arbeit, beim Gehen, beim Sprechen, sogar nachts, wenn Sie aufwachen. Sie können diese Atemübung in der Sitzhaltung oder flach auf dem Rücken liegend machen, Sie strecken dabei die Füße aus, oder Sie winkeln die Knie ab und setzen die Füße flach auf den Boden.

1 Sitzen oder liegen Sie bequem, atmen Sie sanft und langsam durch Nase und Mund. Richten Sie Ihre Aufmerksamkeit leicht auf den Atem und lassen Sie ihn zu gleichen Teilen durch Mund und Nase fließen. Das Ein- und Ausatmen sollte etwa gleich lang sein. Achten Sie auf die Qualität des Atmens: Ist es hart, stoßweise, aufgeregt oder tief? Fühlen Sie, wie die verschiedenen Atemqualitäten mit verschiedenen geistigen Zuständen zusammenhängen und wie sich Ihr Geist beruhigt und die Gefühle zu fließen beginnen, wenn der Atem ruhig und gleichmäßig wird.

2 Öffnen Sie beim Atmen das Gefühl der Entspannung so weit wie möglich. Vereinen Sie Ihre Bewusstheit mit Ihrem Atem, und weiten Sie die aufsteigenden Empfindungen aus, bis die Grenzen Ihres Körpers verschwimmen; es gibt nur noch das Fühlen und die feinstoffliche Energie, die der Atem trägt.

3 Unnötige Muskelspannungen lösen sich auf, Sie können zu verschiedenen Gefühlsschichten vordringen und mit vielen subtilen Gefühlsstimmungen vertraut werden, obwohl Sie sie nicht wirklich beschreiben können. Lassen Sie diese Gefühlsstimmungen sich ausweiten, so dass sie noch tiefer und umfassender werden.

nimmt zu, der Energiefluss zum Herzzentrum nimmt ab. Die Gefühle unseres Herzens erreichen uns nicht mehr, und wir fühlen uns fast ständig unzufrieden. Es ist eine Art subtiler Angst, die im Kehlzentrum als Spannung empfunden wird und die das Ich zur Suche nach äußeren Erlebnissen treibt.

In diesem Zustand kommt es zu emotionellen Extremen und hoch gespannten Emotionen wie Wut, Hass, schwerer Depression und Apathie. Erst wenn das Kehlzentrum ruhig geworden ist und die Energie gleichmäßig auf Kopf und Herz verteilt wird, können wir wieder richtig mit unseren Sinnen oder unseren echten Gefühlen in Verbindung treten. Ohne die für ihre Aktivierung notwendige Energie können unsere Sinne nicht richtig arbeiten, sie scheinen zu schlafen.

Kum Nye Atmung

Kum Nye lehrt uns, dieses Verhaltensmuster von Unruhe und Suche nach Äußerlichkeiten aufzuheben, indem es uns zu direkter Erfahrung zurückführt. Beginnen wir diesen Prozess mit der Kum-Nye-Atmung. Sie beruhigt das Kehlzentrum und lässt es wieder richtig funktionieren. Wir erreichen das durch langsames gleichmäßiges Atmen durch Mund und Nase. Der Mund ist dabei leicht geöffnet, die Zunge berührt den Gaumen. Anfangs ist das noch ungewohnt, wenn aber die Energie gleichmäßig in unser Kopf- und Herzzentrum geleitet wird, erleben wir, wie unsere Sinne zum Leben erwachen, und es wird immer leichter und angenehmer fortzufahren. Unser Energiefluss wird ausbalanciert, und unsere Gefühle und Empfindungen entfalten sich wie von selbst. Wir erleben tiefe Erfüllung.

Konzentrieren Sie sich zunächst darauf, gleichzeitig durch Nase und Mund zu atmen. Atmen Sie ohne Anstrengung, denken Sie nicht darüber nach, ob Sie richtig atmen.

An der Schwelle zur Entspannung

Durch diese Art des Atmens wird Ihr Körper ruhig werden, und Sie fühlen sich entspannt. Kosten Sie von diesem Entspannungsgefühl und genießen Sie es. Wenn Sie dieses Gefühl nicht gleich verspüren, dann stellen Sie sich Ihr Idealbild der himmlischsten Gefühle vor. Bald werden Sie die Energien dieser Gefühle körperlich spüren. Wenn Sie einmal mit dem Gefühl der

Entspannung in Berührung gekommen sind, dann sind Sie auf dem richtigen Weg. Vertiefen Sie sich in dieses Gefühl. Je tiefer Sie eindringen, desto reicher und weiter wird das Gefühl, bis es jeden Teil des Körpers erfüllt und darüber hinaus reicht.

Wenn die Entspannung zunimmt, steigern Sie die Qualität des Atmens bis zur Heiterkeit. Dadurch entwickelt sich allmählich Ihre Bewusstheit, die aus direkter Erfahrung aufsteigt, bis Atem und Bewusstheit zu einer Einheit werden. Dann erleben Sie ein segensreiches Gefühl der Offenheit, so uferlos, dass es nahezu überwältigend wird. Wenn sich das Gefühl schließlich derart mächtig aufgebaut hat, kann es all Ihre Energiezentren, Zellen und Sinne öffnen, Ihr ganzer Körper kommt ins Gleichgewicht. An diesem Punkt gelangen Sie direkt zum Wesen von Kum Nye, zur reinen Energie des Kosmos. Wenn Sie so weit gekommen sind, können Sie diese Energie nutzen, wann immer Sie wollen, sie steht Ihnen unbegrenzt zur Verfügung.

Die Einheit von Atem und Bewusstheit

Wenn Ihr Atem wirklich ausgeglichen und mit der Bewusstheit vereint ist, können Sie ihn dazu verwenden, Ihre eigenen Emotionen und die anderer aufzuspüren. Diese Bewusstheit vom Beginn einer Emotion oder eines Gefühls versetzt Sie in die Lage, Ihr Gefühlsleben im Gleichgewicht zu halten. Sie gewinnen dadurch die Freiheit, Emotionen zu kontrollieren, ohne sie gewaltsam unterdrücken zu müssen. Selbst in Situationen von großer Wut, Frustration oder Schmerz können Sie die Störung durch bewusstes Atmen auflösen. Atmen Sie ruhig, langsam und rhythmisch. Je länger Sie mit dem Atem Energie ansammeln, desto ruhiger wird Ihr Körper werden.

Haben wir einmal gelernt, wie man Energie anhäufen kann, dann können wir dies Tag und Nacht tun, nicht nur, wenn wir Kum Nye praktizieren. Unser Leben wird dann gesünder und weniger von Extremen gestört. Der ganze Körper entspannt sich, Muskelspannungen und mentale Blockaden lösen sich auf,

die Energie breitet sich überall aus. Das Anzapfen der Energie des Atems wird natürlich und mühelos.

Da die Atemenergie mit den inneren Energien und den Energien unserer Umwelt zusammenhängt, können wir mit der Energie des Atems sowohl zu den Energien in uns als auch zu denen um uns herum in Verbindung treten. Es ist, als ob sich die äußere Welt der Dinge und die innere Welt der Sinne in ausgeglichener Harmonie miteinander verbinden.

Die Atemübungen

Um dauerhaften Nutzen aus der Kum-Nye-Atmung zu ziehen, sollte man die Atemübungen kontinuierlich betreiben, sonst könnten Körper und Geist wieder aus dem Gleichgewicht geraten. Machen Sie die Kum-Nye-Atemübungen wenigstens drei Monate lang täglich zwanzig bis dreißig Minuten. Versuchen Sie auch, während der Massagen und Bewegungsübungen so zu atmen. Nach diesen drei Monaten sollten Sie die Kum-Nye-Atmung bei den Massagen und Bewegungsübungen fortführen, und immer dann Atemübungen machen, wenn Sie das Bedürfnis haben, die Verbindung zur Atemenergie aufzufrischen.

Fangen Sie damit an, ganz leicht zu atmen. Wenn Sie Fortschritte machen, dann atmen Sie langsamer, bis Ihr Atem schließlich völlig sanft und gleichmäßig wird, fast ohne Ein- und Ausatmen. Ihre Energie wird ständig zunehmen, und Sie werden allmählich eine Bewusstheit entwickeln, die der Meditation ähnlich ist. Überprüfen Sie Ihre Atmung während der Massagen und Bewegungsübungen von Zeit zu Zeit, damit Sie sehen, wie Sie Ihrem Ziel näher kommen.

Lassen Sie sich bei diesen Übungen durch Ihren Atem stärken und entspannen, steigern Sie diese Gefühle des Genusses, bis sie nahezu greifbar werden. Lassen Sie den Atem Leben in Ihren Körper und größere Klarheit in Ihren Geist bringen. Ihr Atem soll Sie den ganzen Tag lang unterstützen und stärken. Erleben Sie, wie Ihre Sinne erwachen und Ihrem Leben Zauber und Würze geben.

ATEMÜBUNGEN FÜR FORTGESCHRITTENE

Die fortgeschrittenen Atemübungen macht man am besten begleitend zu Massagen und Bewegungsübungen, um den Kontakt mit dem Atem zu verstärken. Üben Sie »OM AH HUM Atmen« abends vor dem Schlafengehen — es ist der ideale Abschluss einer Massage und sichert eine gute Nachtruhe. Wenn Sie »Reinigender Atem« gleich morgens nach dem Aufstehen durchführen, beginnen Sie Ihren Tag entspannt und voller Energie.

OM AH HUM ATMEN

In dieser Übung verschmilzt das Mantra OM AH HUM mit dem Atem. Sprechen Sie es nicht aus, machen Sie es sich bloß bewusst. OM bedeutet die Energie des Seins und alle physischen Formen. AH symbolisiert Interaktion – die Energie, die physischen Formen Information zukommen lässt und sie am Leben erhält. HUM bedeutet Kreativität – Gedanken, Bewusstheit und Aktivität. OM AH HUM ist das Symbol für den erleuchteten Körper, Rede und Geist.

❶ Legen Sie sich mit dem Rücken auf den Boden, die Arme zur Seite. Spreizen Sie die Beine hüftbreit. Wenn es für Sie bequemer ist, legen Sie ein Kissen unter den Kopf und unter die Knie. Öffnen Sie etwas den Mund, die Zungenspitze berührt den Gaumen. Atmen Sie sanft und gleichmäßig durch Nase und Mund.

❷ Stellen Sie sich beim Einatmen OM vor. Halten Sie dann den Atem kurz an, wenn Ihre Lungen voll sind, und denken Sie an die Silbe AH. Beim Ausatmen denken Sie an HUM. Atmen Sie sanft, Ein- und Ausatmen sollten etwa gleich lang sein.

❸ Wenn Sie den Atem während AH anhalten, halten Sie ihn im Unterbauch; lassen Sie beim Ausatmen den Atem zu gleichen Teilen aus Bauch, Nase und Mund strömen. Atmen Sie zu Beginn ein wenig tiefer, vermindern Sie dann allmählich die Menge der eingeatmeten Luft, bis Ihr Atem langsam wird und fast aufhört. Bleiben Sie ganz ruhig nach jedem Atemzug. Nach einiger Zeit werden Sie wie von selbst so weiteratmen. Wenden Sie dann langsam Ihre Aufmerksamkeit von Ihrem Körper zum Bereich des Fühlens und der Energie. Lassen Sie Ihre Bewusstheit sich über die Dimension des physischen Körpers ausdehnen. Üben Sie eine halbe Stunde lang.

REINIGENDER ATEM

Diese Übung dient dazu, sich von Unreinheiten zu befreien, die sich während der Nacht angesammelt haben, und um die Energien des Körpers zu erneuern und ihn auf den neuen Tag vorzubereiten.

❶ Setzen Sie sich mit verschränkten Beinen auf eine Matte oder ein Kissen, umschliessen Sie den rechten Daumen mit den Fingern, strecken Sie den Zeigefinger. Die linke Hand liegt auf dem linken Knie.

❷ Atmen Sie so tief wie möglich ein. Stellen Sie sich vor, dass dieser Atem jede Zelle Ihres Körpers erfüllt.

❸ Verschließen Sie mit dem mittleren Glied Ihres rechten Zeigefingers den rechten Nasenflügel. Machen Sie den Mund zu und atmen Sie kräftig durch das linke Nasenloch aus, bis die Bauchdecke zu zittern beginnt. Ruhen Sie sich kurz aus und atmen Sie normal durch beide Nasenlöcher. Wiederholen Sie das zweimal.

❹ Führen Sie diese Übung dreimal auf der rechten Seite aus, ruhen Sie sich dazwischen aus. Atmen Sie schließlich dreimal ganz tief durch beide Nasenlöcher aus. Sitzen Sie dann einige Minuten, atmen Sie normal und genießen Sie dieses Körpergefühl.

Stellen Sie sich bei dieser Übung vor, dass die Unreinheiten als schmutzig-weißer Strom aus dem linken Nasenloch fließen, als dunkelroter Strom aus dem rechten und tiefblau aus beiden Nasenlöchern. Stellen Sie sich vor, dass Sie aus dem linken Nasenloch alle Einstellungen wegblasen, mit denen Sie etwas von sich abstoßen, etwa Abneigung, Unzufriedenheit und Furcht, aus dem rechten alle Haltungen und Emotionen, die Sie an Dingen festhalten lassen, also Verlangen und Anhaftung, und aus beiden die Dumpfheit und Verwirrung des Alltags.

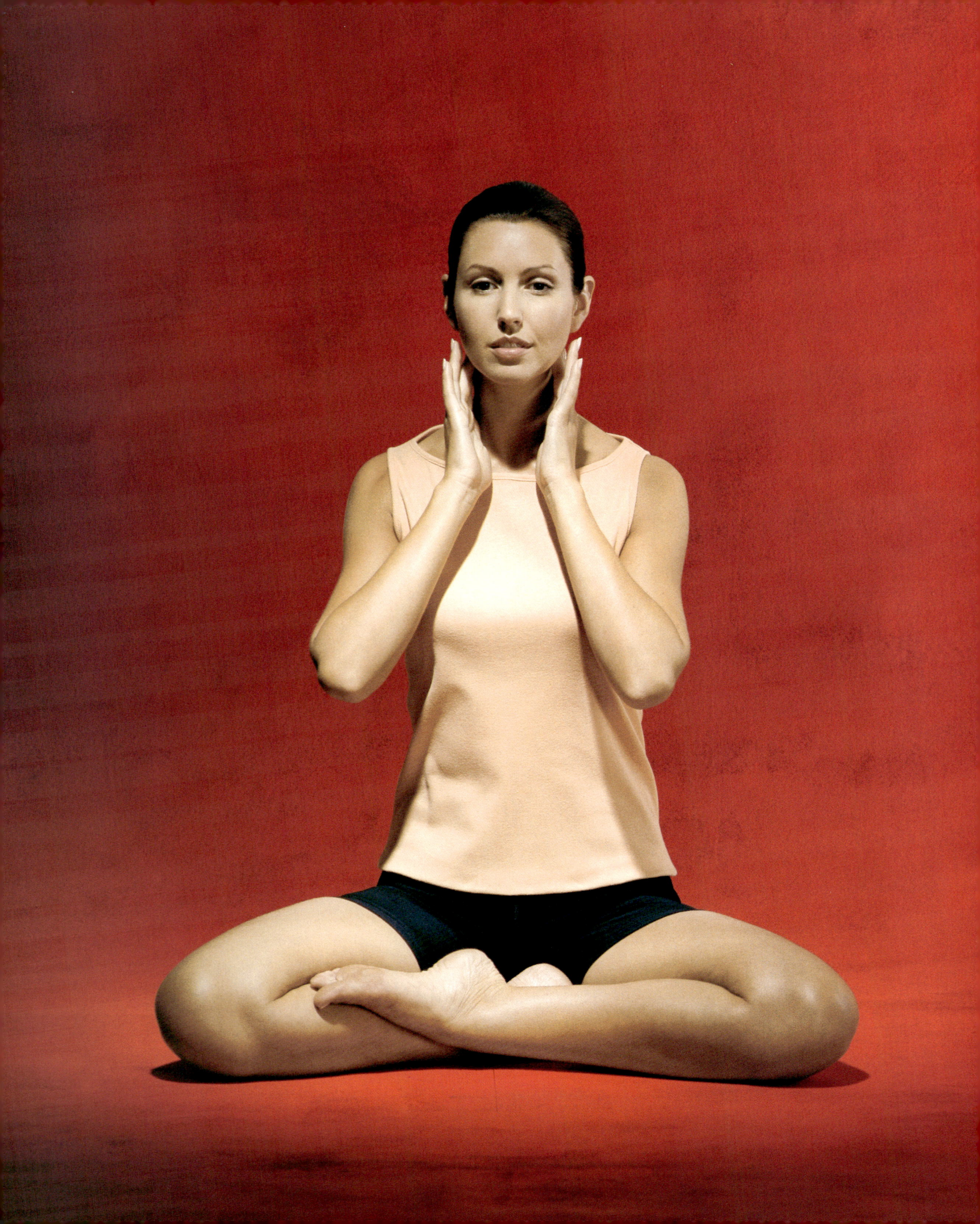

KAPITEL DREI

SELBSTMASSAGE

»Unsere Gefühle und unser Körper sind wie Wasser, das in Wasser fließt. Wir lernen in den Energien der Sinne zu schwimmen.«

Die Kum-Nye-Übungen verbinden die Gefühle direkt mit dem Körper, anstatt sie erst durch den Verstand zu leiten. Die Kum-Nye-Selbstmassage unterstützt diesen Prozess durch Schmelzen angehäufter Spannungen und sanftes Freisetzen der durch unsere starre Haltung auf einer subtilen Ebene eingefrorenen Energien. Diese frei gewordene Energie wird zu einer Gefühlserfahrung, die jede Zelle des Körpers erfüllt. Je näher wir dieser Energie kommen, desto deutlicher fühlen wir, dass direkte Erfahrung viel substantieller ist als die durch Gedanken und Bilder umgeleitete. Dieses Kapitel führt durch eine Reihe von Selbstmassagen für jeden Körperteil. Führt man diese Übungen mindestens sechs Wochen lang täglich durch, dann werden diese Gefühle immer greifbarer und entstehen nicht nur beim Üben, sondern auch tagsüber.

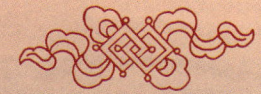

DIE SPRACHE DER BERÜHRUNG

»Unser Körper ist wie ein Gefäß, das innen vom Raum erfüllt und außen vom Raum umgeben ist. Wenn wir unser Innerstes berühren, regen wir zugleich das Universum an. Unser ganzer Körper übt im Raum.«

Massage bedeutet Wechselwirkung. Wenn Sie sich massieren, nimmt Ihr gesamter Körper an der Massage teil. Zwischen Hand und Muskel oder Massagepunkt entwickelt sich eine Wechselbeziehung. Das lässt Gefühle entstehen, die überall im Körper ein gegenseitiges Aufeinanderwirken anregen. Auch die physischen und nichtphysischen Ebenen unseres Seins beginnen aufeinander zu wirken, und diese Wechselbeziehung regt bestimmte Energien an, die in unsere Umwelt ausstrahlen, denn sie sind nicht an die Grenzen unseres Körpers gebunden.

Die Massage des Fühlens

Beginnen Sie die Kum-Nye-Massage ohne vorgefasste Meinung und begeben Sie sich jenseits der Vernunftebene auf die Ebene des Erlebens. Sie werden dabei verschiedene Gefühlstönungen entdecken, die Sie weiter erforschen können. Sobald Sie in ein Gefühl eindringen, wird es sich im Inneren ausweiten. Anfangs wird es verschiedene Bilder im Geist entstehen lassen. Auf einer tieferen Ebene wird das Gefühl zutiefst stärkend und ohne Bilder sein. Schließlich werden Sie zum Gefühl selbst, es gibt kein Ich mehr, das etwas erlebt, nur noch Offenheit und Ganzheit.

Um bei der Massage diese Einheit zu erreichen, müssen wir die Grenzen unserer üblichen Vorstellung ausweiten und uns nicht als Einzelwesen, sondern als integralen Bestandteil des Kosmos erkennen. Wenn Sie also einen Punkt Ihres Körpers massieren, nimmt so gesehen Ihr ganzer Körper, ja das ganze Universum daran teil. Alles wird Teil der Massage.

Beginn der Selbstmassage

Am besten fängt man damit an, dass man sich mindestens sechs Wochen lang jeden Abend fünfundvierzig Minuten oder länger selbst massiert. Nach sechs Wochen können Sie sich entweder weiterhin abends massieren, oder Sie machen die Massage zum Teil Ihrer täglichen Kum-Nye-Übung (zusätzlich zu Sitz-, Atem-

und Bewegungsübungen). Die Massage wird am besten abends ausgeführt, man kann sie aber auch zu anderen Zeiten ausüben.

Nehmen Sie vorher ein heißes Bad oder eine Dusche, um die Muskeln zu entspannen und den Körper für Gefühle zu öffnen. Laden Sie zu Beginn Ihre Hände mit Energie auf (siehe gegenüber), reiben Sie dann Ihren Körper mit Öl ein. Folgen Sie einfach Ihren Gefühlen und lassen Sie sich dorthin führen, wo Sie besonders intensiv massieren müssen, lassen Sie sich auch von Ihren Gefühlen sagen, ob Sie den Druck verstärken oder verringern sollen. Schmerzhafte Stellen massieren Sie besonders gefühlvoll und gründlich. Finden Sie einen gemeinsamen Rhythmus von Gefühl und Massage. Massieren Sie so alle Teile Ihres Körpers, die Sie erreichen können. Vergessen Sie Arme, Beine und Füße nicht.

Vertiefen Sie allmählich das Massageerlebnis und lassen Sie Atem, Körper, Sinne und Geist eins werden. Atmen Sie ganz langsam und leicht durch Nase und Mund, so kann der Atem zum Leben erwachen und sich mit den Empfindungen verbinden. Als Leben spendende, durchdringende Kraft wird er sich in Ihrem Körper verbreiten und die blockierten Energien freisetzen, die den Fluss der Gefühle hemmen. Dehnen Sie Gefühle und Empfindungen aus, bis sie Ihre Gedanken umgeben, damit beim Massieren und Drücken Ihre Hände zu Augen des Geistes werden und Ihr Geist den Körper erfüllt. Bleiben Sie nach der Massage noch fünf bis zehn Minuten lang ruhig sitzen und fühlen Sie, wie sich die Empfindungen wie kleine Wellen von Ihrem Körper her ausbreiten. Verlängern Sie den Entspannungsprozess mit natürlichem Parfum oder durch Anzünden von Räucherstäbchen. Wenn Sie die Massage vor dem Schlafengehen machen, hilft Ihnen eine Tasse heißer Milch mit Honig beim Einschlafen.

Angeleitete Massagen

Wenn Sie an zwei oder drei Abenden diese »Zufalls«-Massage durchgeführt haben, beginnen Sie, einige der in diesem Kapitel

DIE HÄNDE MIT ENERGIE AUFLADEN

»Diese Massage belebt Ihre Hände. Machen Sie sie am Beginn jeder Massagesitzung.«

1 Setzen Sie sich mit geradem Rücken bequem hin, atmen Sie sanft durch Nase und Mund, entspannen Sie sich. Ölen Sie Ihre Hände leicht ein. Beugen Sie die Arme in den Ellbogen und halten Sie die offenen Hände mit den Handflächen nach oben in Höhe des Herzens. Machen Sie die Hände hohl, als ob Sie darin Energie halten würden. Fühlen Sie die Empfindungen – vielleicht ein Kribbeln oder Wärme – in Händen und Fingern. Halten Sie die Energie in den Fingern und lassen Sie sie auf Ihre Hände übergreifen wie eine sich ausbreitende Flamme. Lassen Sie die Energie von den Händen in die Arme und dann in Ihr Herz fließen. Ihr ganzer Körper soll sich durch dieses Gefühl der Energie gestärkt fühlen. **2** Reiben Sie dann den Handrücken der linken Hand schnell mit der Handfläche der rechten. Sie können das sehr fest und schnell machen. Folgen Sie den Empfindungen – Sie können vielleicht die Energie fühlen, die in Ihr Herz und Ihren Nacken fließt sowie in die Mitte Ihres Rückens. Vertauschen Sie die Handposition und reiben Sie kurz. **3** Reiben Sie nun die Handflächen schnell gegeneinander, bis sie heiß werden. Halten Sie danach die Hände wieder mit den hohlen Handflächen nach oben. Warten Sie eine Minute, spüren Sie die Empfindungen in Händen und Körper, dann beginnen Sie mit der eigentlichen Massage.

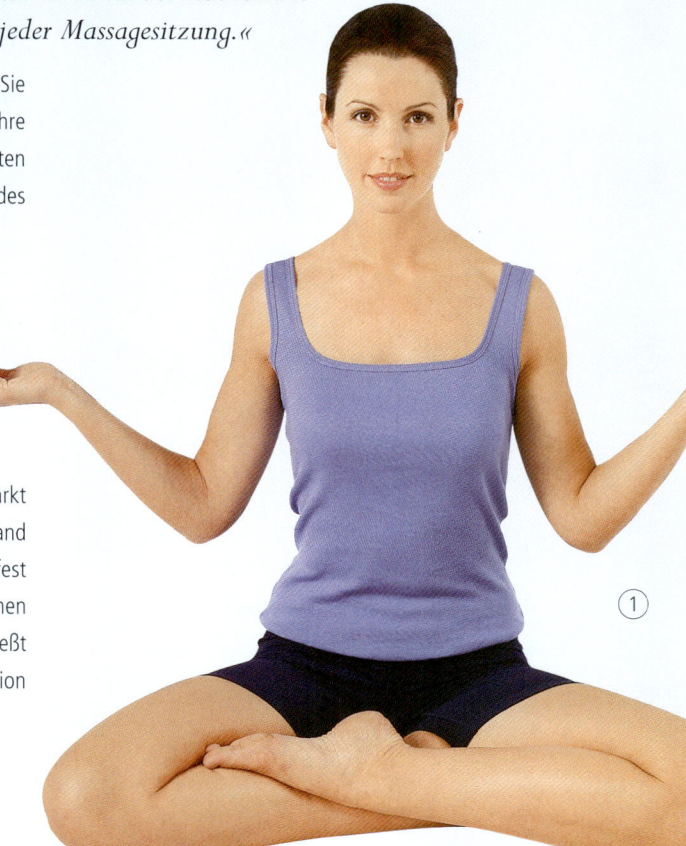

①

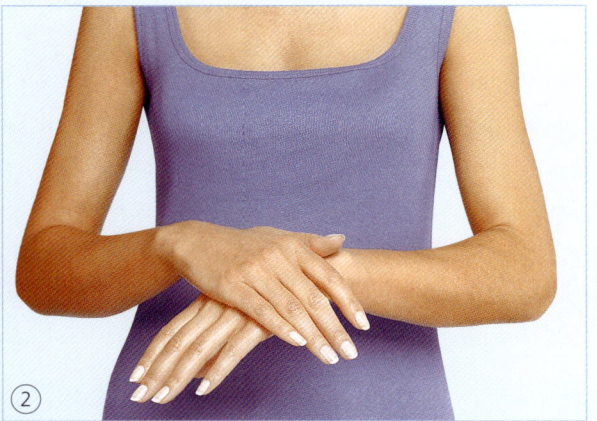

②

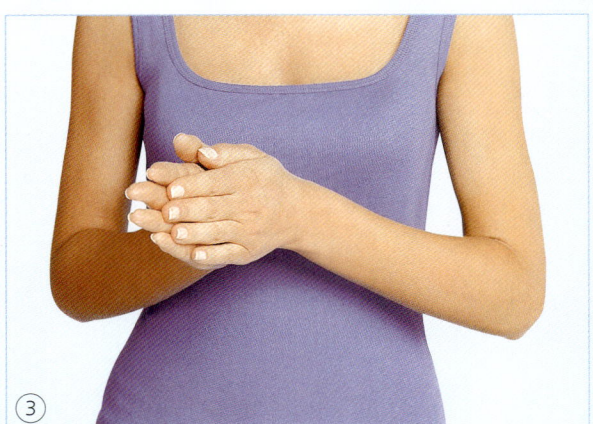

③

beschriebenen speziellen Massagen. Versuchen Sie nicht mehr als zwei oder drei neue Techniken auf einmal. Konzentrieren Sie sich zuerst auf Ihren Oberkörper, Gesicht, Kopf, Nacken, Schultern und Brust. Probieren Sie einfach. Finden Sie Stress- und Blockadepunkte und lösen Sie sie, befreien Sie Ihren Körper aus seinem festen inneren und äußeren Panzer.

Bei einigen Massagen, wie bei denen für Beine, Füße und Hüften ist die empfohlene Körperhaltung angegeben. Wenn das ·nicht ausdrücklich der Fall ist, nehmen Sie einfach die für Sie bequemste und natürlichste Haltung ein: stehend, auf einem Stuhl sitzend oder in der Sitzhaltung (siehe S. 28) auf dem Boden (oder einer Matte oder einem Kissen).

Erwecken Sie stets die einfühlsamen Energien Ihrer Hände, indem Sie die Kum-Nye-Massage mit der Übung von S. 39 beginnen. Denken Sie beim Massieren daran, dass Ihre Hände den gesamten Körper berühren, auch wenn sie nur einen Teil zu berühren scheinen. Entwickeln Sie die Gefühle Ihrer Handflächen, Finger und Daumen. Benutzen Sie möglichst immer die ganze Hand; bauen Sie eine Wechselbeziehung zwischen Ihren Händen und dem Gebiet auf, das Sie massieren, und achten Sie auf die subtilen Verbindungen zu anderen Teilen Ihres Körpers.

Atmen Sie dabei immer sanft und gleichmäßig durch Nase und Mund. Sie bringen dadurch Ihren Geist in die Körpermitte und schärfen die Bewusstheit für die bei der Massage entstehenden Empfindungen. Sobald Sie diese Gefühle spüren, können Sie die innere Energiemassage von Kum Nye entwickeln (siehe S. 18).

Die Druckpunkte

Die Kum-Nye-Massage ist auf einige empfindliche und kraftvolle Druckpunkte ausgerichtet, die eine Wechselwirkung der Energien im Köper auslösen. Bei manchen Punkten werden Sie eine unmittelbare Wirkung spüren, andere haben zunächst keinen merklichen Effekt. Das Berühren einzelner Punkte kann unangenehme Erinnerungen wecken, andere können freudige Gefühle auslösen. Beim Lösen körperlicher Spannungen können Sie auch geistige und emotionale Blockaden lösen. Schmilzt diese Spannung, dann bleibt nur Gefühl und Erleben. Versuchen Sie nicht, das Gefühl zu klassifizieren oder zu benennen. Lassen Sie es weiter schmelzen, bis es jede Zelle mit reiner Energie und Erleben erfüllt.

Achten Sie bei speziellen Akupressurpunkten auf die unterschiedliche Auswirkung der Druckstärke. Drücken Sie zunächst nur ganz leicht, üben Sie allmählich mittelstarken Druck aus, und, wenn es angebracht ist, schließlich starken Druck. Wollen Sie den Druck verringern, dann tun Sie das ganz allmählich: Verringern Sie zuerst den starken Druck nur ganz leicht, gehen Sie dann zu mittelstarkem Druck und langsam zu leichtem Druck. Auf diese Weise werden Ihnen sechs verschiedene Stufen der Massage bewusst, mit größerer Erfahrung können Sie noch mehr Feinheiten im Druck entwickeln. Vermeiden Sie es unbedingt, den Druck plötzlich zu verringern. Das wäre für den Körper ein Schock, durch den subtile Gefühlsqualitäten verloren gehen würden. Üben Sie deshalb sorgfältig das Anheben und Auflegen von Fingern und Händen.

HANDMASSAGE

Die Massage für die Hände kann die Energie des gesamten Körpers anregen, verstärken und beleben.
Die Handmassage besteht aus zwei Teilen: einer allgemeinen Massage (Schritte 1 bis 6) und einer auf die Akupressur-
punkte ausgerichteten Massage (Schritte 7 bis 14). Machen Sie die komplette Massage an beiden Händen.

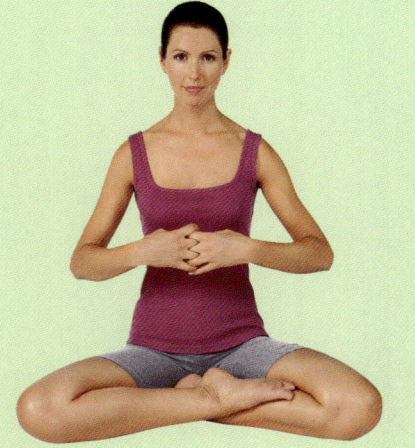

SCHRITT 1

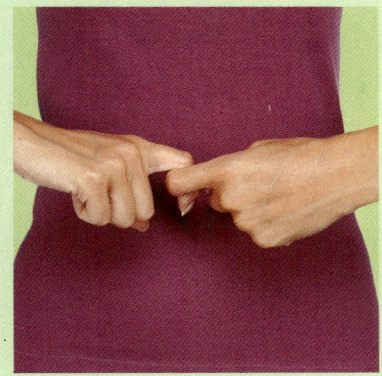

SCHRITT 2

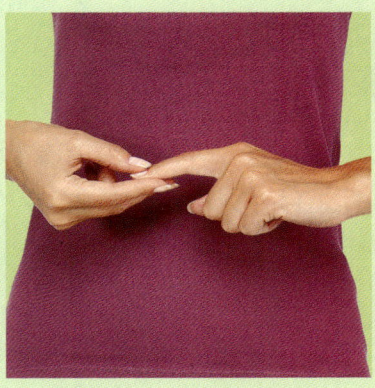

SCHRITT 3

❶ Verschränken Sie fest Ihre Finger, so dass die Handflächen und Finger zu Ihnen zeigen. Ziehen Sie die Hände dann auseinander, während Sie die Finger zusammendrücken. Die Finger werden dabei ihrer ganzen Länge nach massiert, bis die Hände auseinander fahren. Wiederholen Sie das, und spüren Sie die Gefühle in Ihrem Körper. ❷ Verhaken Sie jeden einzelnen Finger mit dem entsprechenden Finger der anderen Hand. Ziehen Sie kräftig, bis die Finger auseinander rutschen. ❸ Massieren Sie jede Fingerspitze der einen Hand mit den Fingerspitzen der anderen. Massieren Sie jeden Finger von der Spitze aus abwärts auch seitlich, oben und unten. ❹ Stecken Sie den Finger, den Sie massieren wollen, zwischen Zeige- und Mittelfinger der anderen

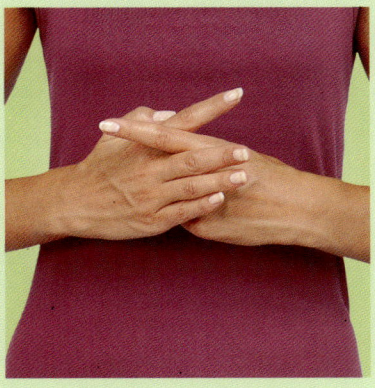

SCHRITT 4

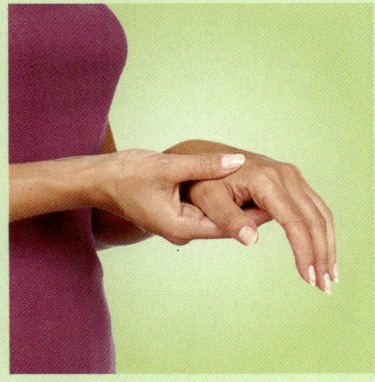

SCHRITT 5

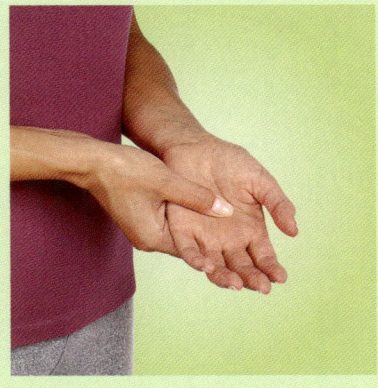

SCHRITT 6

Hand. Drücken Sie den Finger kräftig und ziehen Sie ihn langsam von unten bis zur Fingerspitze heraus. Drehen Sie ihn dabei vorsichtig von einer Seite zur anderen. ❺ Massieren Sie mit dem Daumen die Stelle auf dem Handrücken zwischen den Mittelhandknochen von der Handwurzel zu den Fingern. Bearbeiten Sie besonders den Bereich zwischen Zeigefinger und Daumen.

❻ Massieren Sie die Handfläche mit dem Daumen der anderen Hand. Sie können dafür auch den großen Knöchel des Zeigefingers benutzen. Massieren Sie besonders den großen Ballen des Daumens und die kleineren der anderen Finger. Massieren Sie auch zwischen den Fingern. Massieren Sie die kleinen Muskeln zwischen den Knochen von der Handwurzel zu den Fingern. ▶

AKUPRESSURPUNKTE
DER HÄNDE

*Die Akupressurpunkte für die folgenden Massagen sind
mit weißen, nummerierten Punkten markiert.*

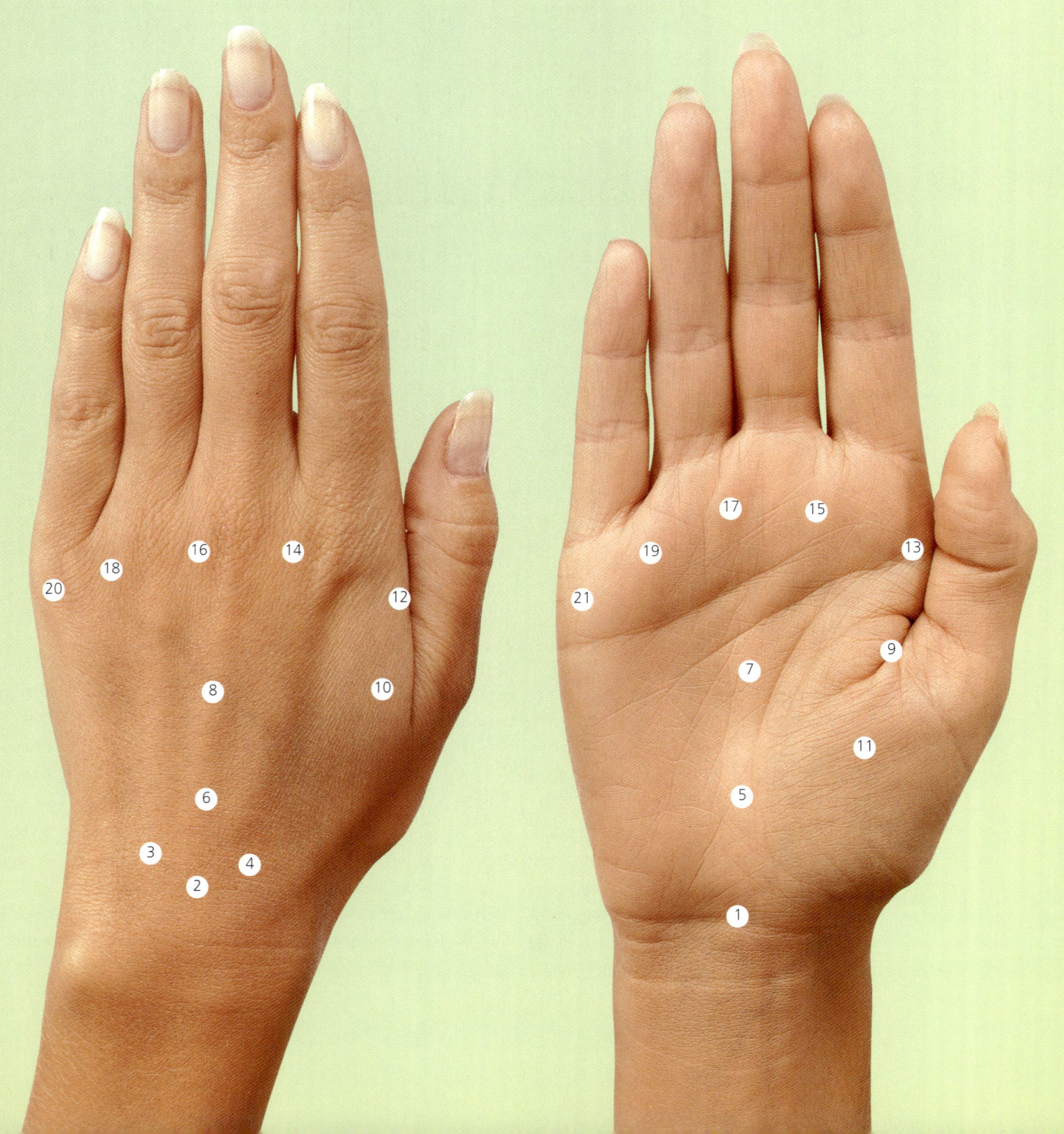

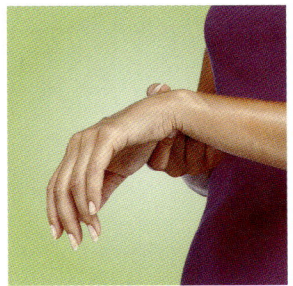

SCHRITT 7

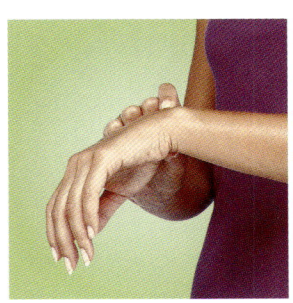

SCHRITT 8

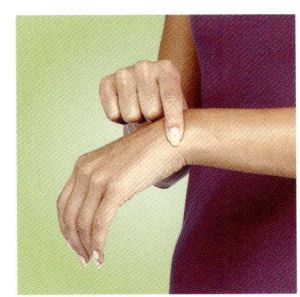

SCHRITT 9

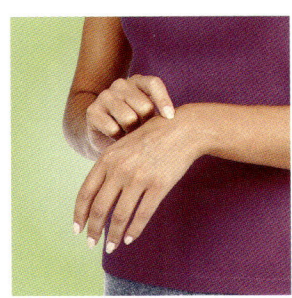

SCHRITT 10

7 Den ersten Akupressurpunkt findet man, wenn man die Handfläche nach oben dreht und auf die »Ringe« auf der Innenseite des Handgelenks blickt. Man setzt den Zeigefinger in die Mitte des der Handfläche am nächsten gelegenen Rings. Dann dreht man die Handfläche wieder nach unten und legt den Daumen auf den zweiten Punkt gegenüber dem ersten Punkt auf dem Handrücken. Halten Sie das Handgelenk fest zwischen Daumen und Zeigefinger, drücken Sie kräftig. Entspannen Sie Brust und Bauch und lösen Sie alle anderen Spannungen, atmen Sie sanft durch Nase und Mund. **8** Vertauschen Sie nun die Stellung von Daumen und Zeigefinger. Setzen Sie den Daumen auf die Innenseite des Handgelenks, den Zeigefinger auf den

Handrücken. Drücken und reiben Sie diese beiden Punkte gleichzeitig kräftig. Verringern Sie allmählich den Druck und achten Sie auf die entstehenden Gefühle. **9** Lassen Sie den Daumen auf Punkt 1 und setzen Sie den Zeigefinger auf Punkt 3, etwa eine Fingerbreite weiter in Richtung der Finger, zum kleinen Finger hin. Dieser Punkt zwischen den Knochen des kleinen Fingers und des Ringfingers kann sehr empfindlich sein. Drücken Sie fest mit Daumen und Zeigefinger, lassen Sie nach einiger Zeit den Druck langsam nach. **10** Setzen Sie nun den Zeigefinger auf Punkt 4, den entsprechenden Druckpunkt auf der Daumenseite. Drücken Sie wieder kräftig mit Daumen und Zeigefinger, halten Sie den Druck. Die Gefühle können dabei sehr stark oder sogar

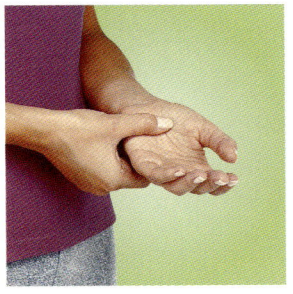

SCHRITT 11

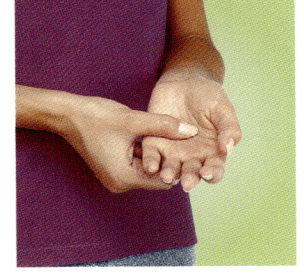

SCHRITT 12

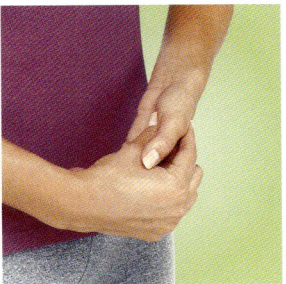

SCHRITT 13

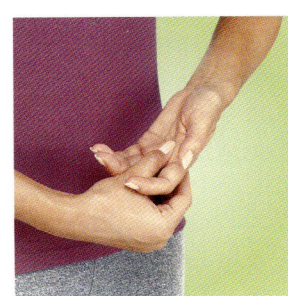

SCHRITT 14

schmerzhaft sein. Atmen Sie sanft durch Mund und Nase. Lassen Sie den Druck langsam nach. **11** Drehen Sie nun die Handfläche nach oben, Sie finden Punkt 5 zwei Finger breit von Punkt 1 in Richtung der Finger. Setzen Sie den Daumen darauf. Legen Sie nun den Zeigefinger auf Punkt 6, genau gegenüber von Punkt 5 am Handrücken. Drücken Sie kräftig auf beide Punkte, verringern Sie dann langsam den Druck, atmen Sie gleichmäßig durch Nase und Mund. **12** Legen Sie den Daumen auf Punkt 7 mitten auf der Handfläche. Der Zeigefinger liegt auf dem entsprechenden Punkt 8 am Handrücken zwischen den Knochen von Mittel- und Ringfinger. Drücken Sie beide Punkte, verstärken Sie allmählich den Druck und lassen Sie dann langsam nach. **13** Setzen Sie nun den Daumen auf Punkt 9 nahe dem Daumenballen. Den Zei-

gefinger legen Sie auf den gegenüberliegenden Punkt 10 am Handrücken. Drücken Sie diese Punkte. Lassen Sie den Druck vorsichtig zu- und abnehmen. Vergessen Sie nicht, sanft durch Nase und Mund zu atmen. Setzten Sie nun den Daumen auf Punkt 11 in der Mitte des Daumenballens, drücken und reiben Sie ihn gefühlvoll. Der Druck kann sehr kräftig werden. **14** Die übrigen zehn Druckpunkte der Hand (12 bis 21) liegen entlang der Fingerknöchel, fünf innen, fünf außen. Zwei Punktpaare befinden sich an den Seiten der Hände, drei zwischen den Fingerknöcheln. Bearbeiten Sie diese Punkte paarweise mit dem Daumen auf der Handfläche und dem Zeigefinger am Handrücken. Lassen Sie den Druck langsam zu- und abnehmen. Entfernen Sie am Ende der Massage die Hand langsam von Ihrem Körper, um die aufsteigenden Gefühle

GESICHTSMASSAGE

Unser Kopf ist allgemein viel geschäftiger als der übrige Körper, und Emotionen, die mit Gedanken eng verbunden sind, haben die Tendenz, die Gesichtsmuskeln sowie die Muskeln im Nacken- und Schulterbereich zu verspannen. Wenn Sie Ihr Gesicht massieren, fühlen Sie, wie sich die Energie durch den gesamten Körper ausbreitet.

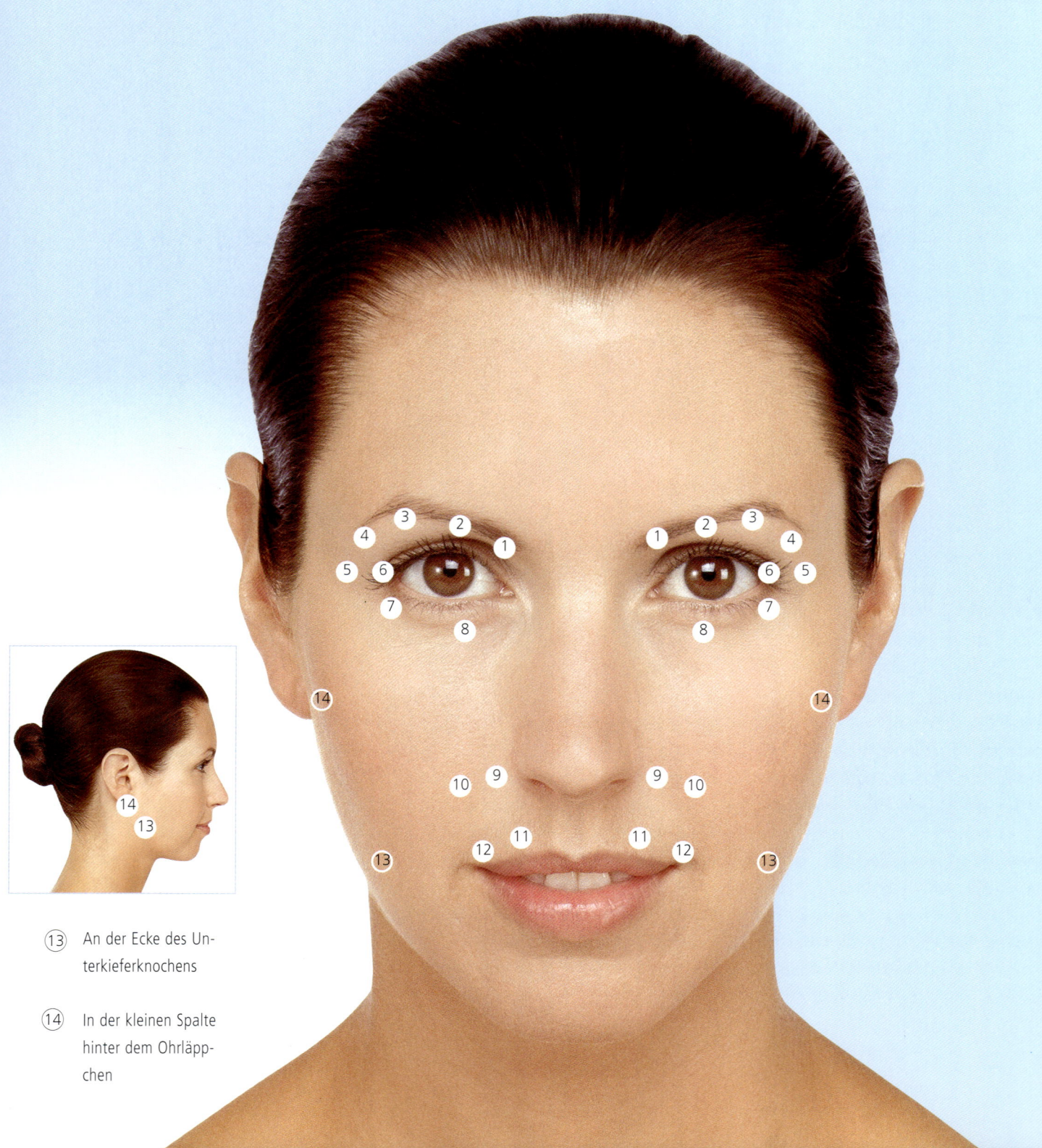

13 An der Ecke des Un-
   terkieferknochens

14 In der kleinen Spalte
   hinter dem Ohrläpp-
   chen

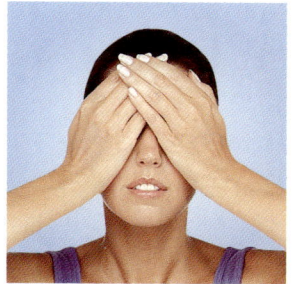

SCHRITT 1

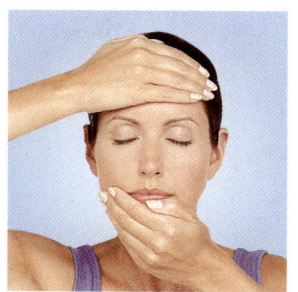

SCHRITT 2

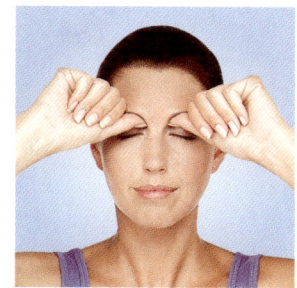

SCHRITT 3

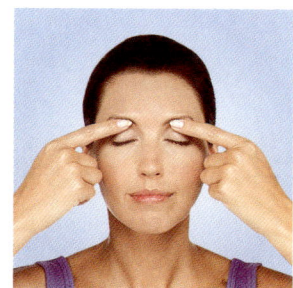

SCHRITT 4

1 Laden Sie Ihre Hände auf, wie auf Seite 39 beschrieben. Wenn sich die Hände warm anfühlen, halten Sie sie über Ihre geschlossenen Augen, ohne Druck auf die Augäpfel und ohne die Nase zu berühren. Ihre Finger liegen ein wenig übereinander. Halten Sie die Hände mehrere Minuten lang in dieser Stellung und fühlen Sie, wie die Wärme in Ihre Augen und in andere Körperteile fließt. **2** Reiben Sie nun wieder die Handflächen gegeneinander. Sobald sie heiß sind, legen Sie eine Hand auf die Stirn, die andere ans Kinn. Schließen Sie die Augen und fühlen Sie den Energiefluss. Wiederholen Sie die Übung mit vertauschten Händen. **3** Massieren Sie gleichzeitig das Gebiet um beide Augen, berühren Sie die Punkte fest und sanft. Beginnen Sie an der inneren oberen

Ecke der Augenhöhle. Suchen Sie mit dem Daumen nach der kleinen Einbuchtung im Schädelknochen, unterhalb der Augenbrauen (Punkt 1). Drücken Sie dort, verstärken Sie langsam den Druck und halten Sie ihn. Halten Sie den Kopf aufrecht, schließen Sie die Augen und vertiefen Sie sich in die Gefühle. Lassen Sie den Druck allmählich nach und verweilen Sie bei den entstandenen Gefühlen. **4** Rücken Sie mit Zeige- oder Mittelfinger nach außen zur nächsten kleinen Einbuchtung (Punkt 2) und massieren Sie sanft. Schließen Sie die Augen. Gehen Sie am oberen Rand der Augenhöhle weiter zur dritten kleinen Einbuchtung in der Mitte der Brauen. Verweilen Sie hier besonders lange und drücken und massieren Sie mit Zeige- oder Mittelfinger. Versuchen Sie verschie-

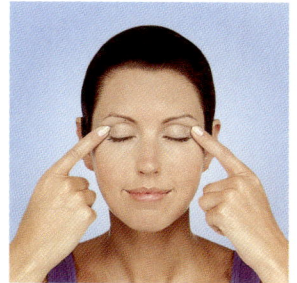

SCHRITT 5

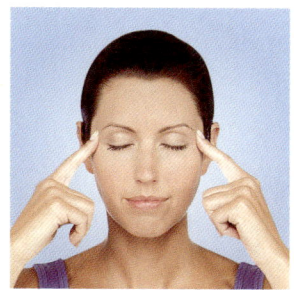

SCHRITT 6

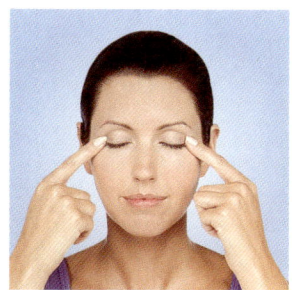

SCHRITT 7

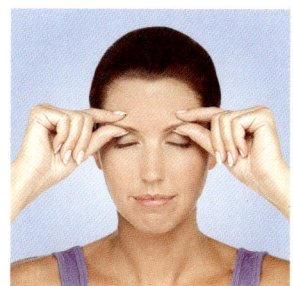

SCHRITT 8

dene Druckstärken. **5** An der oberen äußeren Ecke der Augenhöhle befindet sich eine weitere Stelle (Punkt 4), die Ihrer besonderen Aufmerksamkeit bedarf. Suchen Sie sie mit der Spitze von Zeige- oder Mittelfinger und massieren Sie diese kleine Vertiefung im Knochen. **6** Folgen Sie der Kurve der Augenhöhle bis zu einem kleinen Höcker auf dem Knochen, einen Finger breit von der Augenecke entfernt (Punkt 5). Drücken Sie mit den Zeigefingern, variieren Sie den Druck allmählich. **7** Gehen Sie mit dem Zeigefinger zum sechsten Punkt genau im Winkel der Augenhöhle. Drücken Sie ihn sanft, atmen Sie leicht durch Mund und Nase. Führen Sie die Zeigefinger weiter zum siebten Punkt am inneren Rand der Augenhöhle, etwas unterhalb des sechsten Punkts. Drücken Sie sanft. Folgen Sie dem unteren Rand der Augenhöhle bis zu einer kleinen Vertiefung genau unterhalb der Augenmitte (Punkt 8). Drücken Sie sanft, beachten

Sie dabei besonders den Bereich, wo der untere Rand der Augenhöhle auf das Nasenbein stößt. **8** Nehmen Sie Ihre Augenbrauen innen mit Daumen und Zeigefinger. Drücken Sie die Daumen von unten gegen die Knochen. Drücken Sie die Augenbrauen leicht mit Daumen und Zeigefinger, und reiben Sie mit dem Zeigefinger langsam vor und zurück. Arbeiten Sie sich zum äußeren Rand der Brauen vor und dann wieder zum inneren zurück. Wiederholen Sie die Massage. **9** Drücken und reiben Sie mit den Mittelfingern in kreisförmiger Bewegung die Vertiefung an den Schläfen. Wenn Sie auf eine empfindliche Stelle stoßen, werden Sie langsamer. Drücken Sie zuerst nur ganz leicht, steigern Sie allmählich den Druck und lassen Sie dann langsam wieder nach. Ändern Sie dann die Richtung der Kreisbewegung, massieren Sie weiter. Rhythmus und Druck werden vom Gefühl bestimmt. **10** Legen Sie die Finger beider Hände nebeneinander ▶

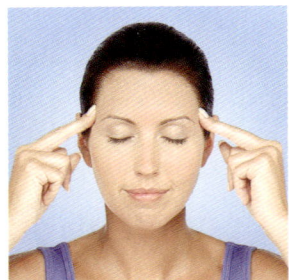
SCHRITT 9

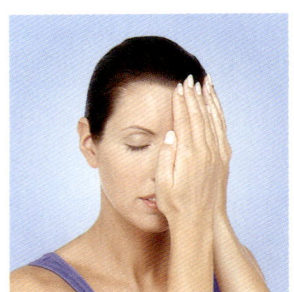
SCHRITT 10

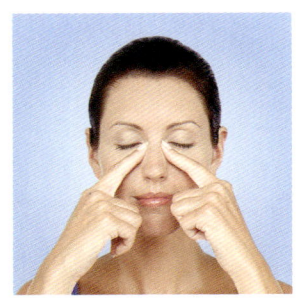
SCHRITT 11

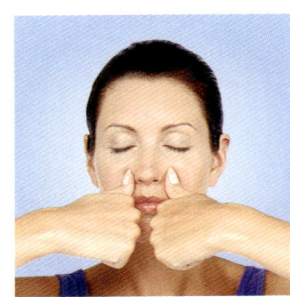
SCHRITT 12

auf die linke Seite der Stirn. Streichen Sie langsam mit beiden Händen waagrecht über die Stirn. Die Hände sollen die Stirn dabei möglichst großflächig berühren. Fahren Sie mehrmals hin und her. ⑪ Massieren Sie die Nasenflanken mit einem, zwei oder allen Fingern abwärts. Beginnen Sie auf beiden Seiten bei den Augenwinkeln und reiben Sie langsam auf und ab. Variieren Sie den Druck. Achten Sie vor allem auf die Bereiche, wo das Nasenbein endet (in der Mitte der Nase), wo die Nasenflügel auf die Wangen treffen und wo unterhalb der Nase die Zähne anfangen (Punkt 11). Drücken Sie an diesen Stellen Ihre Finger tiefer ein und reiben Sie langsam vor und zurück. Achten Sie auf die dabei entstehenden Gefühle. Wenn Sie den Bereich der Zahnwurzeln massiert haben, be-

wegen Sie sich wieder zurück und massieren Sie die Nase wie zuvor. Wiederholen Sie die gesamte Bewegung zwei- bis dreimal. ⑫ Pressen Sie die Daumen auf den Übergang von Nasenflügel und Wangen. Lassen Sie die Hände vor dem Kinn herabhängen. ⑬ Drehen Sie langsam die Hände, bis die Finger nach oben zeigen. Drücken Sie fest und reiben Sie mit den Daumen ganz langsam im Bereich unter den Wangenknochen hin und her, von innen zu den Außenseiten des Gesichts. Die Daumen bewegen sich sehr sanft, obwohl Sie starken Druck ausüben. Folgen Sie den Wangenknochen bis zur Erhebung in der Nähe der Ohren. Lassen Sie Ihre Empfindungen sich ausdehnen, dabei lösen sich die feinen Verspannungen unter der Haut. ⑭ Drücken Sie mit den Zeigefingern die Punk-

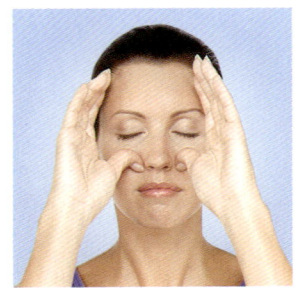
SCHRITT 13

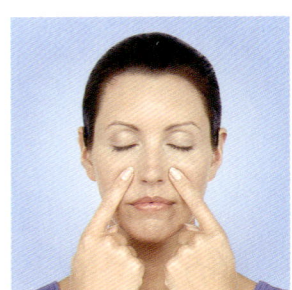
SCHRITT 14

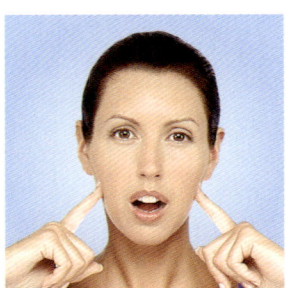
SCHRITT 15

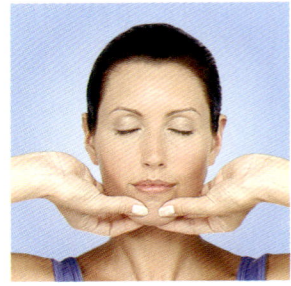
SCHRITT 16

te 9 zu beiden Seiten der Nase. Steigern Sie langsam den Druck, atmen Sie gleichmäßig durch Nase und Mund, und lassen Sie Ihre Empfindungen sich ausdehnen. Entfernen Sie sich nun entlang der Wangenknochen von der Nase bis zum Punkt 10 kurz nach der Kurve. Drücken Sie wieder kräftig, steigern und verringern Sie langsam den Druck. ⑮ Massieren Sie langsam über die Wangen bis zu den Punkten 13 an den Ecken der Kieferknochen. Drücken Sie sanft mit den Zeigefingern, gähnen Sie dabei und heben Sie die Ellbogen zur Seite, um Ihre Brust zu öffnen. Drücken Sie weiter, gähnen Sie und öffnen Sie die Brust noch mehr. Entspannen Sie den Bauch, atmen Sie langsam und sanft. Bewegen Sie dann langsam die Ellbogen vorwärts und reduzieren Sie den Druck. ⑯ Legen Sie Ihre Finger unter den Unterkiefer und setzten Sie die Daumen an das Kinn, die Ellbogen zeigen nach außen. Drücken Sie mit allen Fingern gleichzeitig kräf-

tig unter den Unterkieferknochen und bearbeiten Sie sorgfältig die ganze Kante des Unterkiefers, lassen Sie den Druck langsam wieder nach. Sie können dabei auch mit den Daumen an der Oberseite des Unterkieferknochens drücken. Atmen Sie dabei sanft durch Nase und Mund. ⑰ Setzen Sie die Daumen nahe der Kehle an den Unterkiefer, die Fingerspitzen berühren das Kinn. Öffnen Sie leicht den Mund und drücken Sie mit den Daumen unter dem Unterkiefer nach oben. Bearbeiten Sie das ganze Gebiet mit den Daumen, besonders den Bereich der Zungenwurzel und der Mandeln. Führen Sie einen Dialog zwischen Ihren Daumen und diesen vernachlässigten Muskeln, und versuchen Sie, diese zum Leben zu bringen. In der Unterkiefermuskulatur sitzen oft hartnäckige Denk- und Verhaltensmuster, und eine Massage dieses Gebiets kann viele verschiedene Gefühle freisetzen. Geben Sie sich den Gefühlen hin, die dabei in Ihnen auf-

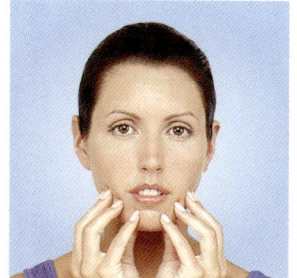

SCHRITT 17

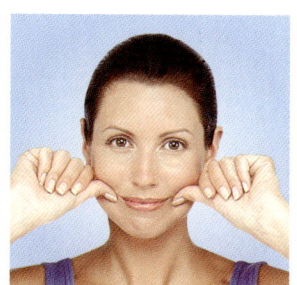

SCHRITT 18

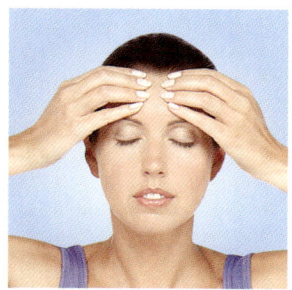

SCHRITT 19

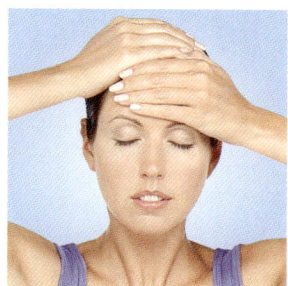

SCHRITT 20

steigen mögen. Massieren Sie gleichzeitig mit den Fingern entlang der Oberkante des Unterkiefers. **18** Lächeln Sie und bearbeiten Sie dabei mit beiden Daumen die Mundwinkel. Sie werden Muskelverspannungen finden, die Sie mit dieser Massage lösen können. Sie können dabei auch das Zahnfleisch und die Wurzeln einzelner Zähne durch die Haut massieren. Wenn Sie mit dem Reiben fertig sind, lassen Sie den Druck langsam nach. Wie fühlt sich Ihr Gesicht an? **19** Wenn Sie alle wichtigen Partien des Gesichts behandelt haben, ist es ganz besonders angenehm, das gesamte Gesicht nochmals etwas anders zu massieren. Beginnen Sie von der Mitte der Stirn zu den Schläfen. Massieren Sie danach vom Nasenrücken aus über die Wangen zu den Ohren. Massieren Sie quer über

das Gesicht, unterhalb der Nase beginnend bis zu den Ohren. Massieren Sie um den Mund herum, ertasten Sie dabei die Knochen unter der Haut. Drücken Sie die Punkte 11 und 12 mit den Zeigefingern. Massieren Sie vom Mund ausgehend quer über das Gesicht, bearbeiten Sie besonders die Kaumuskulatur. Massieren Sie vom Kinn aus entlang des Unterkiefers zum Bogen des Unterkieferknochens. **20** Legen Sie eine Hand quer über die Stirn, die andere direkt auf den Kopf. Die Finger beider Hände zeigen in entgegengesetzte Richtung. Streichen Sie mit beiden Händen gleichzeitig in Richtung der Finger und dann zurück. Führen Sie diese Bewegung fort, während Ihre Hände langsam bis zum Kinn herab und wieder zurück zur Stirn gleiten. Die Hände sollten dabei

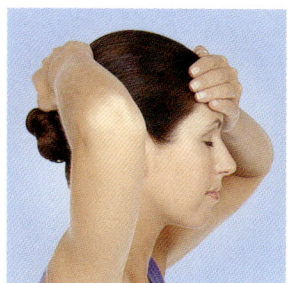

SCHRITT 21

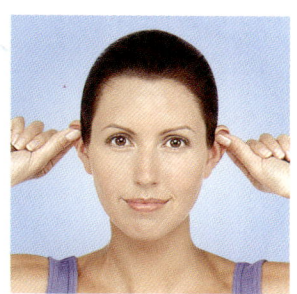

SCHRITT 22

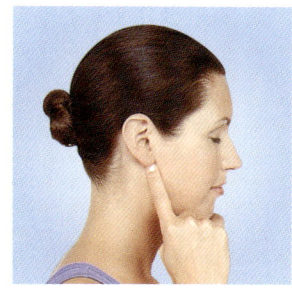

SCHRITT 23

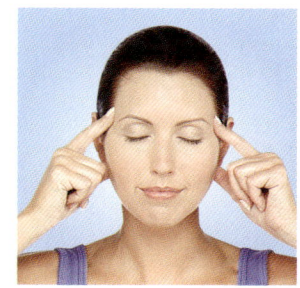

SCHRITT 24

ganz aufliegen. **21** Legen Sie eine Hand quer über die Stirn, die andere quer über den Hinterkopf. Bewegen Sie nun die Hände in entgegengesetzter Richtung hin und her. Der Kopf sollte sich dabei nicht bewegen. Fahren Sie so fort, dass die Hände langsam herabsinken und Ihr ganzer Kopf und Nacken massiert wird. **22** Massieren Sie Ihre Ohren mit Daumen und Zeigefingern. Beginnen Sie am Rand der Ohrmuschel und arbeiten Sie sich in einer Spiralbewegung zur Mitte. Bearbeiten und massieren Sie auch das kleinste Gebiet, atmen sie sanft und gleichmäßig durch Mund und Nase. Lassen Sie Atem und Gefühl verschmelzen. Wenn die Ohren heiß werden, hören Sie langsam auf. **23** Genau hinter dem Ohrläppchen befindet sich eine kleine Spalte. Schließen Sie die Augen, drücken und reiben Sie mit den Zeigefingern sehr sorgsam und gefühlvoll mit geringem Druck das Gebiet am oberen Rand der Spalte (Punkt 14). Sie werden vielleicht

eine Verbindung mit Ihrer Nase fühlen. Schließen Sie den Mund und reiben Sie ganz langsam und leicht weiter, während Sie durch die Nase einatmen. Lassen Sie alle dabei aufsteigenden Gefühle zu einem Teil der Massage werden. Drücken und reiben Sie weiter und atmen Sie dabei stärker durch die Nase ein, blähen Sie die Nasenflügel auf und entspannen Sie den Unterkörper. Halten Sie den Rücken gerade. Reiben Sie immer langsamer und spüren Sie die Gefühle in Ihrem Körper, hören Sie dann auf. **24** Legen Sie Ihre Daumen auf Punkt 14, drücken Sie leicht und reiben Sie langsam mit den Zeigefingern Ihre Schläfen im Kreis, zuerst in einer Richtung, dann in der anderen. Atmen Sie sanft durch Nase und Mund. Häufen Sie mit dem Atem Empfindungen an und verteilen Sie sie in jede Zelle von Gesicht, Kopf und Körper. Massieren Sie zum Schluss Ihr ganzes Gesicht, achten Sie besonders darauf, was Knochen ist und was nicht.

KOPFMASSAGE

Im Allgemeinen sind wir uns des Gesichts mehr bewusst als des übrigen Kopfes. Aber am Kopf befinden sich sehr empfindsame Gebiete und Punkte, die subtile Blockaden im ganzen Körper auflösen und die Sinne sanft zum Leben erwecken können.

Die nummerierten Stellen repräsentieren die Akupressurpunkte verschiedener Abschnitte der Kopfmassage. Die Punkte 1 bis 6 laufen auf einer Linie von vorne nach hinten über den Scheitel. Die Punkte 7 bis 16 befinden sich seitlich der Punkte 2, 4, 5 und 6. Mit wenigen Ausnahmen liegen sie alle vier Finger breit auseinander.

Erforschen Sie vor Beginn der Kopfmassage diese Punkte, um sich mit den von ihnen ausgelösten Gefühlen vertraut zu machen. Vernachlässigen Sie auch nicht die Seitenpunkte. Atmen Sie beim Reiben und Drücken langsam und gleichmäßig durch Nase und Mund, vereinen Sie Atem und Gefühl. Dringen Sie tief in die von den einzelnen Punkten erzeugten Gefühle ein, achten Sie besonders auf die Veränderung der Empfindungen durch Änderung der Druckstärke. Lassen Sie sich Zeit beim Verringern des Drucks und fühlen Sie den feinen Geschmack der entstehenden Gefühle. Wenn Sie mit den Punkten vertraut sind, können Sie längere Massagen entwickeln, wie die der Punkte 3 und 6 (Schritt 6 und 10).

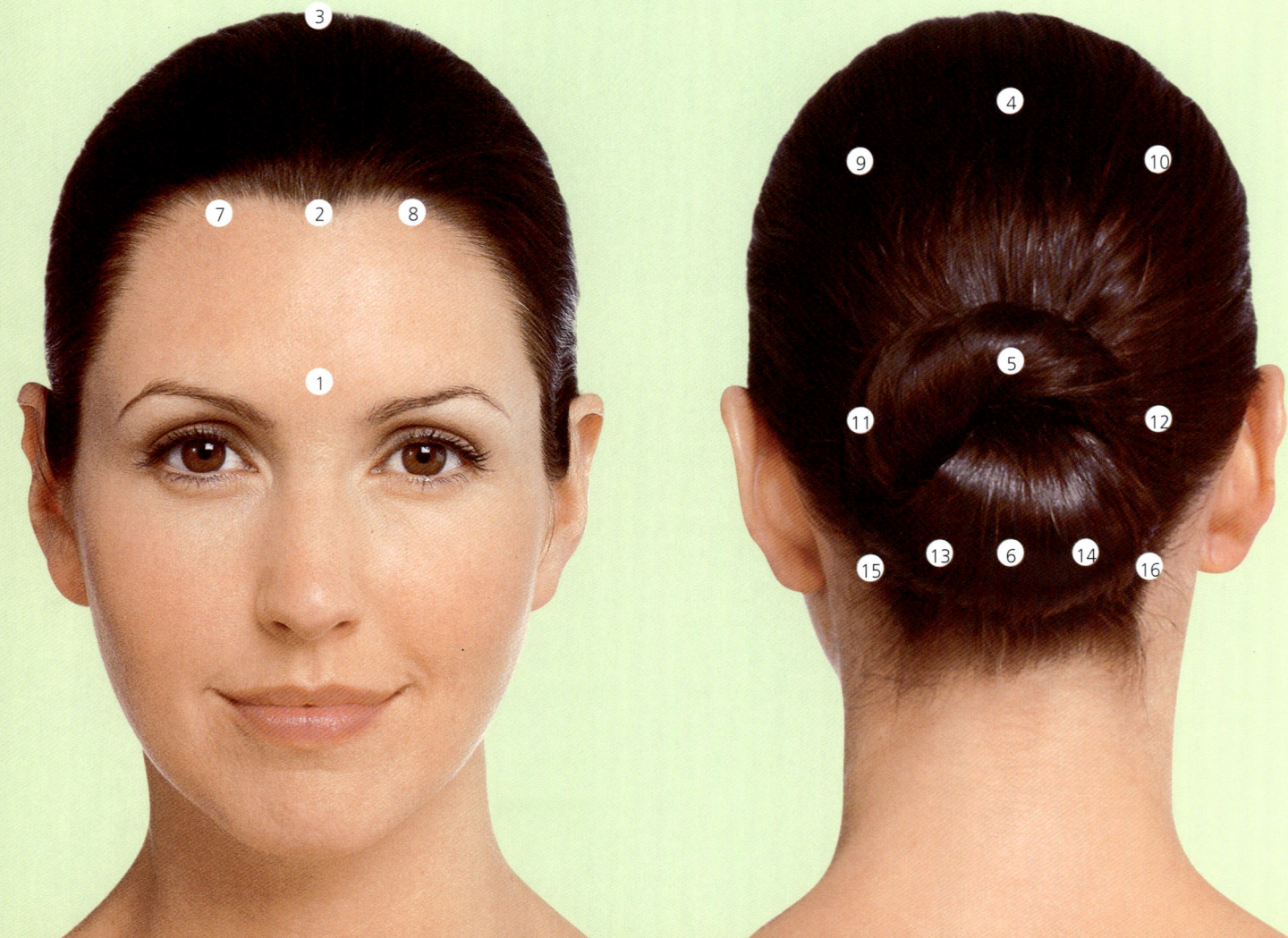

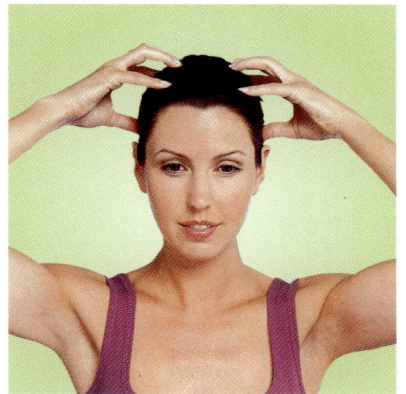

SCHRITT 1

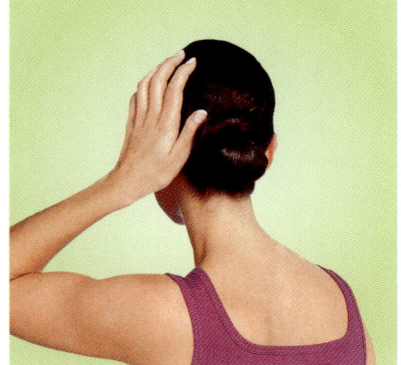

SCHRITT 2

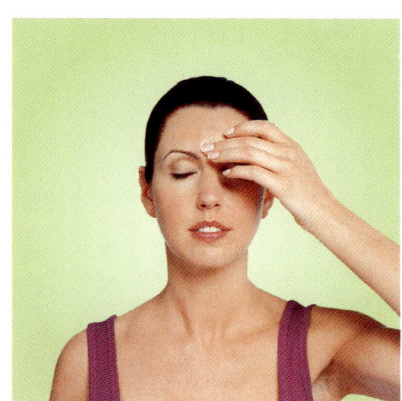

SCHRITT 3

1 Massieren Sie die Kopfhaut mit allen Fingern. Spreizen Sie dabei die Finger und setzen Sie die Fingerspitzen fest auf die vordere Hälfte der Kopfhaut. Die Daumen ruhen an den Seiten des Schädels. Massieren Sie vor und zurück, halten Sie dabei die Fingerspitzen immer auf dem gleichen Platz, sodass die Kopfhaut über den Schädelknochen hin und her bewegt wird. Versuchen Sie verschiedene Geschwindigkeiten. Berühren Sie jeden Punkt der Kopfhaut von der Stirn bis zur Mitte des Hinterkopfs. **2** Fahren Sie mit allen Fingern der linken Hand vom Scheitel entlang der Muskeln an der linken Seite des Hinterkopfs zum Nacken, dann mit den Fingern der rechten Hand an der rechten Seite. Halten Sie dabei den Kopf gerade. Verharren Sie länger an angenehmen oder schmerzhaften Stellen. **3** Wenn Sie von der Nasenspitze vier Fingerbreit nach oben gehen, finden Sie Punkt 1, das »dritte Auge«. Legen Sie dazu den kleinen Finger der rechten Hand an die Nasenspitze, bei geschlossenen Fingern liegt dann der Zeigefinger bei den Augenbrauen. Der Punkt ist genau oberhalb des Zeigefingers. Sie können dort eine kleine, besonders empfindsame Einbuchtung spüren. Reiben Sie mit dem Mittelfinger mit etwas Druck

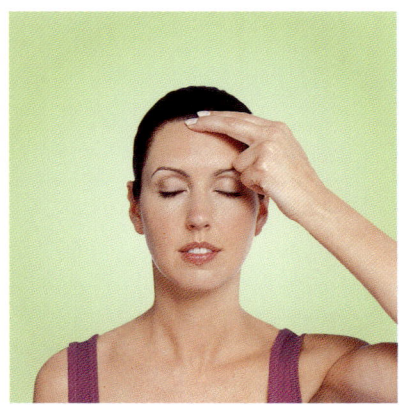

SCHRITT 4

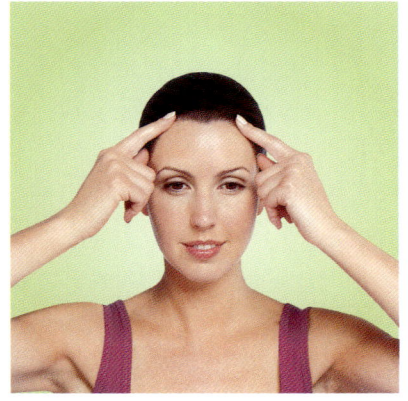

SCHRITT 5

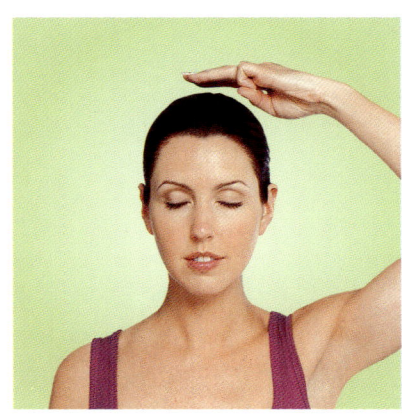

SCHRITT 6

an dieser Stelle einige Zentimeter auf und ab. Schließen Sie die Augen, blicken Sie entspannt nach innen und konzentrieren Sie sich auf diesen Punkt. Atmen Sie sanft durch Nase und Mund. Sie werden dabei eine Art Energie spüren. Leiten Sie die verschiedenen Schichten dieses Gefühls in die Mitte Ihres Körpers. Verteilen Sie sie dann von dort über den ganzen Körper, bis sie mit jedem Muskel verschmolzen sind. Hören Sie nach etwa zwei Minuten zu reiben auf, sitzen Sie still mit den Händen auf den Knien, lassen Sie die entstandenen Gefühle andauern. Spannungen sind eng verbunden mit den von uns erzeugten inneren Bildern. Reibt man diesen Punkt, werden viele dieser Spannungen aufgelöst und die Sinne angeregt. Die Gefühle breiten sich dann im ganzen Körper aus. Körperwahrnehmung, geistige Wahrnehmung und Atem werden eins. Mit tieferer Entspannung werden die von uns erzeugten Ideen und Vorstellungen ausgeglichener, vitaler und von größerem Nutzen für unsere Mitmenschen. Körper und Geist werden von innen heraus gestärkt, und wir können uns aufrichtiger um andere kümmern. **4** Durch Drücken der Punkte 2, 7 und 8 können Muskelspannungen im ganzen Kör- ▶

per gelöst werden. Sie finden Punkt 2 vier Fingerbreit oberhalb von Punkt 1. Drücken Sie ihn mit Zeige und Mittelfinger einer Hand und massieren Sie ca. zwei Zentimeter auf und ab, ohne die Finger zu heben. Wiederholen Sie mehrmals. **5** Massieren Sie die Punkte 7 und 8, zwei bis drei Zentimeter links bzw. rechts von Punkt 2 mit beiden Zeigefingern. Massieren Sie dann wieder Punkt 2. Drücken Sie mehrere Minuten lang abwechselnd Punkt 2 und die Punkte 7 und 8. **6** Punkt 3 liegt vier Fingerbreit oberhalb von Punkt 2. Das ist das Gesundheitszentrum des Körpers und die Öffnung, durch die unser Bewusstsein beim Sterben entweicht. Durch Massage und Visualisation können wir dieses Zentrum öffnen und lernen, uns selbst zu heilen. Ziehen Sie an dieser Stelle mit drei Fingern einen Kreis, reiben und drücken Sie ihn leicht. Visualisieren Sie dabei einen Kreis mit fünf Zentimetern Durchmesser. Schließen Sie die Augen, heben Sie die Finger langsam an, berühren Sie sanft Ihr Haar. Heben Sie die Finger noch höher (5 bis 7 cm) und senken Sie sie wieder, bis Sie vielleicht ein Gefühl der Offenheit oder der Kühle spüren. Machen Sie sich keine Sorgen, wenn Sie beim ersten Mal gar nichts fühlen, konzentrieren Sie sich einfach weiter auf diesen Punkt und fühlen Sie mit den Fingern. Später können sie dort vielleicht etwas Energie spüren, wenn Sie bloß mit der Fingerspitze reiben. Wenn Sie eine runde Öffnung auf Ihrem Kopf visualisieren können, stellen Sie sich vor, wie dieser Kreis zu einer offenen Säule wird, die

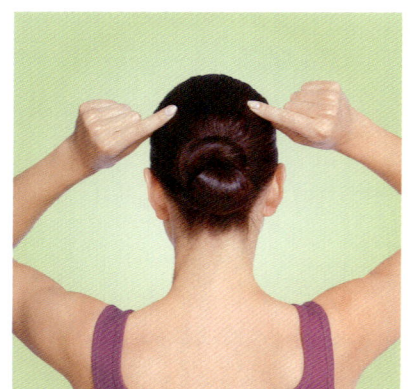 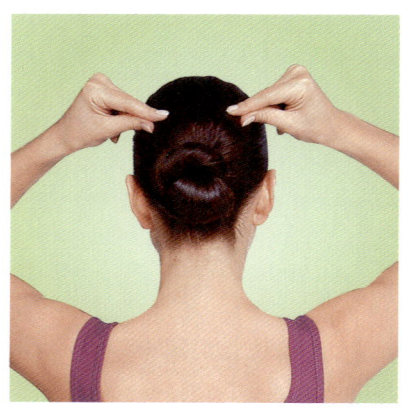 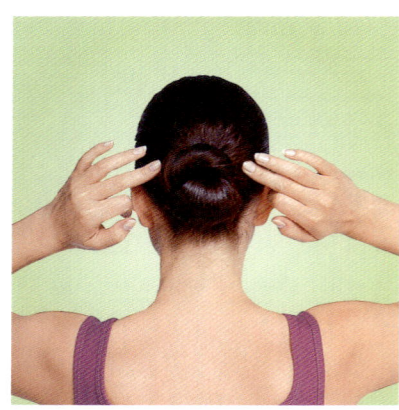

SCHRITT 7   SCHRITT 8   SCHRITT 9

vom Kopf bis zum unteren Ende des Rumpfes reicht. Gelingt es Ihnen, die offene Säule in Ihrem Körper deutlich zu visualisieren, dann stellen Sie sich vor, wie weiße Funken kosmischer Energie in sie strömen. Diese wunderschöne weiße Energie füllt langsam die Säule und fließt in Ihre Kehle, Ihr Herz, in die Nabelgegend und bis in die Zehenspitzen. Die Energie ist unerschöpflich, sie kommt gleichzeitig aus allen Richtungen und dreht sich wie eine Spirale um einen Kern. Üben Sie diese Visualisation eine Woche lang fünfundvierzig Minuten täglich, dann können Sie die besonders erfreuliche Qualität dieser heilenden Energie spüren. Wenn Sie dieses Gefühl zunächst nicht spüren, versuchen Sie es sich vorzustellen, mit der Zeit werden Sie es fühlen. Sie werden dann Ihren Körper nicht mehr sehen, nur noch herrliche weiße Energie, die die offene Säule füllt wie Milch ein Kristallglas. Jede Zelle und jedes Molekül nimmt diese heilende Energie auf, bis sie ganz erfüllt sind. **7** Messen Sie vier Fingerbreit von der Mitte des dritten Punkts nach hinten, das ist Punkt 4. Gehen Sie von hier vier Fingerbreit in Richtung der Ohren zu den Punkten 9 und 10. Auch hier zeigt ein besonderes, fast schmerzhaftes Gefühl, dass Sie die richtige Stelle gefunden haben. Konzentrieren Sie sich eher auf die Seitenpunkte als auf Punkt 4. Schließen Sie die Augen, reiben und drücken Sie Punkt 9 mit dem linken Daumen und Zeigefinger, Punkt 10 mit dem rechten Daumen und Zeigefinger. Was immer Sie dabei empfinden, werden Sie zu diesem Gefühl und gehen Sie mit ihm mit. Lassen Sie den Druck allmählich wieder nach, atmen Sie gleichmäßig durch Mund und Nase, lassen Sie Ihre Gefühle sich über den ganzen Körper verbreiten. **8** Halten Sie den Kopfhautmuskel fest zwischen Daumen und Zeigefinger und reiben Sie von der Mitte des Punktes aus ca. zwei Zentimeter auf und ab. Kräftiges Reiben dieser Punkte löst Verspannungen der Nackenmuskulatur. **9** Punkt 5 finden Sie vier Fingerbreit unterhalb von Punkt 4 am Hinterkopf. Die Punkte 11 und 12 liegen zu beiden Seiten vier Fingerbreit schräg unterhalb von Punkt 5. Schließen Sie die Augen und reiben Sie diese beiden Punkte langsam mit den Mittelfingern, atmen Sie sanft durch Mund und Nase. Atem, Geist und Finger sollen dabei eine so enge Verbindung eingehen, dass Sie nicht sicher sein können, ob Sie von Ihrer Hand, dem Geist, Gefühl oder Atem massiert werden. Ihre Bewusstheit und Ihr Atem sollten die Empfindungen verstärken, bis sie so tief und offen geworden sind, dass sie über die Grenzen des Körpers hinausreichen und kräftigende Wechselbeziehungen mit der Umwelt auslösen. ⑩ Punkt 6 ist der wichtigste Kopfpunkt. Er liegt im Nacken am Übergang von Schädel und Wirbelsäule, etwa vier Fingerbreit von der Mitte des fünften Punkts. Er könnte schwer zu finden sein, da er nicht bei allen Menschen an der gleichen Stelle liegt. Wenn Sie ihn nicht gleich beim ersten Mal finden, werden Sie ihn sicher ein anderes Mal entdecken, vor allem, wenn Sie die Druckpunkte von Kopf und Gesicht regelmäßig bearbeiten. Sie finden den Punkt leichter, wenn Sie mit geschlossenen Augen den Kopf leicht vor und zurück bewegen. Stützen Sie die Stirn mit einer Hand, und tasten Sie mit zwei oder drei Fingern der anderen den unteren Rand des Schädels ab. Der Punkt befindet sich im Umkreis von 5 bis 7 Zentimetern am oberen Ende der Wirbelsäule. Vielleicht finden Sie eine Ecke oder Kante, die zu einer sehr empfindsamen Stelle führt. Sie fühlen eventuell ein leichtes Knacken. An diesem Punkt befindet sich eine ganz besondere Energie, eine Art tiefer Schmerz, der sich leicht in Freude verwandelt. Manchmal ist es ein ganz besonders herrliches Gefühl. Wenn durch Ihr Reiben ungewöhnliche oder seltsame Gefühle entstehen, haben Sie den richtigen Punkt gefunden. Dehnen Sie dieses Gefühl ganz weit aus. Atmen Sie tiefer ein und sanft aus. Halten Sie nun den

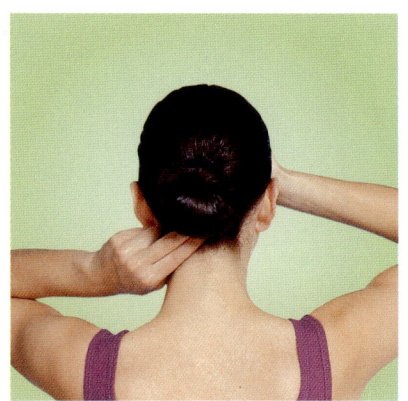

SCHRITT 10

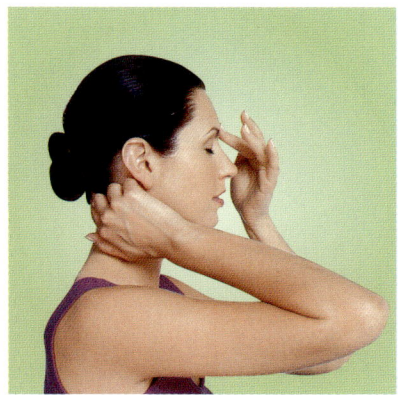

SCHRITT 11

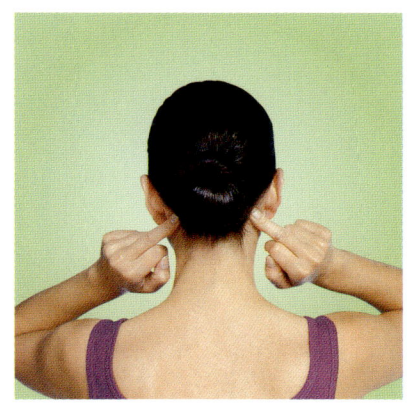

SCHRITT 12

Kopf still und bearbeiten Sie den Punkt weiter, behandeln Sie ihn so, als ob er vier Ecken hätte, die Sie alle drücken und reiben können. Entspannen Sie den Bauch und lassen Sie den Körper ruhig werden. Stellen Sie sich vor, dass Sie fliegen und dass Ihr Körper leicht wie Luft ist. Versenken Sie sich in das Gefühl. Das Gefühl kann so stark und aufwühlend sein, dass Sie am liebsten weinen möchten. Verteilen Sie es entlang der Wirbelsäule bis zum Kreuzbein. Dieses tiefe Gefühl lässt alle feinen Sinne erwachen. Viele Verspannungen stecken an dieser Stelle. Wenn man diesen Punkt reibt, werden alle Körperenergien aufgefrischt. Gefühle fließen durch die Wirbelsäule und die Schultern und gelangen manchmal bis ins Herz. ⑪ Reiben und drücken Sie gleichzeitig Punkt 1 und 6, konzentrieren Sie sich aber eher auf den sechsten. Es macht nichts, wenn Sie Punkt 6 nicht genau finden. Auch wenn diese Punkte nicht in direkter Verbindung stehen, löst das gleichzeitige Drücken der beiden Stellen die Empfindungshemmungen auf. Schließen Sie die Augen und reiben Sie diese beiden Punkte mit gleichem Druck etwa 30 Sekunden lang. Verringern Sie dann langsam den Druck, sitzen Sie ganz still und konzentrie-

ren Sie sich auf Hinterkopf und Nacken. Fühlen Sie die Energie durch Ihre Stirn fließen, etwa oberhalb der Augäpfel und zurück zu Hinterkopf und Wirbelsäule. Wenn Sie nichts spüren, spannen Sie die Augäpfel bei geschlossenen Augen an, lockern Sie sie dann langsam und achten Sie auf die Empfindungen in Nacken und Hinterkopf. Es kann ein Gefühl der Wärme oder des Glücks sein. Manchmal können Sie beinahe fühlen, wie die Nackenmuskeln warm und leicht werden. Konzentrieren Sie sich leicht auf den Nacken und spüren Sie die Gefühle, die die Wirbelsäule hinab, vielleicht bis zum Herzen fließen. Wollen Sie diese Massage weiter ausbauen, dann üben Sie mindestens zwei Wochen lang 45 Minuten täglich, wenn möglich zweimal pro Tag. ⑫ Die Punkte 13 und 14 sind zwei bis drei Zentimeter seitlich von Punkt 6 am unteren Rand des Schädels. Reiben Sie sie mit den Mittelfingern, verstärken Sie dabei den Druck. Die Punkte 15 und 16 liegen zwei bis drei Zentimeter von den Punkten 13 und 14 in Richtung der Ohren bei der Spitze des Warzenfortsatzes hinter dem äußeren Gehörgang. Erforschen Sie mit den Mittelfingern die Wirkung verschiedener Druckstärken auf diese Punkte.

HALS- UND NACKENMASSAGE

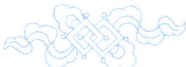

Machen Sie diese Hals- und Nackenmassage oder Teile davon, wann immer Sie sich verspannt fühlen. Wenn Ihr Nacken sich entspannt, werden Kopf und Herz besser miteinander verbunden, und Sie können Gefühle intensiver erleben.

Wir geraten immer dann in schwierige Situationen, wenn wir am wenigsten Zeit haben, uns damit zu beschäftigen. Dann treten Verspannungen auf, meist im Nacken und an den Muskeln, die Schultern und Kopf verbinden. Wenn Sie sich besonders verkrampft fühlen, achten Sie auf Verspannungen im Nacken. Entspannen Sie sich ein paar Minuten, reiben Sie den Nacken, anfangs nur leicht. Konzentrieren Sie sich auf beruhigende Gefühle, die vom Nacken aus die Wirbelsäule entlang in alle Glieder und in den Kopf fließen. Diese machen den ganzen Körper leicht, lindern geistige Spannungen, und Sie können klarer denken. Wenn Körper und Geist entspannt sind, arbeiten beide besser, Probleme lösen sich von selbst, die Tage scheinen heller und leichter.

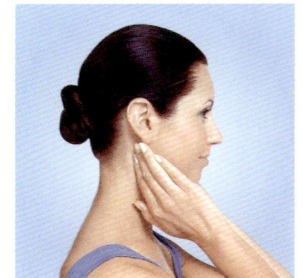

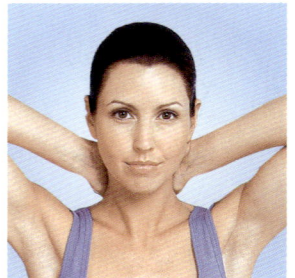

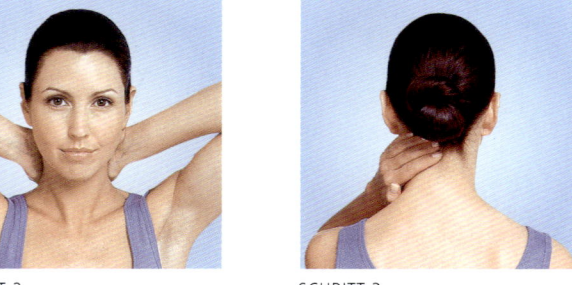

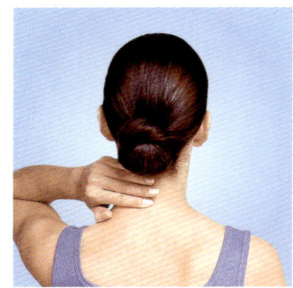

SCHRITT 1   SCHRITT 2   SCHRITT 3   SCHRITT 4

1 Suchen Sie mit den Mittelfingern die Höcker am Schädelknochen hinter den Ohren. Streichen Sie von dort entlang der Nackenmuskeln nach unten. Sie können auch zwei Finger nehmen. Streichen, reiben und drücken Sie diesen Sternomastoidmuskel vom Nacken zur Schulter. Drücken Sie mit dem Mittelfinger die Stelle in der Nähe der Schulter, wo sich dieser Muskel in zwei Stränge teilt. Lassen Sie den Druck langsam zu- und abnehmen. Massieren Sie diesen Muskel mindestens zehn Minuten lang. Versuchen Sie es auch mit der anderen Hand und mit unterschiedlich starkem Druck. Lassen Sie immer ganz langsam nach. **2** Drücken Sie den Sternomastoidmuskel zwischen Daumen und den anderen Fingern. Bearbeiten Sie den Muskel auf und ab. Verschränken Sie dann die Hände hinter dem Nacken und kneten Sie den Muskel mit den Handballen. Atmen Sie dabei sanft und gleichmäßig durch Mund und Nase, lassen Sie den Atem die Verspannungen der Muskeln und des Geistes durchdringen und stärkende Gefühle freisetzen. **3** Kneten, drücken und streichen Sie langsam mit Zeige- und Mittelfinger der linken Hand von oben nach unten entlang der Muskeln auf der linken Seite des Nackens. Machen Sie das

Gleiche mit der rechten Hand auf der rechten Seite. **4** Drücken Sie mit Zeige- oder Mittelfinger einer Hand auf die Stelle oberhalb des großen Wirbelknochens am unteren Ende des Nackens. (Dort befindet sich auf Schulterhöhe ein großer Höcker.) Bewegen Sie den Kopf langsam nach hinten und drücken Sie fest diesen Punkt. Vermindern Sie langsam wieder diesen Druck. Bewegen Sie den Kopf nach vorne und drücken Sie wieder kräftig auf diesen Punkt. Lassen Sie langsam nach und atmen Sie sanft. Heben Sie nun langsam den Kopf. **5** Massieren Sie mit der linken Hand die linke Seite des Nackens. Streichen Sie in leichter Aufwärtsbewegung von der Seite zur Mitte des Nackens. Wiederholen Sie das mit der rechten. Halten Sie Kopf und Kinn dabei gerade. **6** Das ist eine Drehbewegung von der Vorderseite des Halses zum Nacken. Legen Sie die rechte Hand unter das Kinn, mit der Handwurzel an den Adamsapfel, Finger und Daumen umfassen die rechte Halsseite. Heben Sie das Kinn und streichen Sie mit der Hand nach rechts bis zur Mitte des Nackens. Die Finger und die ganze Handfläche berühren den Hals, die Finger bleiben geschlossen. Während die rechte Hand um den Nacken streicht, legen Sie die linke so

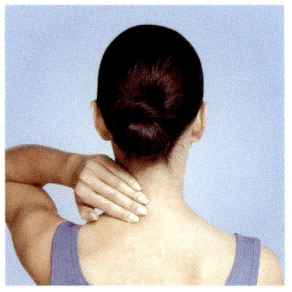

SCHRITT 5

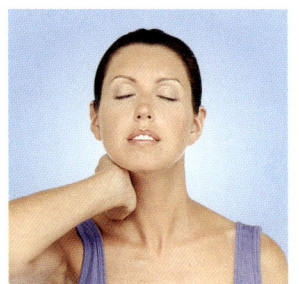

SCHRITT 6

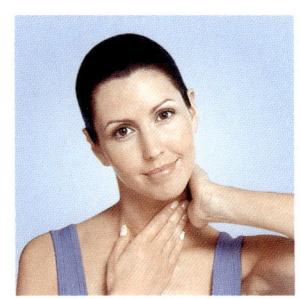

SCHRITT 7

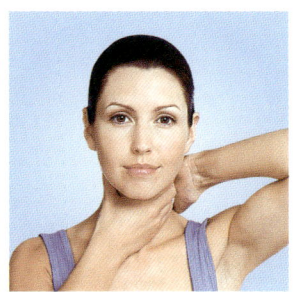

SCHRITT 8

unter das Kinn, dass Finger und Daumen nach rechts zeigen. Folgen Sie der Bewegung der rechten Hand. Wenn die Drehbewegung der linken Hand fertig ist, beginnen Sie mit der rechten. Fahren Sie so fort, bis die Bewegung ganz gleichmäßig wird. Wiederholen Sie das umgekehrt auf der linken Seite. **7** Neigen Sie den Kopf mit dem rechten Ohr zur rechten Schulter. Mit den nach oben zeigenden Fingern der rechten und dann der linken Hand streichen Sie an der linken Seite des Halses entlang einer Linie von der Unterseite der Kehle, gerade oberhalb des Brustbeins, zum Bereich hinter dem Ohr und weiter am unteren Schädelrand zur Mitte des Hinterkopfs. Massieren Sie mehrere Minuten lang und entwickeln Sie eine weiche, gleichmäßige Bewegung der Hände. Atmen Sie dabei sanft und gleichmäßig durch Mund und Nase. Neigen Sie dann den Kopf zur linken

Schulter und setzten Sie mit der Massage der rechten Seite fort. **8** Bei dieser Massage streichen Sie abwechselnd über Kehle und Nacken. Umfassen Sie fest die Kehle mit der rechten Hand, die Finger auf der einen Seite, der Daumen auf der anderen. Legen Sie die linke Hand in den Nacken, Daumen und Finger geschlossen, der Handballen liegt auf der linken Nackenseite, die Finger auf der rechten. Streichen Sie nun mit der rechten Hand langsam aufwärts über die Kehle – heben Sie das Kinn dabei –, bis die Hand von der Unterkante des Kieferknochens abgleitet. Stützen Sie den Kopf mit der linken Hand. **9** Legen Sie nun die rechte Hand wieder unter die Kehle und stützen Sie damit den Kopf, während Sie mit der linken entlang des Nackens nach oben massieren. Der Kopf wird sich dabei nach vorne beugen. Streichen Sie bis kurz über den unteren Schä-

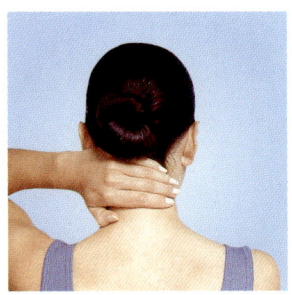

SCHRITT 9

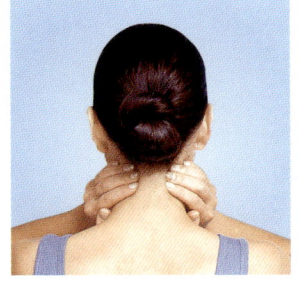

SCHRITT 10

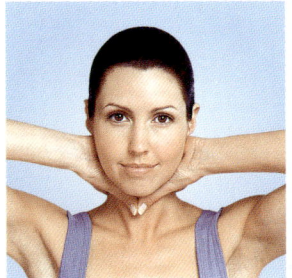

SCHRITT 11

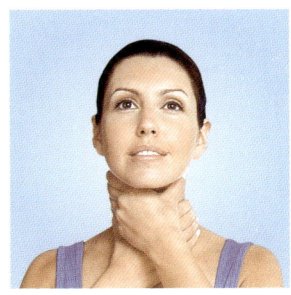

SCHRITT 12

delrand und legen Sie dann wieder die linke Hand an die untere Seite des Nackens. Massieren Sie nochmals die Kehle mit der rechten Hand. Die Massage sollte sanft und leicht sein. Lassen Sie sich auf die in Ihrem ganzen Körper entstehenden Gefühle ein. Führen Sie die vollständige Massage mindestens dreimal aus. **10** Legen Sie die Hände am unteren Schädelrand in den Nacken. Die Finger zeigen gegeneinander. Streichen Sie nun mit Daumen und Fingern unter kräftigem Druck langsam von der Wirbelsäule über die Muskeln an beiden Seiten des Nackens. Wenn Sie auf der Seite ankommen, legen Sie die Hände wieder auf die Wirbelsäule und wiederholen Sie die Bewegung etwas weiter unten. Mit dem dritten Mal sollten Sie die ganze Breite des Nackens massiert haben. Massieren Sie mehrere Minuten lang, atmen Sie dabei sanft durch Mund und Nase und deh-

nen Sie Ihre Gefühle aus. Entspannen Sie den Bauch und die Partie um die Augen. **11** Legen Sie beide Hände mit den Daumen unter dem Kinn und den Fingern um den Nacken um Ihren Hals. Streichen Sie entlang des Halses nach unten, Hände und Hals sollten sich so weit wie möglich berühren. Massieren Sie mindestens eine Minute lang. **12** Legen Sie die rechte Hand unter das Kinn. Der Daumen berührt die Muskeln der einen Seite, die Finger die der anderen. Die Hand liegt so weit wie möglich auf dem Hals auf. Öffnen Sie ein wenig den Mund und heben Sie etwas das Kinn. Streichen Sie sehr langsam entlang des Halses nach unten. Sobald genug Platz unter dem Kinn frei ist, fangen Sie mit der linken Hand zu streichen an, bevor die andere Hand fertig ist. Massieren Sie abwechselnd mit beiden Händen mehrere Minuten lang, atmen Sie sanft durch Mund und Nase.

SCHULTERMASSAGE

Unsere Schultern sind oft verspannt, weil wir unseren Gefühlen nicht Ausdruck verleihen. Wenn wir diese Verspannungen sanft lösen, können die Gefühle ungehindert zwischen Brust und Nacken sowie zwischen Vorder- und Rückseite des Körpers fließen. Wenn Sie schwanger sind oder irgendeine Halsverletzung haben, lassen Sie das in dieser Massage vorgesehene Kopfkreisen weg.

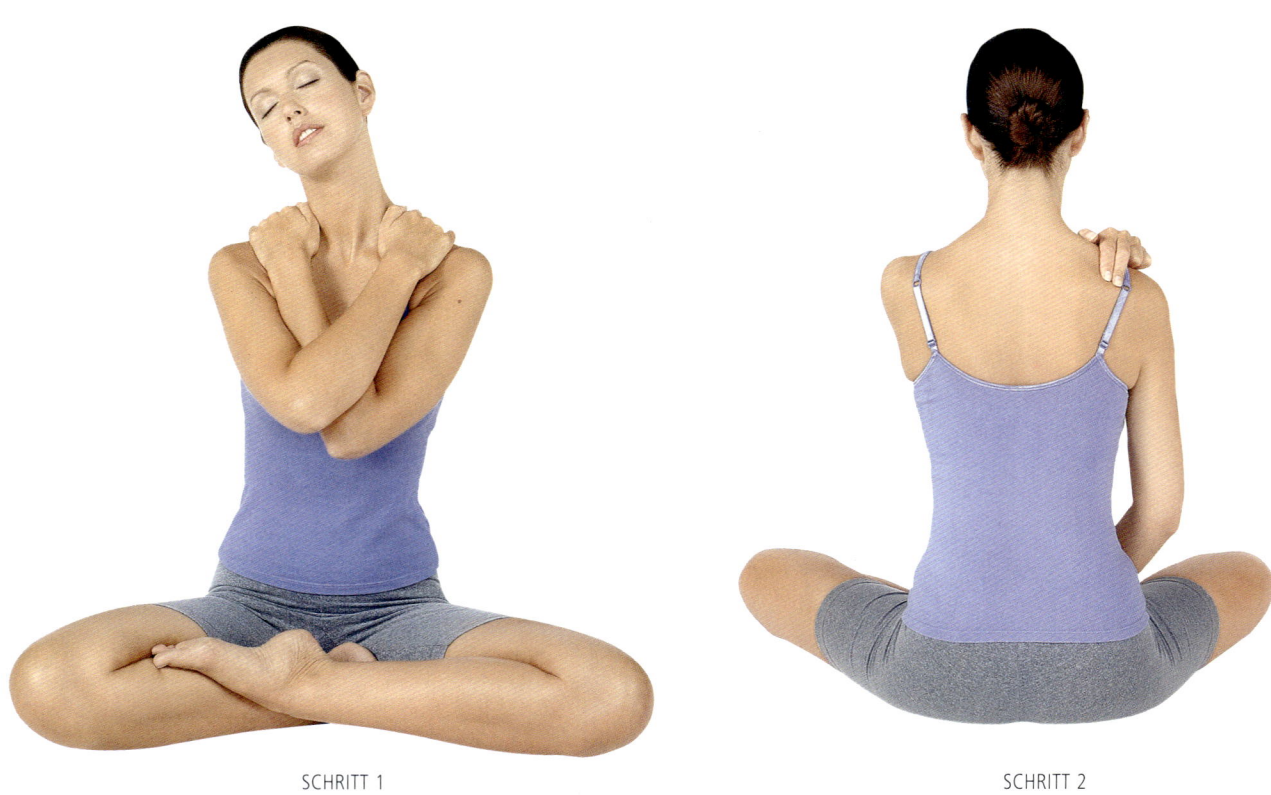

SCHRITT 1   SCHRITT 2

❶ Kreuzen Sie die Arme und legen Sie die Hände dicht am Hals auf die entgegengesetzte Schulter. Lassen Sie die Hände so liegen und massieren Sie mit den Mittelfingern die Schultermuskulatur mit kreisenden Bewegungen. Bewegen Sie die Finger sehr langsam, drücken Sie fest. Lassen Sie dabei den Kopf ganz langsam im Uhrzeigersinn kreisen. Schließen Sie die Augen und atmen Sie sanft und gleichmäßig durch Mund und Nase. Wechseln Sie nach drei Kreisbewegungen die Richtung. Bewegen Sie den Kopf ganz langsam, und vergessen Sie nicht, ruhig und gleichmäßig durch Mund und Nase zu atmen. Beenden Sie die Drehbewegung und lockern Sie langsam den Druck. Sitzen Sie ein paar Minuten lang still.

❷ Drücken Sie mit Mittel- und Zeigefingern einer Hand hinten auf die gegenüberliegende Schulter, dort, wo sich das Schulterblatt teilt. Kreisen Sie dabei mit der Schulter zuerst in eine Richtung, dann in die andere, atmen Sie sanft durch Mund und Nase. Verstärken und verringern Sie den Druck langsam. Wiederholen Sie die Massage an der anderen Schulter. Massieren Sie nun den Kapuzenmuskel, der die Schulter und den oberen Teil des Rückens bedeckt. Behandeln Sie dabei die Oberseite der Schultern und die Schulterblätter in Richtung Wirbelsäule und zurück zu den Schultern. Massieren Sie langsam alle Knoten und empfindlichen Stellen, bis sie entspannt werden. Massieren Sie mindestens zehn Minuten lang.

BRUSTMASSAGE

Die Massage der Brust regt Atmung und Kreislauf an und öffnet das Herz den Gefühlen.
Diese Massage eignet sich besonders für Frauen, die in diesem Bereich oft verspannt sind.

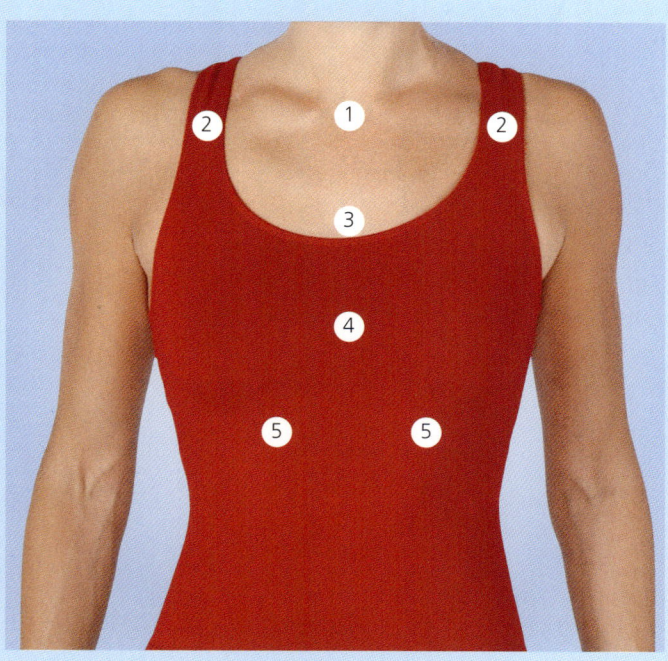

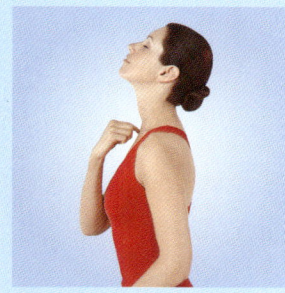

SCHRITT 1

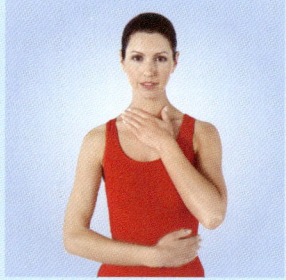

SCHRITT 2

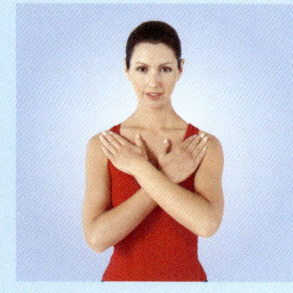

SCHRITT 3

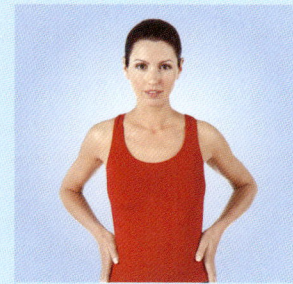

SCHRITT 4

Drücken Sie langsam mit ein oder zwei Fingern vom unteren Ende des Halses entlang des Schlüsselbeins bis zur Schulter. Massieren Sie dann entlang und zwischen den Rippen vom Brustbein zu den Seiten der Brust und unter den Armen. Massieren Sie sorgfältig und meditativ, atmen Sie in die Stellen, die Sie massieren. Achten Sie besonders auf die Punkte 1 bis 5. (Punkt 1 liegt direkt über dem Brustbein; Punkt 4 ist in der Mitte zwischen den Brustwarzen; Punkt 3 liegt in der Mitte zwischen den Punkten 1 und 4.) ❶ Drücken Sie Punkt 1 mit Zeigefinger oder Daumen, beugen Sie dabei die Wirbelsäule und den Hals nach hinten, ohne sie anzuspannen. Lassen Sie den Kopf nicht ganz nach hinten fallen. Bleiben Sie eine Minute in dieser Stellung und drücken Sie kräftig. Atmen Sie sanft durch Mund und Nase. Lassen Sie den Druck ganz langsam wieder abnehmen, und richten Sie Wirbelsäule und Hals auf. ❷ Massieren Sie nun Brust und Bauch. Legen Sie Ihre linke Hand unterhalb der Kehle so an den Hals, dass Sie ihn mit Fingern und Daumen umfassen, legen Sie die rechte Hand auf die linke Hüfte. Beide Hände sollen völlig auf dem Körper aufliegen. Streichen Sie sehr langsam und kräftig mit der linken Hand über Brust und Bauch abwärts zur linken Hüfte, und gleichzeitig

mit der rechten über Bauch und Brust aufwärts zum unteren Ende des Halses. Die Hände bewegen sich dabei parallel in entgegengesetzter Richtung. Bewegen Sie dann genauso Ihre rechte Hand abwärts zur linken Hüfte und die linke aufwärts zur Kehle. Fahren Sie mehrere Minuten lang damit fort, entwickeln Sie einen gleichmäßigen Rhythmus und achten Sie auf die dabei entstehenden Gefühle. Vereinigen Sie Gefühle und Atem, lassen Sie sie Teil der Massage werden und die Qualität des Rhythmus vertiefen. Massieren Sie dann einige Minuten lang die rechte Körperseite. ❸ Legen Sie die rechte Hand nahe der Oberseite an die linke Schulter, die linke Hand an die rechte Schulter. Lassen Sie beide Handflächen auf der Brust liegen, und bewegen Sie die Hände aufeinander zu und wieder auseinander, langsam und rhythmisch, bis Sie die gesamte Oberfläche der Brust massiert haben. Massieren Sie mindesten eine Minute lang und atmen Sie sanft durch Mund und Nase. ❹ Legen Sie Ihre Hände flach an die Seiten des Körpers, die Finger zeigen nach unten. Drücken Sie fest und streichen Sie an den Seiten bis zu den Hüften hinab. Die Hände sollten möglichst ganz auf dem Körper aufliegen. Atmen Sie sanft durch Mund und Nase. Massieren Sie mehrere Minuten lang.

BAUCHMASSAGE

Wenn der Bauch völlig entspannt ist, sind wir frei davon, Dinge festhalten zu wollen. Die Bauchmassage ist besonders wichtig für Männer, die im Allgemeinen in diesem Bereich verspannt sind.Wenn Sie nicht zu Hause sind oder sich in einer schwierigen Situation voller Spannungen und Emotionen befinden, kann diese Massage besonders hilfreich sein. Sie werden sehen, dass sie Gefühle tiefer Entspannung hervorruft, die von Ihrem Bauch aus nach außen strömen, Ihre ganze Einstellung beeinflussen und Sie klar denken und richtig handeln lassen.Was unangenehm erschien, kann sogar erfreulich werden. Diese Massage wird am besten abends ausgeführt, frühestens eine Stunde nach dem Essen und unbekleidet.

1 Legen Sie sich mit geschlossenen Augen auf den Rücken. Spreizen Sie die Beine bequem, beugen Sie die Knie und ziehen Sie die Füße etwas an. Entspannen Sie den Bauch.

SCHRITT 1

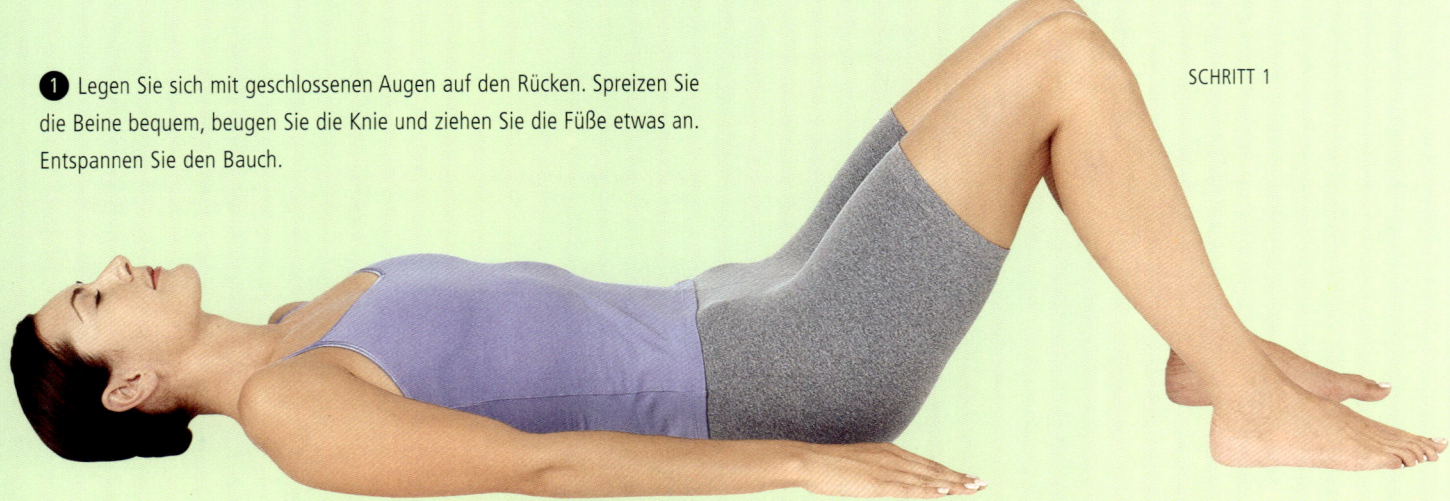

2 Legen Sie die rechte Hand auf den Unterbauch, die linke auf den Oberbauch. Die Hände sollen ganz auf dem Bauch aufliegen. Massieren Sie langsam in großen Kreisbewegungen, bewegen Sie dabei die rechte Hand auf der rechten Bauchseite aufwärts, und die linke auf der linken Bauchseite abwärts. Wenn die linke Hand über den rechten Arm geführt wird, dann lassen Sie Arm und Hand sich so viel wie möglich berühren. Massieren Sie zuerst mit ganz leichtem Druck, üben Sie dann allmählich mittelstarken und schließlich starken Druck aus. Drücken Sie vor allem an der linken Sei-te tief ein. Lassen Sie danach den Druck wieder langsam abnehmen, gehen Sie durch alle Stadien, bis der Druck so leicht wird, dass Ihre Hand den Bauch kaum mehr berührt. Lassen Sie sich mindestens fünf Minuten Zeit für diese Massage. Die Bewegung folgt dem Verlauf des Dickdarms.

SCHRITT 2

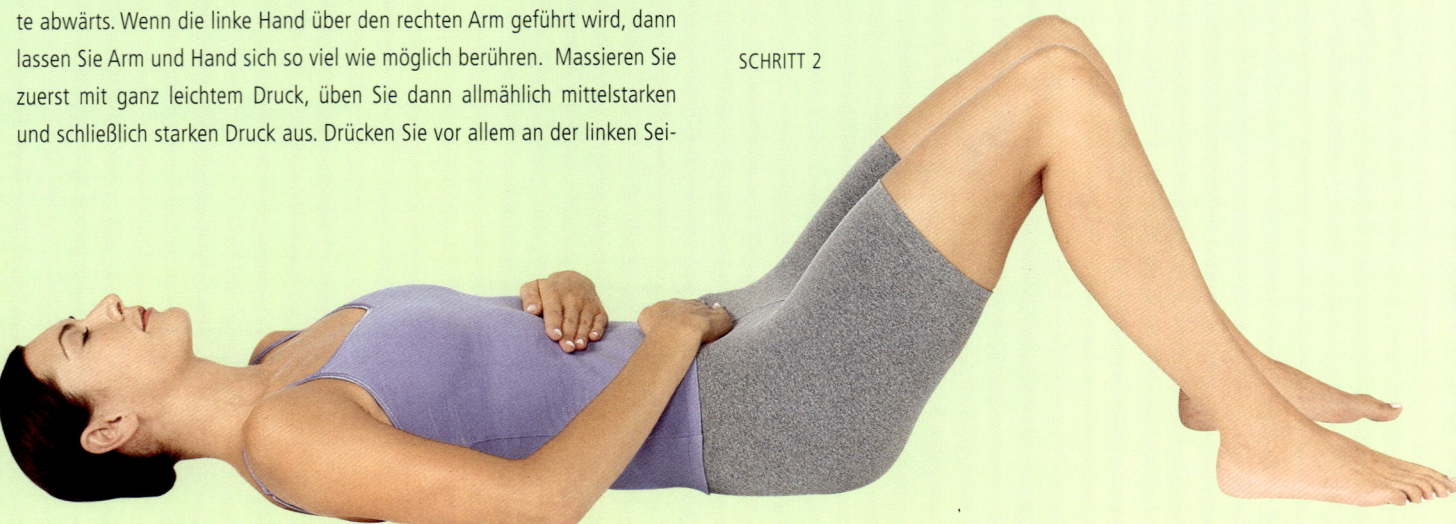

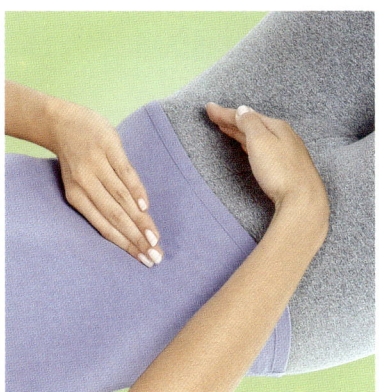

SCHRITT 3

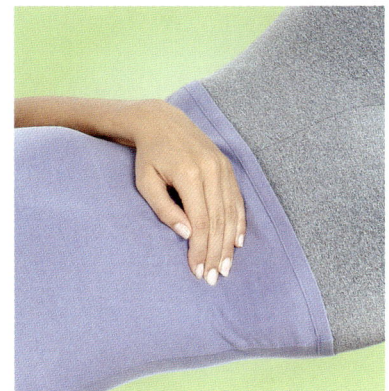

SCHRITT 4

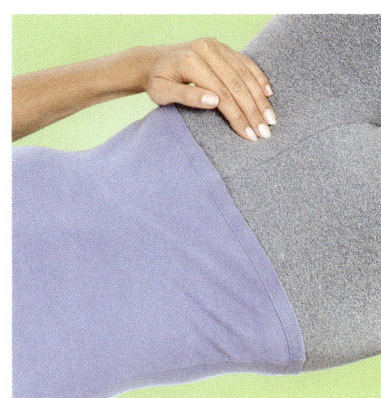

SCHRITT 5

❸ Führen Sie allmählich eine Hand zum oberen Rand des Bauchs, die ande-re zum unteren, in die Nähe des Schambeins. Legen Sie die Handkanten so auf den Körper, dass die Handflächen zueinander schauen. Halten Sie den Atem ein wenig an. Drücken Sie langsam mit der oberen Hand nach unten und mit der unteren nach oben, sodass der Bauch zu einer Kugel wird. Entspannen Sie den Oberkörper, vor allem Brust, Hals und Nacken. Denken Sie daran, den Atem anzuhalten. Atmen Sie langsam aus und wiederholen Sie die Massage mehr-mals. ❹ Legen Sie die linke Hand so auf den Bauch, dass die Finger nach rechts zeigen. Drücken Sie den Bauch nach oben und halten Sie ihn so. Atmen Sie sanft durch Mund und Nase. Lassen Sie die Hand in dieser Stellung und führen Sie mit der Handkante und den Fingerspitzen langsame Kreisbewegun-gen aus. Drücken Sie tief in den Bauch, vor allem auf der linken Seite. Massie-ren Sie einige Minuten lang in einem gleichmäßigen, mit dem Atem verbunde-nen Rhythmus. ❺ Massieren Sie nun die Oberflächenmuskulatur Ihres Bauchs, so wie es Ihnen am besten erscheint, auf der rechten Seite aufwärts, quer über das Gebiet unterhalb der Rippen und auf der linken Seite wieder nach unten, entlang des Dickdarms. Massieren Sie dann tiefer und kneten Sie sanft alle inneren Organe und Gewebe. Beginnen Sie unter den Rippen und ge-hen Sie hinab zum Becken. Arbeiten Sie wieder links nach unten und rechts nach oben. Wenn Sie auf ein verspanntes Gebiet stoßen, bleiben Sie dort eini-ge Zeit. Atmen Sie leicht, und lassen Sie den Atem die Verspannung aufwei-chen und schmelzen. Wenn Sie meinen, dass Sie genug massiert haben, schafft eine Wiederholung der ersten Massage dieses Abschnitts – die Kreisbewegung beider Hände – einen natürlichen Abschluss. Liegen Sie dann einige Minuten still, atmen Sie sanft durch Mund und Nase. Sie können die Bauchmassage auch ausführen, wenn Sie nicht auf dem Rücken liegen können. Stützen Sie im Sitzen Ihr Kreuz mit einer Hand, und massieren Sie mit der anderen den Bauch. Machen Sie Kreisbewegungen immer rechts nach oben und links nach unten.

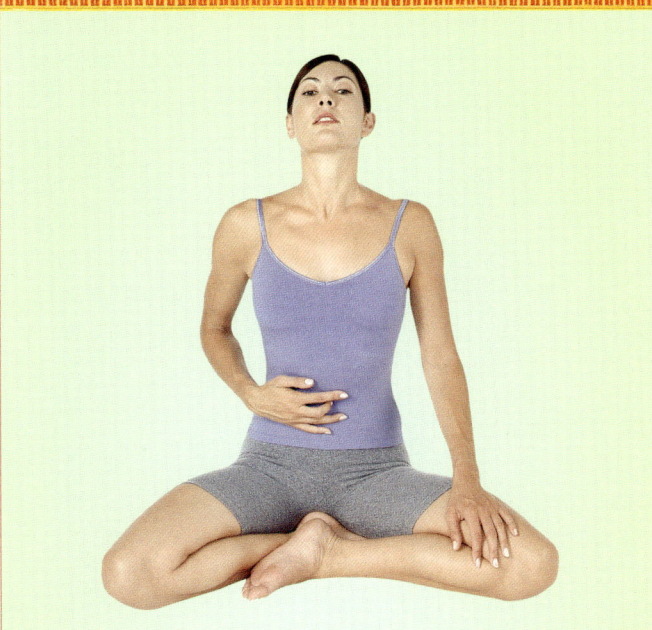

Auch diese Massage kann im Sitzen ausgeführt werden: Drücken Sie kräftig mit dem Mittelfinger der einen Hand auf den Nabel (dort ist der Druckpunkt), und beugen Sie Wirbelsäule und Hals nach hinten. Lassen Sie den Kopf nicht nach hinten fallen. Die andere Hand liegt auf dem Knie. Bleiben Sie eine Minute lang in dieser Stellung, atmen Sie sanft durch Mund und Nase. Richten Sie dann die Wirbelsäule auf, während Sie den Druck allmählich verringern. Erforschen Sie die dabei ausgelösten Gefühle.

ARMMASSAGE

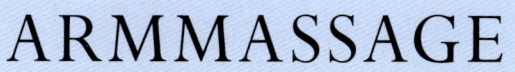

*Die Armmassage kräftigt Atmung und Kreislauf und macht sie rhythmisch und
ausgeglichen. Die Muskulatur des gesamten Körpers wird gekräftigt, und
in den feinstofflichen Energien wird reine Frische angeregt.*

Die Punkte 1 bis 3 befinden sich auf
der Außenseite des Oberarms. Punkt
eins findet man, wenn man den linken
Ellbogen beugt und außen am Ober-
arm von der Ellbogenspitze drei Fingerbreit nach oben misst. Die Punkte 2
und 3 liegen ungefähr zwei Fingerbreit
links und rechts von Punkt eins. Die
Punkte 4 bis 6 liegen auf der Innenseite des Oberarms. Um Punkt vier zu
finden, strecken Sie den Arm aus,
Handfläche nach oben, und drücken
mit einem oder zwei Fingern die Falte
an der Innenseite des Ellbogens. Die
Punkte 5 und 6 liegen ungefähr zwei
Fingerbreit links und rechts von Punkt
vier. Die Punkte A und B entsprechen
den Punkten 1 und 2 der Handmassage
(siehe Seite 42).

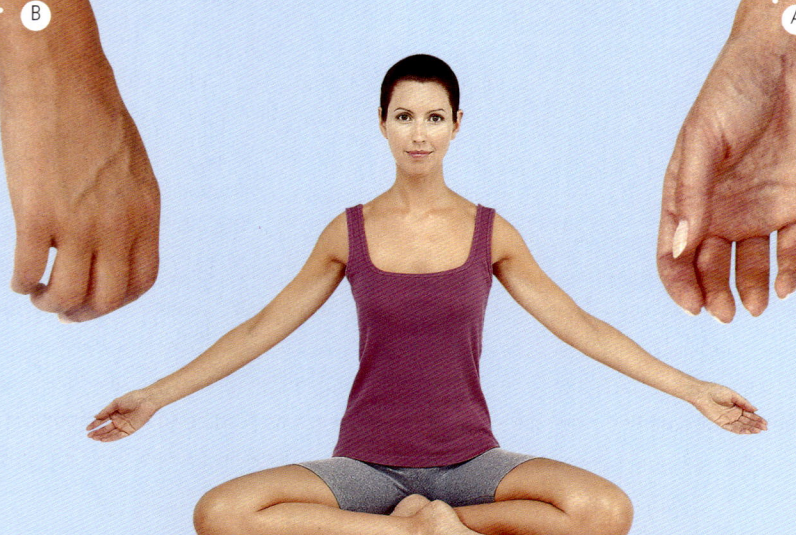

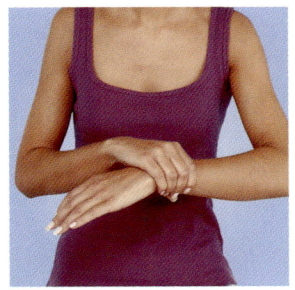

SCHRITT 1

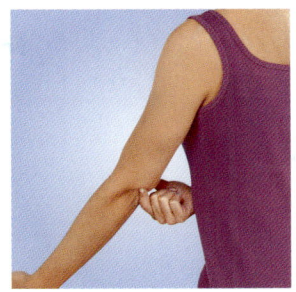

SCHRITT 2

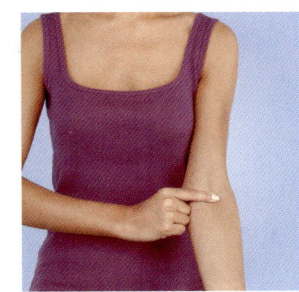

SCHRITT 3

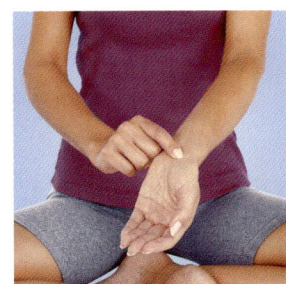

SCHRITT 4

1 Umfassen Sie das linke Handgelenk so mit der rechten Hand, dass Daumen und Mittelfinger an der Innenseite des Handgelenks zusammenstoßen. Drehen Sie nun die rechte Hand in eine Richtung, bis sie möglichst einen vollständigen Ring beschrieben hat. Massieren, drücken und pressen Sie den Arm dabei kräftig. Schieben Sie die Hand eine Handbreit nach oben, drehen Sie in die andere Richtung, das ist der zweite Ring. Mit dem vierten Ring kommen Sie am Ellbogen an oder darüber hinaus. **2** Drücken Sie Punkt 1 kräftig mit dem Zeigefinger. Recken Sie dabei den Hals. Strecken Sie dann langsam den linken Arm vor sich aus, Handfläche nach oben, massieren und drücken Sie den Punkt weiter. Nehmen sie sich Zeit, auf Ihre Empfindungen einzugehen. Massieren Sie nun langsam auf der Rückseite des Arms in einer geraden Linie

bis zu Punkt B am Handgelenk und wieder zurück. Verweilen Sie länger an empfindlichen oder schmerzhaften Stellen. Schließlich werden Sie sogar bestimmte Nerven im Arm lokalisieren können. Wiederholen Sie diese Massage zuerst mit Punkt 2, dann mit Punkt 3, gehen Sie in parallelen Linien an der Rückseite des Unterarms zum Handgelenk. **3** Führen Sie diesen Vorgang auch mit den Punkten 4 bis 6 auf der Innenseite des Unterarms durch. Beginnen Sie mit festem Drücken von Punkt 4. Reiben und drücken Sie dann in Intervallen, ziehen Sie eine Linie zu Punkt A an der inneren Falte des Handgelenks. Achten Sie besonders auf diesen Punkt. Arbeiten Sie sich langsam wieder zurück zu Punkt 4. Wiederholen Sie das mit den Punkten 5 und 6. Drücken Sie ziemlich kräftig und lassen Sie Ihre Empfindungen sich ausdeh-

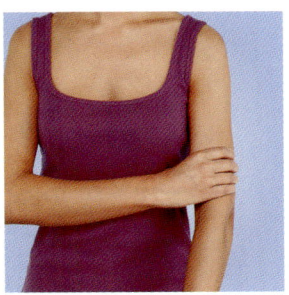

SCHRITT 5

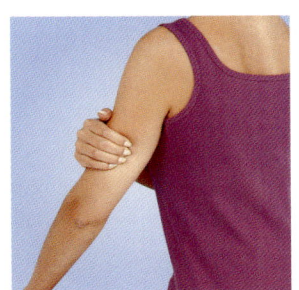

SCHRITT 6

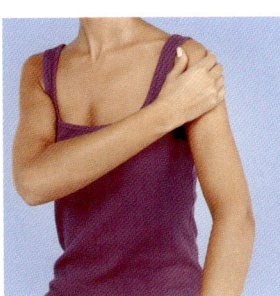

SCHRITT 7

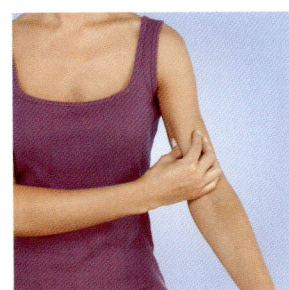

SCHRITT 8

nen. Sie werden merken, dass Punkt 6 der empfindlichste der drei ist. Das Reiben dieses Punkts kann Empfindungen im Bereich des Halses, des Herzens oder der Eingeweide auslösen. Atmen Sie die ganze Zeit sanft durch Mund und Nase. **4** Wenn Sie vom sechsten Punkt zum Handgelenk gekommen sind, massieren Sie noch etwas über die Gelenksfalte hinaus zu einer besonderen Stelle neben dem Knochen. Drücken Sie Ihre Finger nacheinander hinein, halten Sie den Arm fast gestreckt. Massieren Sie dann langsam zurück zum sechsten Punkt und achten Sie besonders auf Empfindungen in der Herzgegend. Machen Sie die gesamte Unterarmmassage an beiden Armen. **5** Massieren Sie nun mit der gleichen Technik wie in Schritt 1 die Oberarme in Ringen vom Ellbogen bis zur Schulter. **6** Massieren Sie von jedem der drei

Druckpunkte auf der Rückseite des Arms zur Schulter und wieder zurück. Machen Sie das auch mit den Druckpunkten auf der Innenseite des Arms. Führen Sie die Oberarmmassage an beiden Armen durch. **7** Massieren Sie sanft den Deltoidmuskel an der Oberseite des Schultergelenks und den Bizeps auf der Oberseite des Oberarms, bis Sie keine Knoten oder schmerzhafte Stellen mehr finden. Bei Männern sind diese Muskeln manchmal überentwickelt. Von einem Muskel zum nächsten sollte ein ununterbrochener Fluss bestehen, jeder Muskel sollte sich aber auch allein bewegen können. **8** Legen Sie eine Hand auf das Knie, strecken Sie den Arm aus und massieren Sie mit der anderen sanft den Bizeps. Das Ausstrecken des Arms erhöht die Länge und den Spielraum des Bizeps. Führen Sie die komplette Oberarmmassage an beiden Armen aus.

RÜCKENMASSAGE

Die Massage des Rückens löst Gefühle der Freude und Liebe aus und belebt und stärkt die Sinne. Die allgemeinen Massagen (Schritte 1 bis 5) und die Rolle nach hinten (Schritte 6 bis 8) lockern Muskelverspannungen entlang der Wirbelsäule und lösen Gefühle des Wohlbefindens und der Freude aus. Stärken Sie sich mit diesen Gefühlen, lassen Sie sie Ihr Herz berühren. Bewegen Sie sich bei diesen Massagen so sanft, dass Ihr Körper das Gefühl der festen Form verliert und Sie eins werden mit dem Gefühl der Freude, das sich in Ihrem Körper ausbreitet. Diese Empfindung kann so stark werden, dass Sie sich über Ihren Körper hinaus ausdehnt und sich die Grenzen zu Ihrer Umwelt auflösen.

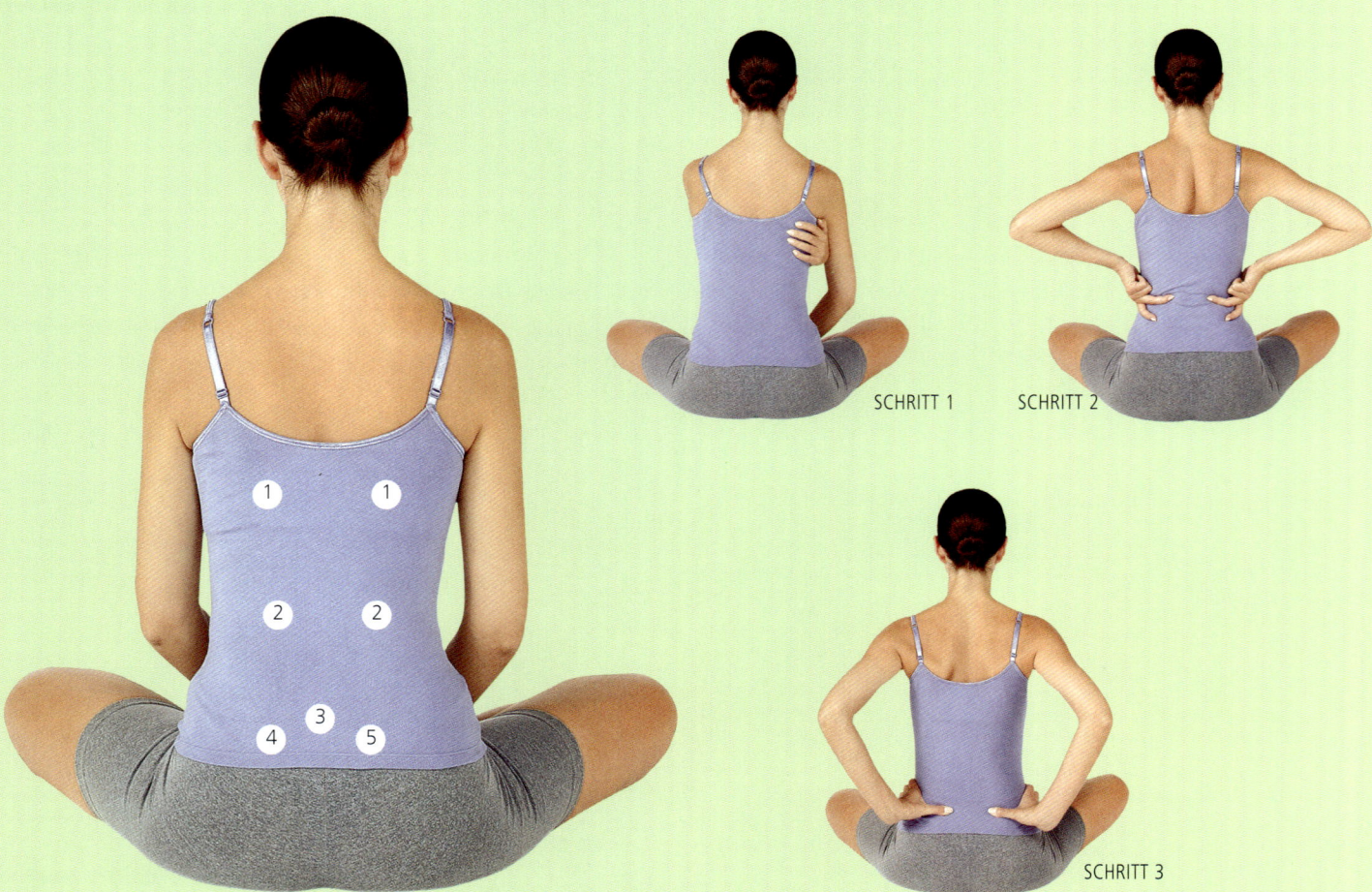

SCHRITT 1   SCHRITT 2

SCHRITT 3

❶ Bearbeiten Sie zuerst eine Seite Ihres Rückens, dann die andere. Massieren Sie die Seiten Ihrer Brust, Achselhöhlen und den Rücken. In diesem Gebiet gibt es große Muskeln, die Sie gründlich und ausgiebig massieren sollten. Massieren Sie auch den Bereich der Schulterblätter. Drücken Sie Punkt 1 (unmittelbar oberhalb der unteren Spitze der Schulterblätter) mit den Mittelfingern, gleichzeitig oder nacheinander, steigern und verringern Sie langsam den Druck. ❷ Punkt 2 liegt auf dem Muskel etwa in Höhe der Nieren, genau gegenüber von Brustpunkt 5 (siehe S. 55). Drücken Sie die Punkte 2 mit den Mittelfingern, steigern Sie allmählich den Druck. Lassen Sie langsam nach. Drücken Sie dann mit einem Mittelfinger den Rückenpunkt, mit dem anderen den entsprechenden Brustpunkt. Wiederholen Sie das mit dem anderen Punktpaar. ❸ Drücken Sie mit den Daumen auf die drei Kreuzbeinpunkte (zuerst Punkt 3, dann die Punkte 4 und 5 gleichzeitig), steigern und verringern sie schrittweise den Druck. Drücken Sie dann mit den Daumen oder (wenn Sie damit nicht hinkommen) mit den Mittelfingern fest die (hier nicht dargestellten) Punktpaare zwischen den einzelnen Rückenwirbeln. Gehen Sie vom unteren Ende der Wirbelsäule bis hinauf zum unteren Rand des Schädels.

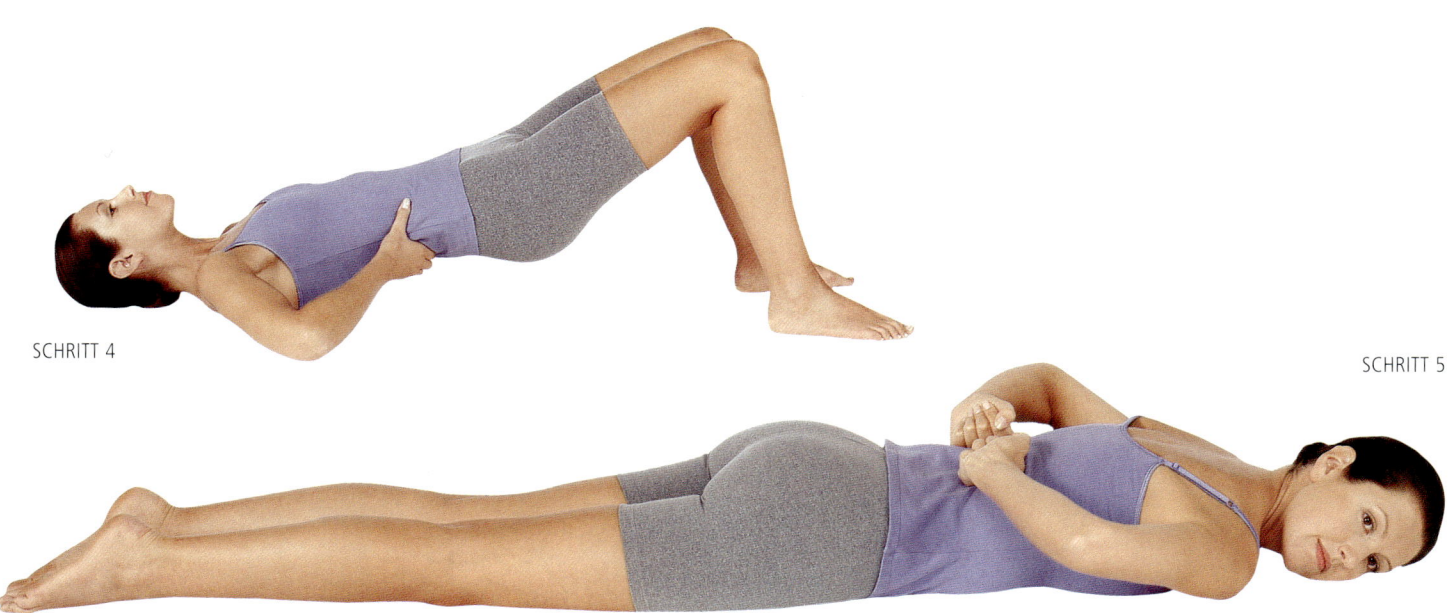

SCHRITT 4

SCHRITT 5

4 Legen Sie sich mit dem Rücken auf eine Matte oder einen weichen Teppich. Spreizen Sie die Beine bequem, ziehen sie die Knie etwas an und setzen Sie die Füße flach auf den Boden. Heben Sie das Becken und verlagern Sie Ihr Gewicht zu den Schultern. Massieren Sie mit beiden Händen von den Seiten zum Rücken. **5** Drehen Sie sich nun auf den Bauch, den Kopf zur Seite, und massieren Sie die Seiten und den Rücken. Massieren Sie mit den Handknöcheln zum Rücken hin. **6** Die Rolle nach hinten massiert die obere Hälfte des Rückens, wo die Hände nicht hinkommen. Setzen Sie sich auf den Boden, die Beine bequem gespreizt, die Knie angezogen und die Füße flach auf dem Boden. Umfassen Sie von oben das linke Knie mit der linken Hand und das rechte Knie mit der rechten. Lehnen Sie sich

langsam zurück, ohne die Beine zu bewegen, bis die Arme durchgestreckt sind und das Kreuz so weit wie möglich auf dem Boden aufliegt. **7** Ziehen Sie dann die Füße langsam am Boden zu sich heran und rollen Sie nach hinten. Strecken Sie die Beine über Ihrem Kopf aus. Rollen Sie dann wieder nach vorne und setzen Sie sich hin. Achten Sie darauf, dass das Kreuz bei der Rolle am Boden aufliegt. Wiederholen Sie das mehrmals. **8** Rollen Sie wie zuvor nach hinten, lassen Sie dabei aber die Knie angewinkelt und bleiben Sie auf dem Rücken liegen. Ziehen Sie mit den Armen die Knie eng an die Brust und rollen Sie ein wenig von einer Seite zur anderen. Massieren Sie dabei Ihren Rücken so weit wie möglich.

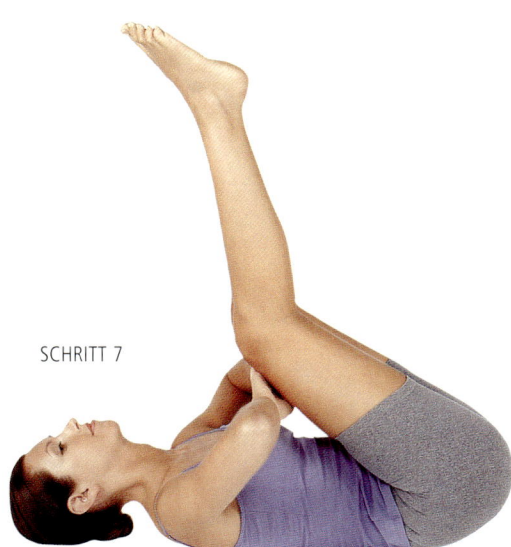

SCHRITT 7

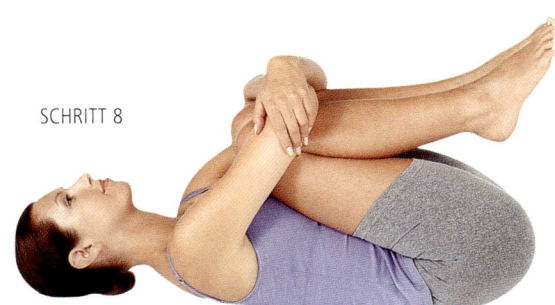

SCHRITT 6

SCHRITT 8

BEINMASSAGE

Beinmassage tut jedem gut. Wenn Sie regelmäßig sportlich aktiv sind, wird die Beinmassage Empfindungen sanft fließen lassen und subtile Hemmnisse beseitigen. Wenn Sie eher wenig aktiv sind, wird die Beinmassage schlafende Energien wecken und in Fluss bringen.

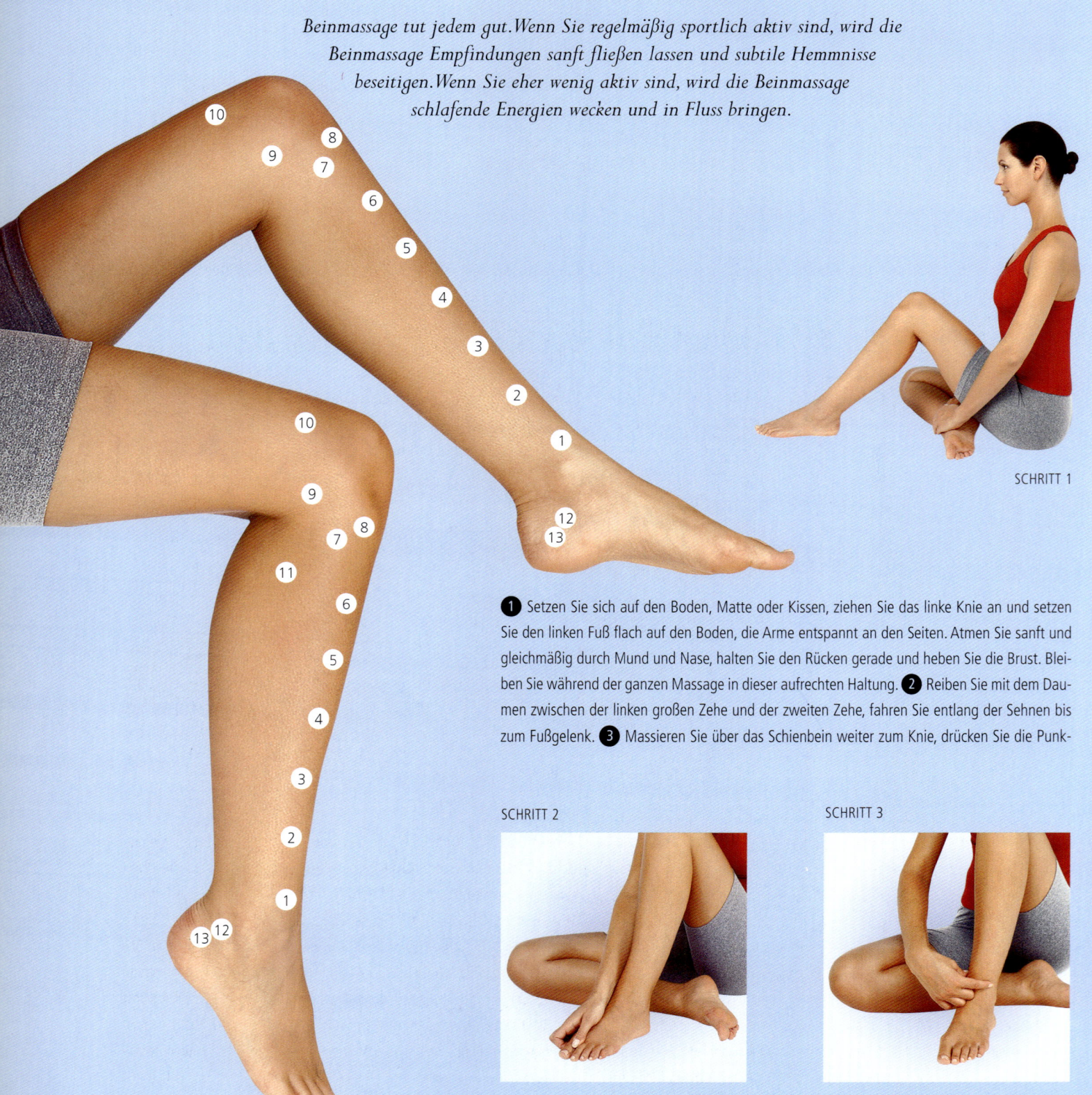

SCHRITT 1

❶ Setzen Sie sich auf den Boden, Matte oder Kissen, ziehen Sie das linke Knie an und setzen Sie den linken Fuß flach auf den Boden, die Arme entspannt an den Seiten. Atmen Sie sanft und gleichmäßig durch Mund und Nase, halten Sie den Rücken gerade und heben Sie die Brust. Bleiben Sie während der ganzen Massage in dieser aufrechten Haltung. ❷ Reiben Sie mit dem Daumen zwischen der linken großen Zehe und der zweiten Zehe, fahren Sie entlang der Sehnen bis zum Fußgelenk. ❸ Massieren Sie über das Schienbein weiter zum Knie, drücken Sie die Punk-

SCHRITT 2

SCHRITT 3

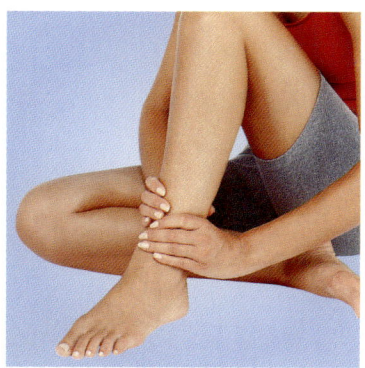

SCHRITT 4

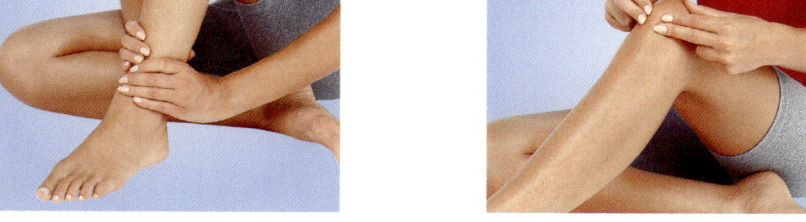

SCHRITT 5

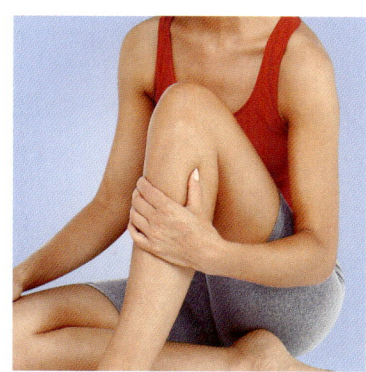

SCHRITT 6

te 1 bis 6 an beiden Seiten des Schienbeins mit Daumen und Zeigefinger. Lösen Sie verspannte und schmerzhafte Knötchen mit kreisförmigen Bewegungen auf. Atmen Sie sanft durch Mund und Nase. Wiederholen Sie die Schritte 2 und 3 mit dem rechten Bein. ④ Umfassen Sie mit beiden Händen das linke Bein oberhalb des Fußgelenks, eine Hand über der anderen, die Daumen an der Rückseite des Beins. Drehen und drücken Sie gleichzeitig beide Hände nach rechts, dann nach links, arbeiten Sie sich das Schienbein bis zum Knie hinauf. Die Hände sollen so weit wie möglich das Bein berühren. Ändern Sie

die Handposition, die Daumen liegen nun vorne am Schienbein, wiederholen Sie die Drehbewegung. ⑤ Massieren Sie mit den Fingerspitzen um die Kniescheibe, an den Seiten und hinter dem Knie. Drücken Sie nun mit den Daumen die vier Punktpaare 7 bis 10, die um das Knie herum liegen. Geben Sie nicht auf, wenn Sie sie nicht gleich finden. Sie werden sie finden, wenn Sie sich weiter in Ihre Gefühle vertiefen und sich von ihnen leiten lassen. Suchen Sie die Punkte mit den Fingern und atmen Sie gleichmäßig durch Mund und Nase. Wenn Sie einen Punkt gefunden haben, versuchen Sie verschiedene

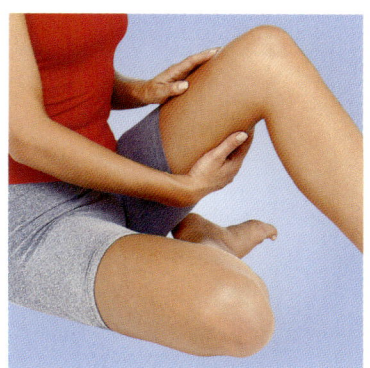

SCHRITT 7

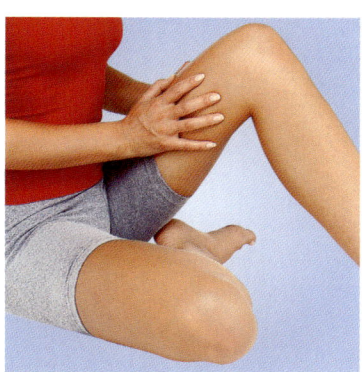

SCHRITT 8

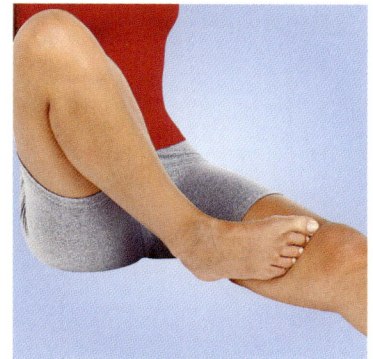

SCHRITT 9

Druckstärken. ⑥ Drücken Sie mit den Daumen kräftig auf Punkt 11, der ungefähr vierzehn Zentimeter von der Mitte der Kniescheibe nach unten an der Außenseite des Beins liegt. Vermindern Sie langsam wieder den Druck. ⑦ Zum Massieren der Oberschenkelmuskeln legen Sie eine Hand auf die Vorderseite, die andere auf die Rückseite des Oberschenkels. Massieren Sie mit beiden Händen in weiten, umfassenden Bewegungen erst in eine Richtung, dann in die andere, drücken Sie so fest Sie können. Achten Sie darauf, dass die Handflächen ganz am Bein aufliegen. ⑧ Legen Sie dann eine Hand auf die Innenseite, die andere auf die Außenseite des Oberschenkels und wiederholen Sie diese Bewegungen. Tasten Sie mit den Fingern die Muskeln vom

Knie aufwärts nach Knoten und schmerzhaften Stellen ab. Massieren Sie diese Stellen kreisförmig mit vier Fingern. Achten Sie besonders auf die Übergänge zu Knie und Hüfte. Ändern Sie nun die Beinhaltung und wiederholen Sie die Schritte 4 bis 8 am rechten Bein. ⑨ Strecken Sie im Sitzen die Beine vor sich aus, legen Sie die Hände locker nahe den Hüften flach auf den Boden. Entspannen Sie Ihre Beine möglichst vollständig. Ziehen Sie das rechte Bein an und setzen Sie den Ballen auf den linken Oberschenkel, möglichst nahe bei der Leiste. Massieren Sie mit dem rechten Bein und Fuß mit Kreisbewegungen das linke Bein in ganzer Länge. Ändern Sie nach einigen Minuten die Lage der Beine und massieren Sie das linke Bein mit dem rechten.

HÜFTMASSAGE

Die Massage der Hüfte regt Energien an, die durch Bewegungsmangel blockiert wurden,
sie verbreitet heilsame und belebende Gefühle über den gesamten Körper.

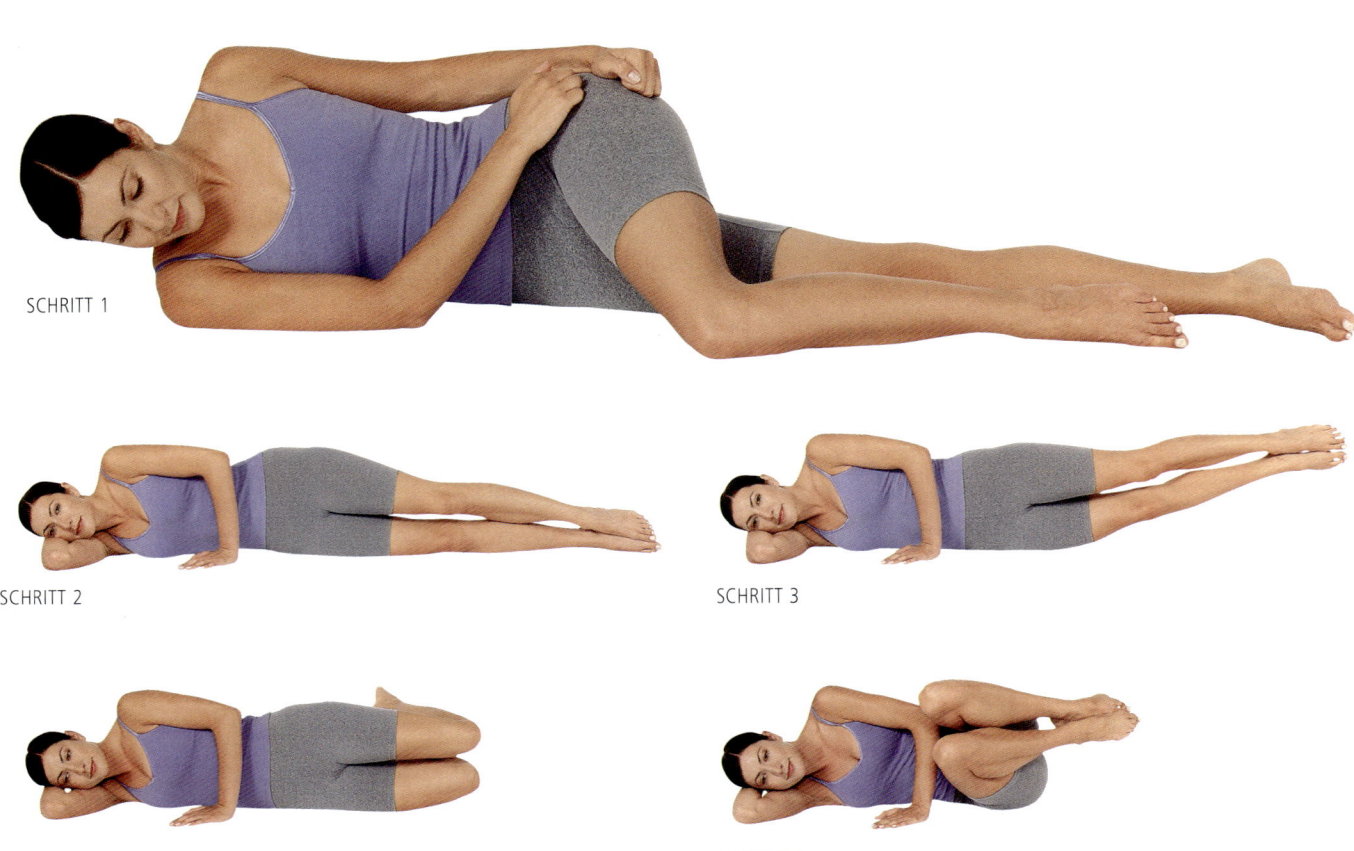

SCHRITT 1

SCHRITT 2

SCHRITT 3

SCHRITT 4

SCHRITT 5

❶ Legen Sie sich auf die rechte Seite, das rechte Bein ist gestreckt, das linke liegt angewinkelt über dem rechten. Massieren Sie von der Taille aus mit beiden Händen die linke Hüfte und das Gesäß zum Bein hin. Versuchen Sie mit den Fäusten zu massieren. Kleine Kreisbewegungen mit den Fingerknöcheln können Verspannungen lösen. Empfindliche Bereiche sollten Sie besonders gründlich massieren. Verbinden Sie Atem und Empfindungen und öffnen Sie das Entspannungsgefühl so weit Sie können. Wenn Sie zunächst noch nicht viel empfinden, machen Sie weiter, beziehen Sie Atem und Bewusstheit in die Massage ein, dann werden die Empfindungen in Ihnen lebendig. ❷ Legen Sie einen Arm unter den Kopf, setzen Sie die andere Hand nahe der Brust flach auf den Boden. Strecken Sie die Beine, das linke liegt auf dem rechten. ❸ Heben Sie langsam beide Beine etwa fünfzehn Zentimeter weit an. ❹ Lassen Sie die Beine oben und beugen Sie die Knie, drücken Sie die Waden so dicht wie möglich an die Oberschenkel. ❺ Bleiben Sie in Position 4, ziehen Sie die Knie eng an die Brust. Fühlen Sie den Druck der rechten Hüfte auf den Boden. Strecken Sie langsam die Beine aus, lassen Sie sie sinken und ruhen Sie aus. Wiederholen Sie zweimal. Erforschen Sie die dabei entstehenden Gefühle. Fühlen Sie den Energiefluss von den Hüften zu Unter- und Oberkörper. Konzentrieren Sie sich eher auf die Empfindungen im übrigen Körper als in der Hüfte. Drehen Sie sich nach links und wiederholen Sie die Massage rechts.

FUSSMASSAGE

Ebenso wie die Handmassage kann auch die Massage der Füße den ganzen Körper anregen und beleben. Die Fußmassage besteht aus zwei Teilen: einer allgemeineren Massage (Schritte 1 bis 5) und einer Punktmassage (Schritte 6 bis 17). Machen Sie die ganze Massage zweimal, beim zweiten Mal etwas langsamer. Wenn sich an bestimmten Punkten beim Massieren die Gefühle ändern, massieren Sie weiter und erforschen Sie das Gefühl, weiten Sie es möglichst aus. Wenn Sie auf eine empfindliche Stelle treffen, massieren Sie sie sanft und nicht zu lange.

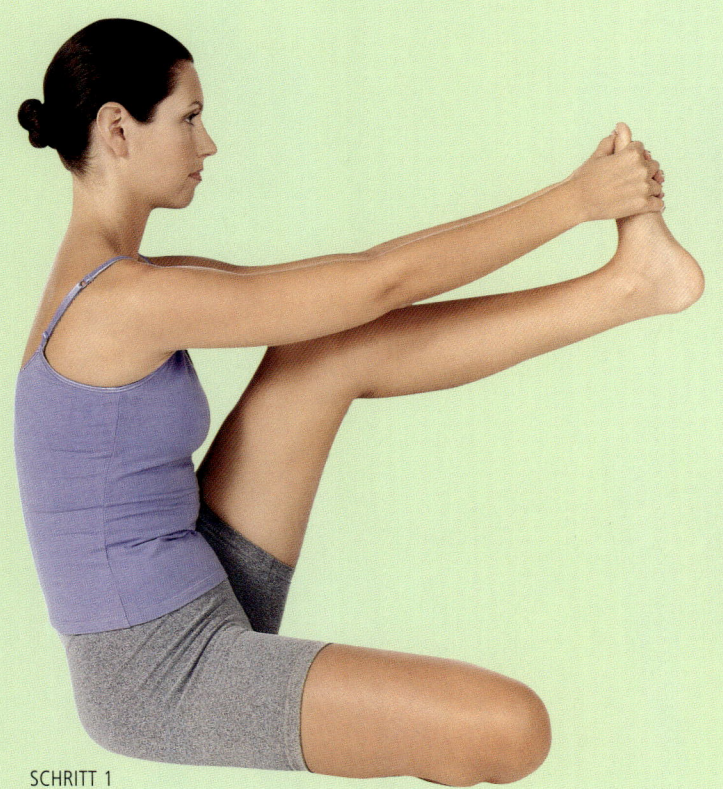

SCHRITT 1

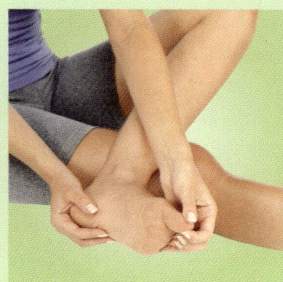

SCHRITT 2

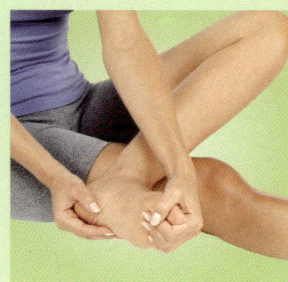

SCHRITT 3

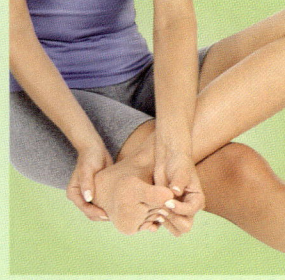

SCHRITT 4

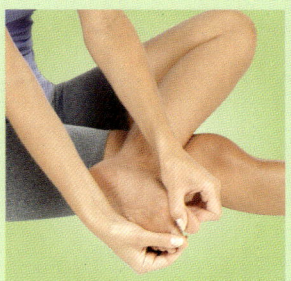

SCHRITT 5

1 Sitzen Sie mit locker überkreuzten Beinen, das linke über dem rechten. Heben Sie das linke Knie, verschränken Sie die Finger und stützen Sie damit den Ballen des linken Fußes. Drücken Sie mit dem Fuß gegen die Hände und strecken Sie das Bein so weit wie möglich vor. Fühlen Sie die Streckung im Bein und im Fußballen und halten Sie kurz. Setzen Sie langsam den Fuß auf den Boden. Wiederholen Sie dies mit dem rechten Fuß. **2** Legen Sie das linke Bein über das gestreckte rechte, das linke Schienbein ruht auf dem rechten Oberschenkel. Stützen Sie mit der rechten Hand den Fuß an der Ferse und umfassen Sie mit der linken Hand die Zehen. Drehen Sie die Zehen kräftig im Kreis, erst in eine Richtung, dann in die andere. **3** Vergrößern Sie die Kreise und bewegen Sie sowohl Zehen als auch Fußballen. Der gesamte obere Teil des Fußes kann beteiligt sein. Variieren Sie die Geschwindigkeit, langsamer und schneller. **4** Halten Sie die Zehen weiter mit der linken Hand und biegen Sie sie mehrmals vor und zurück. Erweitern Sie diese Bewegung auf die Fußballen, der Fuß ist dabei entspannt. **5** Massieren Sie nun mit den Fingern beider Hände die Zehen des linken Fußes. Drücken Sie ▶

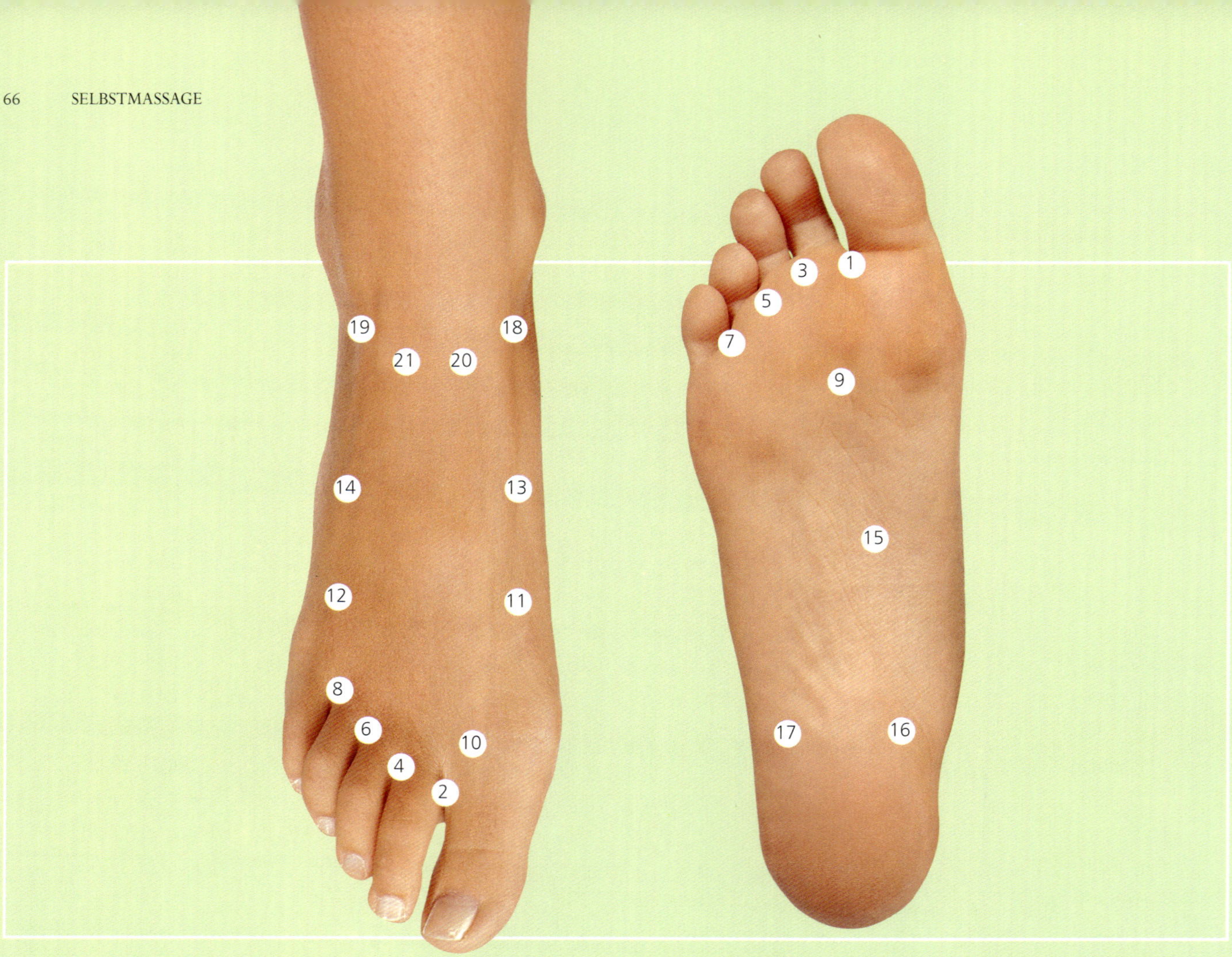

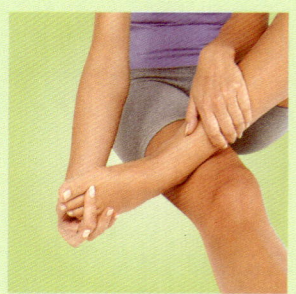

SCHRITT 6

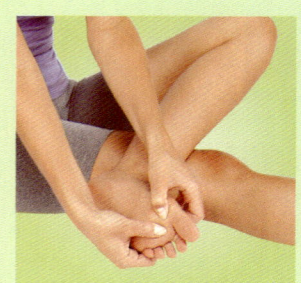

SCHRITT 7

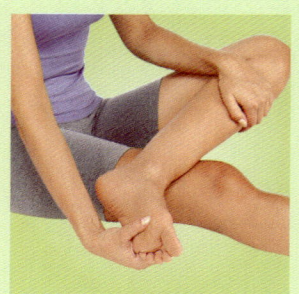

SCHRITT 8

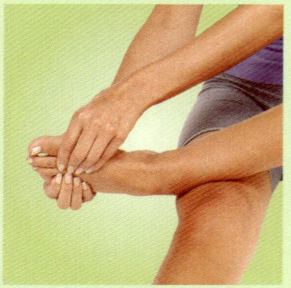

SCHRITT 9

auf die Zehenballen. Massieren Sie nacheinander jede einzelne Zehe von der Wurzel zur Spitze, sowohl an den Seiten als auch oben und unten. Drücken Sie, drehen Sie die Zehen und ziehen Sie daran, um sie zu strecken. **6** Massieren Sie mit Daumen und Fingerknöcheln die Verbindung von Zehen und Fußsohle. Setzen Sie den Daumen auf die Fußsohle und den Mittelfinger auf die Oberseite des Fußes und drücken Sie die Punkte 1 bis 8 – die vier Punktpaare zwischen den Zehenknochen. **7** Behandeln Sie mit beiden Daumen kräftig jedes einzelne Zehgelenk. Drücken Sie am Ballen fest in die Vertiefungen zwischen den Mittelfußknochen. Wenn Sie auf eine empfindliche Stelle stoßen, massieren Sie sie etwas länger, um sich mit ihr

vertraut zu machen – dadurch können Erinnerungen auftauchen. **8** Widmen Sie sich besonders Punkt 9, gleich hinter dem Ballen des großen Zehs auf der Fußsohle. Drücken Sie mittelstark und lassen Sie ganz langsam nach. Massieren Sie gleichzeitig mit dem Daumen Punkt 9 und mit dem Zeigefinger Punkt 10 an der Fußoberseite. **9** Setzen Sie die Daumen auf die Fußballen und drücken Sie mit den übrigen Fingern auf die Oberseite des Fußes. Setzen Sie dann die Daumen auf den Spann und massieren Sie mit Kreisbewegungen die ganze Oberseite des Fußes, besonders die Punkte 11, 12, 13 und 14. **10** Drücken Sie mit den Knöcheln und der Faust der rechten Hand überall auf die Fußsohle, auch auf den Punkt 15 in der Mitte. **11** Massie-

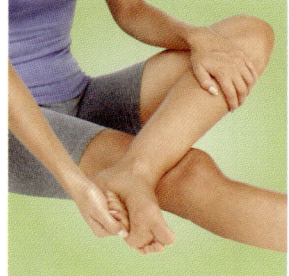

SCHRITT 10

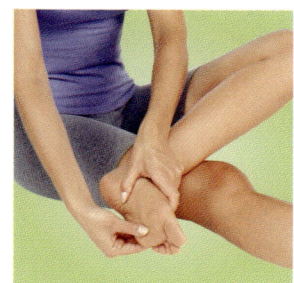

SCHRITT 11

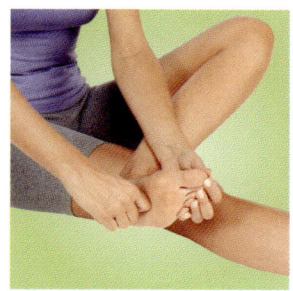

SCHRITT 12

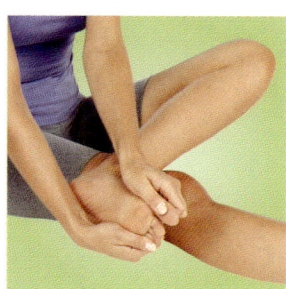

SCHRITT 13

ren Sie mit beiden Daumen diagonal über die gesamte Fußsohle. Fangen Sie an der Innenseite gleich vor der Ferse an. Drücken Sie mit den Daumen abwechselnd in einem stetigen Rhythmus. Lassen Sie dabei den Kontakt zwischen Hand und Fuß nicht abbrechen. Massieren Sie dann diagonal von der Außenkante dicht an der Ferse bis zum Ballen des großen Zehs. Sie können dabei verschiedene Gefühlslagen, auch schmerzhafte, empfinden. Atmen Sie in den Schmerz hinein, beim Ausatmen kann er sich zu einer stärkenden Empfindung verdichten. Massieren Sie sehr langsam, achten Sie auf Ihre Gefühle, entspannen Sie den Bauch. Atem und Massage sollen sich mit den Empfindungen vereinen. **12** Biegen Sie mit der linken Hand die Zehen nach

hinten, und strecken Sie die Ferse vor. Drücken Sie mit den Knöcheln oder der Faust der rechten Hand fest entlang der dabei in der Mitte der Sohle gebildeten Furche. Die Sehne dort kann sehr gespannt und schmerzhaft sein. Sie können dabei eine Welle von Energie oder ein Aufwallen von Wärme um Ihr Herz erleben. Erforschen Sie das sehr einfühlsam und vertiefen Sie sich in alles, was Sie fühlen. **13** Umfassen Sie mit der linken Hand eine Seite des Fußballens, die andere mit der rechten. Ziehen Sie mit beiden Händen nach außen, als ob Sie die Sohle konvex machen wollten. Hände und Füße sollen sich dabei so weit wie möglich berühren. Drücken Sie dann die Fußseiten zusammen, als ob Sie die Sohle konkav machen wollten. **14**

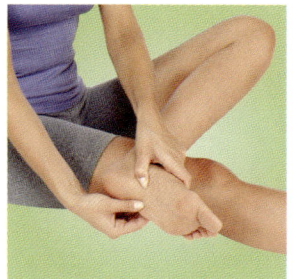

SCHRITT 14

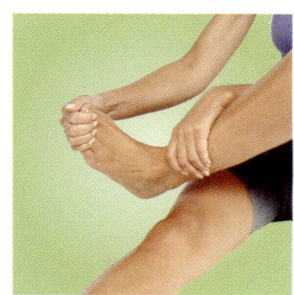

SCHRITT 15

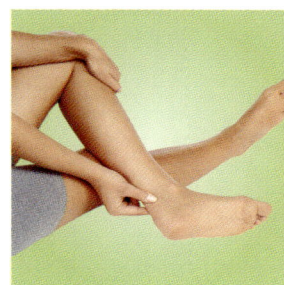

SCHRITT 16

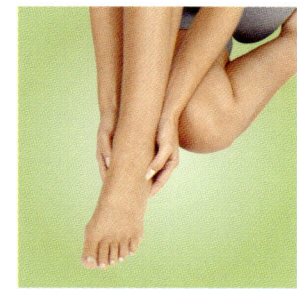

SCHRITT 17

Zwicken und drücken Sie alle Stellen um die Ferse herum, drücken Sie fest die Punkte 16 und 17. **15** Umfassen Sie die Zehen des linken Fußes mit der rechten Hand, und legen Sie die linke Hand gleich oberhalb des Fußgelenks auf das linke Bein. Entspannen sie den Fuß und drehen Sie das Fußgelenk zuerst in eine Richtung, dann in die andere. Die Hand macht die Arbeit, der Fuß ist entspannt. Erforschen Sie verspannte Stellen mit langsameren Bewegungen, atmen Sie sanft. Lassen Sie alle Verspannungen in Ihrem ganzen Körper los. Führen Sie die Bewegung mehrere Minuten lang aus, bis sie leicht und gleichmäßig geworden ist. **16** Kneifen und reiben Sie kräftig die Achillessehne hinten am Fuß. **17** Drücken Sie alle Punkte auf und um den

Knöchel herum, auch die Punkte 18 bis 21 und die Punkte 12 und 13 aus der Beinmassage (siehe S. 62), die in der Vertiefung unter den Fußknöcheln liegen. Stellen Sie den Fuß jetzt so, dass Sie bequem die Oberseite massieren können. Reiben Sie zwischen den Zehen und entlang der Sehnen bis hinauf zum Fußgelenk. Massieren Sie auch die Seiten des Fußes. Machen Sie am Schluss einen einfachen Test: Stehen Sie auf, verteilen Sie das Körpergewicht gleichmäßig auf beide Füße. Wie verhalten sich die beiden Füße zum Boden? Gibt es Unterschiede? Fühlt sich ein Fuß leicht, der andere schwer an? Spüren Sie in einem Fuß Energie, im anderen Dumpfheit? Wiederholen sie nun die Massage am rechten Fuß.

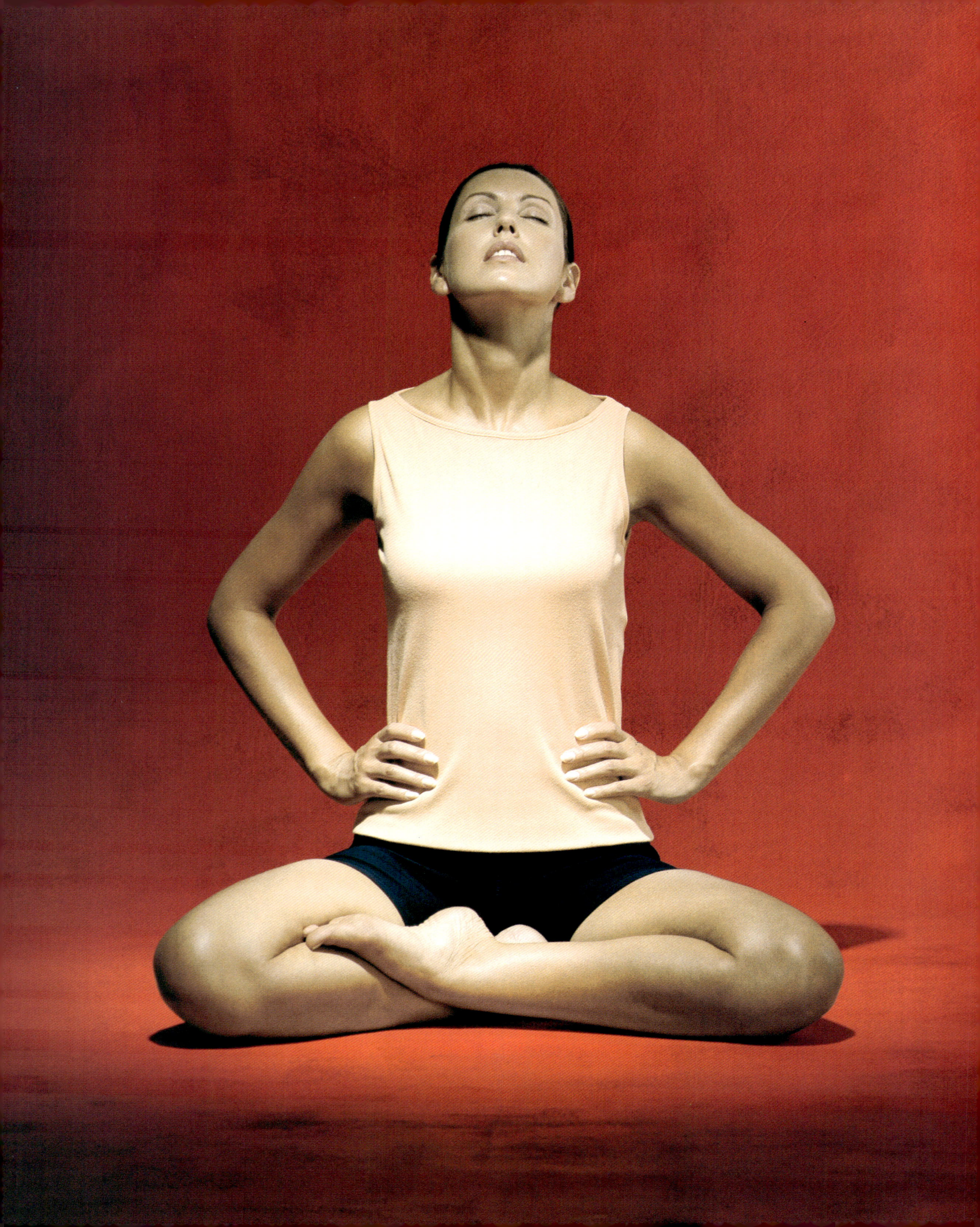

KAPITEL VIER

SANFTE BEWEGUNG

»Wenn Sie erst einmal das Gefühl innerer Entspannung gekostet haben, wird Ihr Körper Ihr bester Lehrer sein.«

Eine Übung, die Körper und Geist vereint, belebt unsere Energien und hilft uns, das tägliche Leben zu meistern. Dieses Kapitel führt uns mit einer Auswahl sanfter Bewegungsübungen zur Aktivierung der ersten Stufe der inneren Kum-Nye-»Energiemassage«. Während wir uns bei diesen Übungen langsam auf bestimmte Art bewegen, werden wir ermutigt, Atem und Bewusstheit mit Körper und Sinnen zu vereinen. Wir erhalten dadurch die Gelegenheit, die Gefühle und Empfindungen zu erleben, die Körper, Geist und Sinne verbinden. Dann erst können wir diese Gefühle lösen und ausdehnen, um sie zu heilenden und belebenden Energien zu verwandeln. Wir lernen in diesem Kapitel auch, wie man diese sanften Bewegungsübungen mit den Atemübungen und der Selbstmassage zu einer Grundpraxis für Anfänger verknüpfen kann.

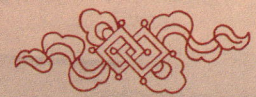

ANLEITUNG ZUR PRAXIS

»Ist der Fluss der Gefühle erst einmal angeregt, dann wird jede Übung zu einer Gelegenheit, die Unbeschwertheit zu erforschen, die eine harmonische Beziehung zwischen Körper, Atem, Sinnen, Geist und Umwelt charakterisiert.«

Die sanften Bewegungsübungen dieses Kapitels sind die Basis aller Kum-Nye-Bewegungsübungen und aktivieren die Entspannungsprozesse, die in späteren Übungen ausgebaut werden. Sie sollten daher die Grundlage Ihrer Bewegungsübungen während der ersten vier bis sechs Monate sein.

Die Übungen

Versuchen Sie Kum Nye möglichst regelmäßig zu üben. Fünfundvierzig Minuten täglich sind ein guter Zeitrahmen dafür, aber auch mit nur zwanzig Minuten lassen sich langfristig Erfolge erzielen. Es ist nicht schlimm, wenn Sie einmal einen Tag aussetzen, Sie kommen nicht gleich aus der Übung. Machen Sie sich Mut und üben Sie so oft Sie können – auch zehn Übungsminuten in einer Arbeitspause sind wirksam.

Arbeiten Sie an jeder Übung etwa fünfzehn bis zwanzig Minuten, führen Sie jede davon drei- oder neunmal durch, verwenden Sie wenigstens zwei bis drei Minuten für eine Wiederholung. (Jede Wiederholung ist eine Gelegenheit, die durch die Bewegung aktivierten Gefühle tiefer zu erforschen, eine Chance, Körper, Geist und Sinne zu vereinen.) Ruhen Sie danach fünf bis zehn Minuten lang. Wenn Sie erfahrener sind, können Sie länger üben. Wenn Sie bei einer Übung starke Emotionen spüren, sitzen Sie still und entspannen Sie, bevor Sie weitermachen. Üben Sie nicht zu viel, wenn Sie sich nicht wohl fühlen.

Stufe eins

Beschränken Sie sich während der ersten zwei oder drei Monate auf die Übungen der Stufe eins. Beginnen Sie mit zwei oder drei Übungen, die Ihnen am besten gefallen und führen Sie jede davon ca. fünfzehn Minuten täglich aus (Sie können natürlich verschiedene Übungen ausprobieren, um die geeignetsten zu finden). Wechseln Sie nach einigen Wochen zu zwei oder drei anderen Übungen und machen Sie auch diese ein paar Wochen

lang jeden Tag. Die Übungen dieser Gruppe entspannen die Wirbelsäule und den Oberkörper – speziell Schultern, Nacken und Kopf. Dehnen Sie bei den Dehnungsübungen nicht zu stark oder zu schnell, um die Muskeln nicht zu überanstrengen und den Geist nicht schwer und unbeweglich zu machen.

Gehen Sie locker in die Streckübungen, atmen Sie gleichmäßig durch Mund und Nase und entwickeln Sie dabei eine gewisse Leichtigkeit. Gefühle und Energie werden dadurch gleichmäßig in Ihrem Körper verteilt, und Sie werden mehr in Ihrem Herzen empfinden können.

Diese einfachen Übungen helfen uns dabei, unsere unerschöpflichen inneren Ressourcen zu entwickeln. Selbst wenn sich bei der Übung scheinbar gar nichts tut, wird sich allmählich eine Veränderung in unserem täglichen Leben bemerkbar machen. Jeder Aspekt unserer Erfahrungen wird klarer und lebendiger, unsere Sinne öffnen sich, unsere Wahrnehmungen werden greifbarer, reichhaltiger und lebendiger.

Stufe zwei

Nehmen Sie nach einigen Monaten eine oder zwei Übungen von Stufe zwei in Ihr Programm auf, arbeiten Sie an jeder einige Wochen und gehen Sie dann zur nächsten. In diesem Stadium haben Sie schon mit entspannenden und kräftigenden Gefühlen und Empfindungen Bekanntschaft gemacht. Die Übungen in Stufe zwei vertiefen diese Erfahrungen und bringen neue Gefühlsstimmungen, die ausgedehnt und verstärkt werden können.

Erweitern des Übungsprogramms

Nach zwei oder drei Monaten können Sie zusätzlich einige der Übungen aus den Kapiteln fünf und sechs versuchen. Die Übungen der Stufen eins und zwei dieser Kapitel können den begonnenen Entspannungsprozess vertiefen; die der Stufe drei zeigen, wie Kum Nye weiterentwickelt werden kann.

TIPPS FÜR DIE PRAXIS

Die folgenden Regeln gelten für alle Bewegungsübungen, von den Grundübungen dieses Kapitels bis zu den fortgeschrittensten Übungen der Stufe drei in Kapitel sechs. Denken Sie immer daran, wenn Sie an einer Übung arbeiten – Sie werden Ihnen helfen, größtmöglichen Nutzen aus den Übungen zu ziehen.

Lassen Sie sich von Ihrem Körper bei der Auswahl der Übungen und der Sequenzen leiten. Wenn Sie noch keine Erfahrung haben, seien Sie besonders behutsam mit sich selbst. Nehmen Sie sich nicht zu viel vor: Bedenken Sie, dass es immer auf die Qualität der Bewegung ankommt. Wenn Sie irgendwelche Verletzungen haben, trauen Sie Ihrem eigenen Urteil bei der Wahl von Übungen: Achten Sie auf eventuelle Warnungen in der Einleitung. Bewegen Sie sich bei den gewählten Übungen sehr sanft und bewusst. Wenn sie schwanger sind oder in den letzten drei oder vier Monaten operiert wurden, beschränken Sie sich auf die sanfteren Übungen der Seiten 76, 79, 81, 86 und 87.

Hetzen Sie nicht durch die Übungen. Menge und Geschwindigkeit sind ohne Bedeutung. Bleiben Sie bei einer Übung, bis sie Ihre Sinne öffnet und Sie bewusst die Gefühle und Empfindungen Ihres Körpers spüren. Bewegen Sie sich beim Übern ganz langsam und gleichmäßig – Sie werden dadurch sensibler für Gefühlsänderungen und können die Qualität der Übung steigern. Atmen Sie gleichmäßig durch Mund und Nase, damit Ihre Energien immer im Gleichgewicht sind.

Achten Sie auf den speziellen Geschmack der bei den Übungen entstehenden Gefühle. Versuchen Sie nicht, die Gefühlstönungen Ihrer Erlebnisse zu beschreiben oder einzuordnen; machen Sie sich nur ihre Qualitäten bewusst – ihre Konsistenz und ihr Gewicht, ihre zeitliche Wirkung. Machen Sie sich nichts daraus, wenn Ihre eigenen Empfindungen nicht mit den bei den Übungen beschriebenen Gefühlen übereinstimmen, das sind bloß Hinweise auf mögliche Empfindungen.

Erforschen Sie während der Sitzphase jeder Übung sehr aufmerksam Ihre Gefühle. Die Sitzhaltung (siehe S. 28), die dabei eingenommen wird, begünstigt ein gleichmäßiges Fließen der Gefühle durch den Körper. Sie können auch vor Beginn einer Übung ein paar Minuten sitzen. Das hilft Ihnen, sich auf den Körper zu konzentrieren und eine meditative Bewusstheit zu entwickeln. Nehmen Sie nach Beendigung der Übung Kum Nye in den Alltag mit, indem Sie Ihre Gefühle auch beim Essen, Spazierengehen oder Betrachten der Welt weiterentwickeln. Wenn die Entspannung Teil jeder Erfahrung wird, wird Ihr ganzes Leben zu einer umfassenden Meditation.

Manche Übungen werden unmittelbar wirken, andere erst allmählich, einige scheinbar überhaupt nicht. Wenn eine Übung auch nach mehreren Übungssequenzen weder Gefühle noch Energie hervorzubringen scheint, könnte der Gefühlsfluss durch Spannungen blockiert sein. Vielleicht sind Sie in einer bestimmten Position zu steif. Bewegen Sie sich ein wenig, um die Spannungen zu lösen und eine andere Energiequalität freizusetzen. Wenn die Übung auch weiterhin wenig Wirkung zeigt, dann lassen Sie sie für einige Zeit weg. Wenn Sie später darauf zurückkommen, kann Sie auf einmal sehr wirkungsvoll sein.

Manchmal scheint es Ihnen, dass Sie keine Verbindung zu Ihren Gefühlen bekommen können. Das kann bedeuten, dass Ihr Körper und Geist zu erregt oder gespannt sind, um miteinander zu kommunizieren: Ihr Geist ist so voller Gedanken und Bilder, dass Sie Ihre Gefühle nicht klar spüren können. Zur Beruhigung und Entspannung vor den Übungen sollten Sie einige Minuten ruhig sitzen und sich leicht auf Ihren Atem konzentrieren.

LOCKERUNG

Diese Übung entspannt den oberen Rücken, besonders die Muskulatur der Schulterblätter. Sie entspannt auch die Hüften. Sitzen Sie am Ende fünf bis zehn Minuten lang ruhig in der Sitzhaltung, um die durch die Übung erweckten Empfindungen über den ganzen Körper und ins Universum zu verteilen.

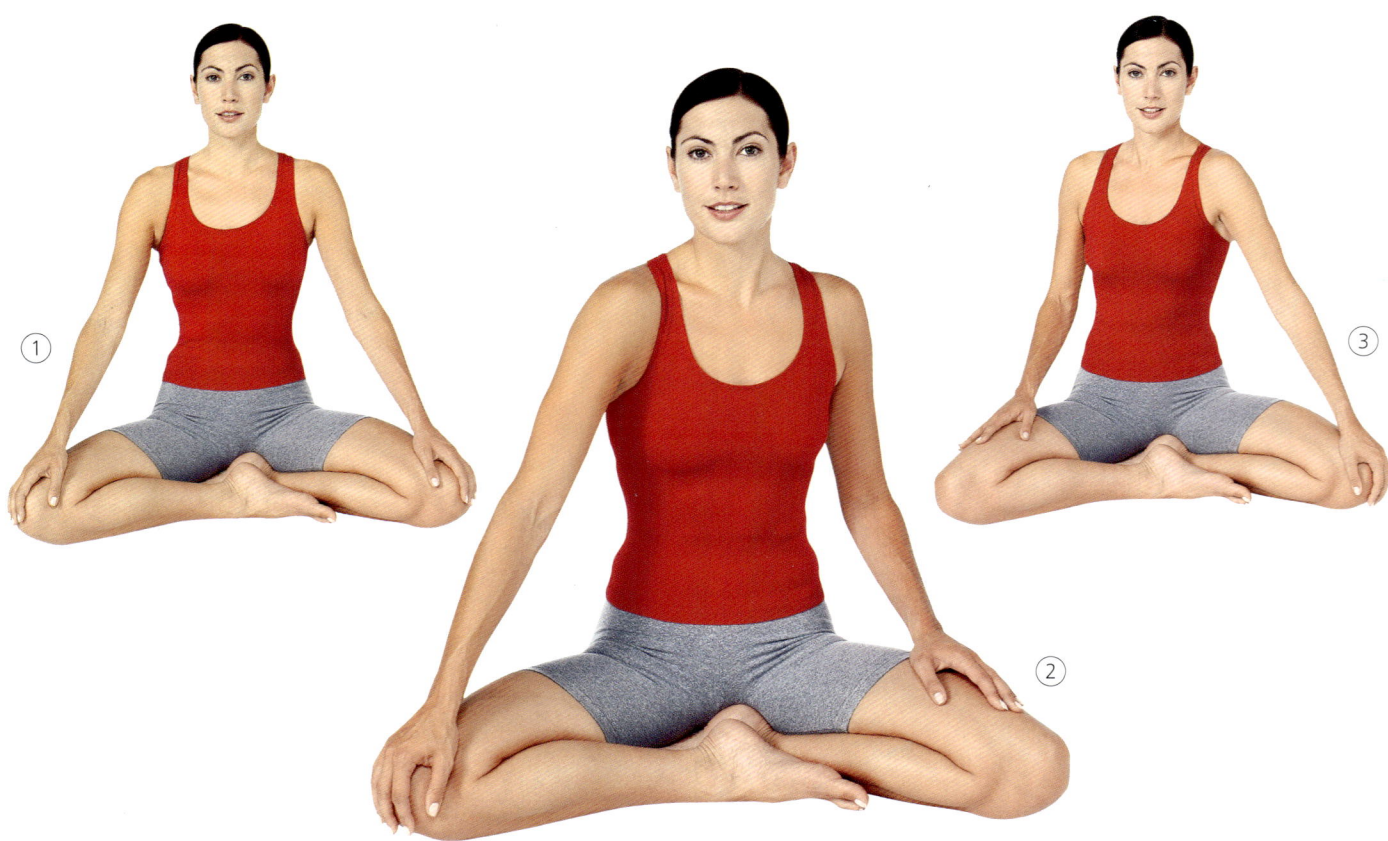

❶ Setzen Sie sich mit gekreuzten Beinen auf eine Matte oder ein Kissen, legen Sie die Hände auf die Knie, halten Sie die Arme gerade.

❷ Lassen Sie die Brust gerade, atmen Sie leicht durch Mund und Nase und bewegen Sie gleichzeitig die rechte Schulter so weit wie möglich nach vorne und die linke nach hinten. Lassen Sie den rechten Arm gestreckt, beugen Sie den linken Ellbogen. Nehmen Sie sich fünfzehn Sekunden Zeit für diese Bewegung. Die Schultern sollten sich unabhängig vom Kopf bewegen. Anfangs kann sich das ein wenig seltsam anfühlen.

❸ Bewegen Sie langsam Ihre linke Schulter vorwärts, während sich die rechte zurückbewegt, Ihr linker Arm streckt sich, der rechte Ellbogen wird gebeugt. Bewegen Sie sich sehr langsam, achten Sie auf die dabei in Ihrem Körper erwachenden Gefühle. Fühlen Sie die Streckung in Nacken und Rücken am Endpunkt der Bewegung, dort kann ein Wärmegefühl entstehen.

Machen Sie die Bewegung 3- oder 9-mal.

GEFÜHLE ERWECKEN

Diese Übung löst Spannungen in Nacken und Schultern. Bleiben Sie am Ende fünf bis zehn Minuten in der Sitzhaltung und dehnen Sie Ihre Gefühle und Empfindungen aus.

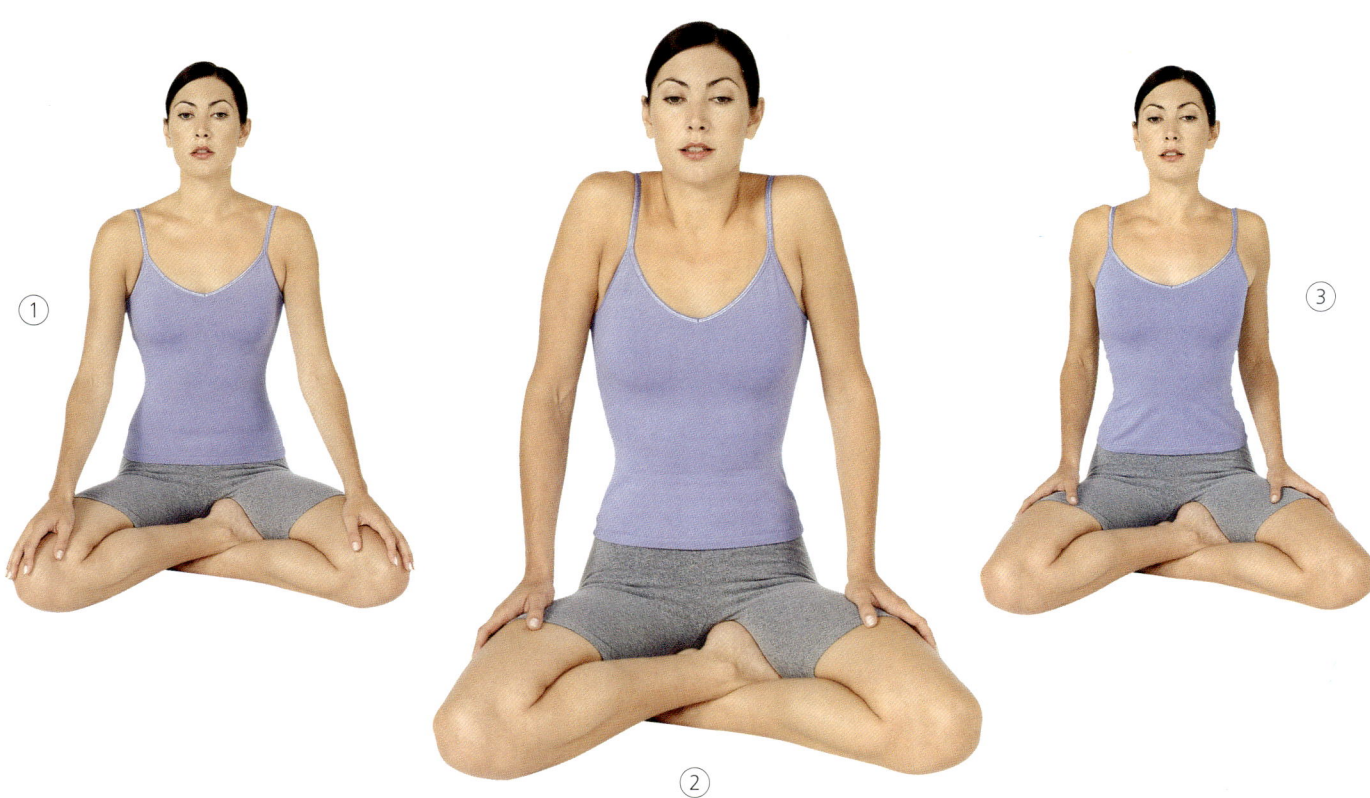

❶ Setzen Sie sich mit gekreuzten Beinen auf eine Matte oder ein Kissen, die Hände auf den Knien. Entspannen Sie den Bauch.

Diese Übung kann man auch im Stehen ausführen. Lassen Sie dabei die Arme entspannt dicht am Körper herabhängen und die Schultern in den Schultergelenken kreisen.

❷ Atmen Sie ein, und heben Sie langsam die Schultern so hoch wie möglich, die Hände können nachrutschen. Wenn Sie meinen, Sie hätten die Schultern so weit wie möglich gehoben, entspannen Sie sich, halten Sie sie oben, vielleicht können Sie sie noch weiter heben. Ihr Nacken ruht zwischen den angehobenen Schultern. Halten Sie den Atem kurz an, stellen Sie sich vor, Ihr Nacken sei so frisch und warm wie der eines glücklichen Babys.

❸ Atmen Sie ganz langsam aus und lassen Sie die Schultern nach hinten und unten kreisen. Spüren Sie die Empfindungen in Nacken und Wirbelsäule. Lassen Sie den Bauch entspannt, ebenso die Hände und Arme – vielleicht empfinden Sie dort Gefühle von Wärme und Weichheit.

Lassen Sie langsam Ihre Schultern 3- oder 9-mal vorwärts, aufwärts, rückwärts und abwärts kreisen, jede Drehung mindestens eine Minute lang. Finden Sie eine Stelle, an der Sie die Richtung leicht umkehren können, und drehen Sie 3- oder 9-mal in der anderen Richtung.

GEDANKEN AUFHELLEN

Diese Übung löst Spannungen in Nacken, Kopf und Schultern und lockert festgefahrene Ideen und Vorstellungen. Lassen Sie diese Übung aus, wenn Sie schwanger sind oder eine Halsverletzung haben. Wenn Ihre Nackenmuskeln sehr verspannt sind, machen Sie sie besonders langsam. Bleiben Sie am Ende zehn Minuten in der Sitzhaltung und erweitern Sie die Gefühle.

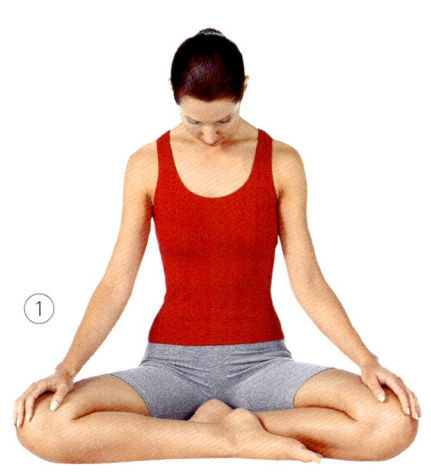 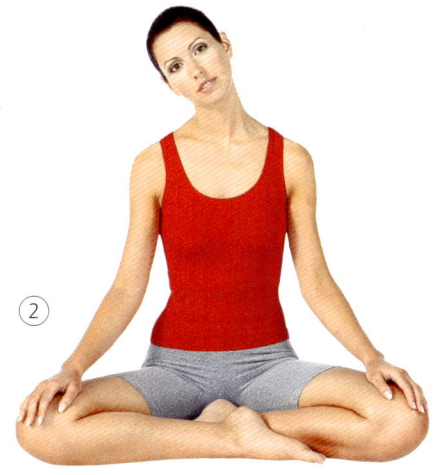 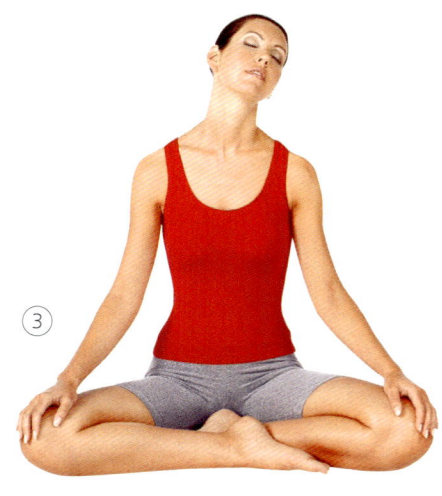

❶ Setzen Sie sich mit gekreuzten Beinen auf eine Matte oder ein Kissen, legen Sie die Hände auf die Knie. Atmen Sie mit leicht geöffnetem Mund ganz langsam, lassen Sie das Kinn auf die Brust herabsinken und heben Sie es dann langsam wieder an, bis es zur Decke zeigt. Wiederholen Sie das mehrmals.

❷ Bewegen Sie nun ganz langsam den Kopf, mit dem rechten Ohr zur rechten Schulter, dann mit dem linken Ohr zur linken Schulter. Wiederholen Sie das mehrmals.

Atmen Sie bei der Übung ganz langsam und gleichmäßig durch Mund und Nase. Wenn Sie zu schnell oder ungleichmäßig atmen, kann die Übung Übelkeit oder Schwindel hervorrufen.

❸ Schließen Sie die Augen, drehen Sie den Kopf langsam im Uhrzeigersinn. Entspannen Sie die Schultern. Machen Sie den Kreis so groß wie möglich, ohne sich anzustrengen. An verspannten oder schmerzhaften Stellen bewegen Sie den Kopf ganz langsam vor und zurück, um die Muskeln zu lockern. Vielleicht taucht ein Gedanke auf, der mit der Verspannung zusammenhängt. Drehen Sie langsamer, bis die Bewegung kaum mehr wahrnehmbar ist. Empfinden Sie dabei Ihren ganzen Körper, auch die Zehen und Fingerspitzen.

Drehen Sie 3- oder 9-mal im Uhrzeigersinn. Wechseln Sie dann die Richtung und drehen Sie wieder 3- oder 9-mal. Bewegen Sie bei der letzten Umdrehung den Kopf immer langsamer, bis er schließlich stillsteht.

Konzentrieren Sie sich während der Drehung auf den Übergang von Schädel und Wirbelsäule unter dem Hinterkopf. Vielleicht können Sie dort eine besondere Energie fühlen, ein Gefühl des Daheimseins. Vertiefen und erweitern Sie dieses Gefühl so weit Sie können. Verbreiten Sie es entlang der Wirbelsäule durch Ihren Körper. Dehnen Sie das Gefühl auch außerhalb Ihres Körpers weiter aus.

ENERGIE AUFFRISCHEN

Machen Sie diese Übung, immer wenn Sie einen Energieschub oder geistige oder körperliche Erfrischung brauchen. Bleiben Sie am Ende der Übung fünf bis zehn Minuten in der Sitzhaltung, atmen Sie sanft und verstärken Sie Ihre Empfindungen, bis sie den ganzen Raum erfüllen.

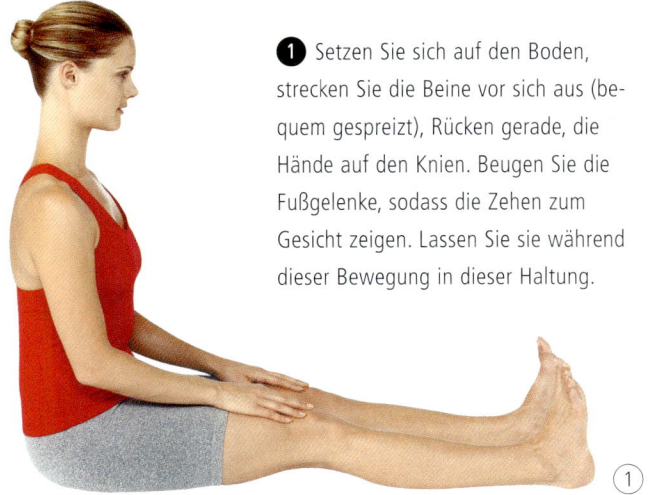

❶ Setzen Sie sich auf den Boden, strecken Sie die Beine vor sich aus (bequem gespreizt), Rücken gerade, die Hände auf den Knien. Beugen Sie die Fußgelenke, sodass die Zehen zum Gesicht zeigen. Lassen Sie sie während dieser Bewegung in dieser Haltung.

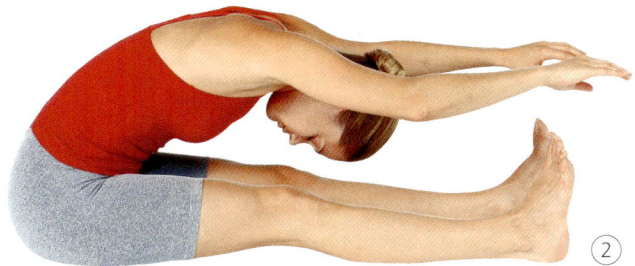

❷ Heben Sie langsam die Arme mit den Handflächen nach unten vor sich auf Schulterhöhe. Strecken Sie sich langsam zu den Zehen vor, senken Sie den Kopf zwischen die Arme.

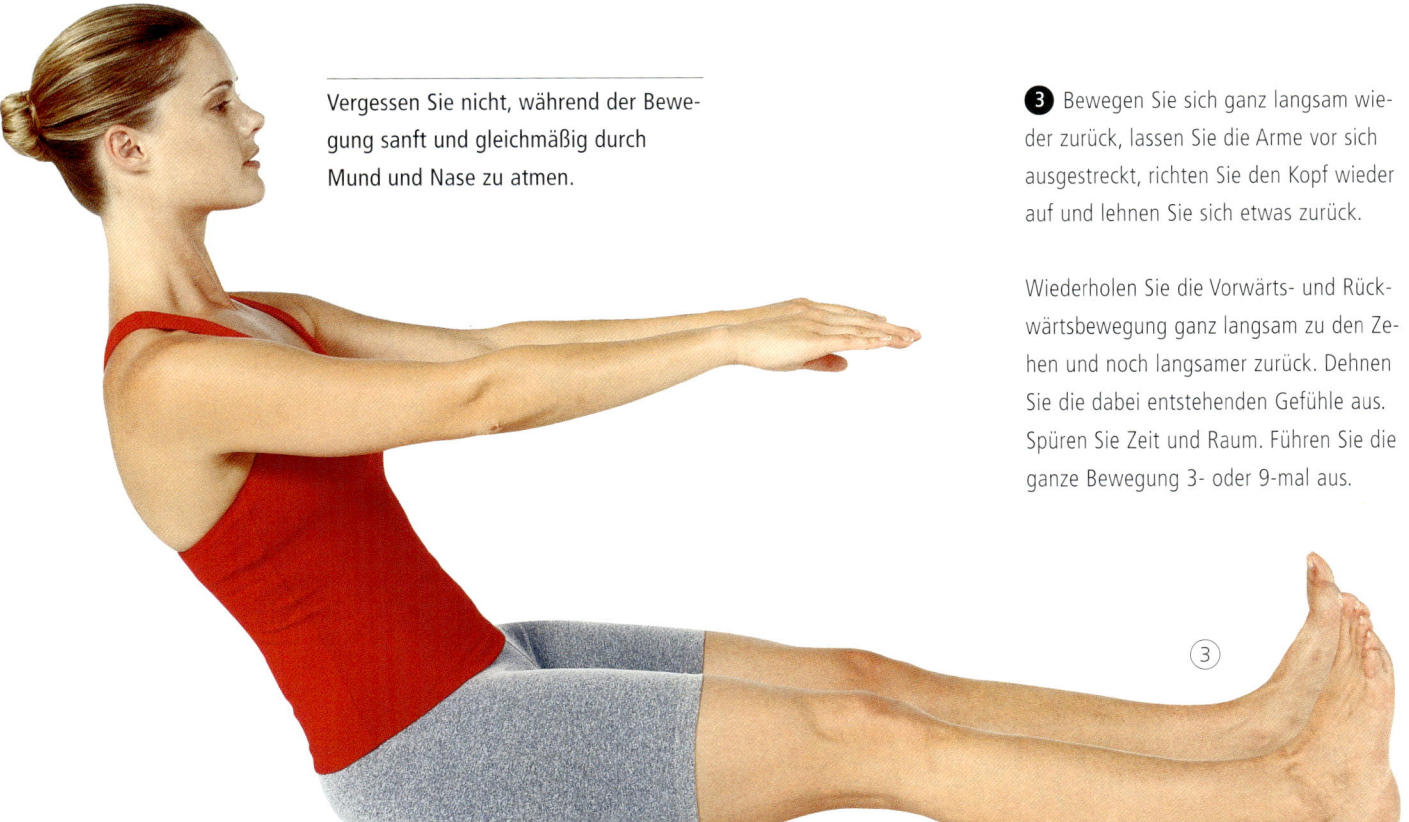

Vergessen Sie nicht, während der Bewegung sanft und gleichmäßig durch Mund und Nase zu atmen.

❸ Bewegen Sie sich ganz langsam wieder zurück, lassen Sie die Arme vor sich ausgestreckt, richten Sie den Kopf wieder auf und lehnen Sie sich etwas zurück.

Wiederholen Sie die Vorwärts- und Rückwärtsbewegung ganz langsam zu den Zehen und noch langsamer zurück. Dehnen Sie die dabei entstehenden Gefühle aus. Spüren Sie Zeit und Raum. Führen Sie die ganze Bewegung 3- oder 9-mal aus.

MAGIE DER HÄNDE

Diese Übung macht uns bewusst, dass der Körper nicht nur existiert, sondern auch Energie liefern und den Geist leichter machen kann. Verlangsamen Sie am Ende der Übung die Bewegung der Hände und lassen Sie sie in Ihrem Schoß ruhen — mit dem Rücken einer Hand auf der Handfläche der anderen, den Kopf leicht vorgebeugt. Entspannen Sie die Schultern. Es ist, als ob Ihre Hände die Energie umfassen. Sitzen Sie fünf bis zehn Minuten, dehnen Sie die Empfindungen in Ihrem Körper aus.

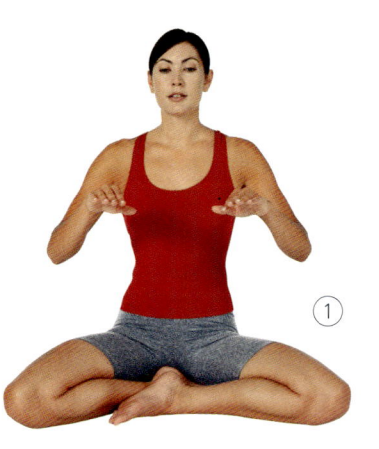

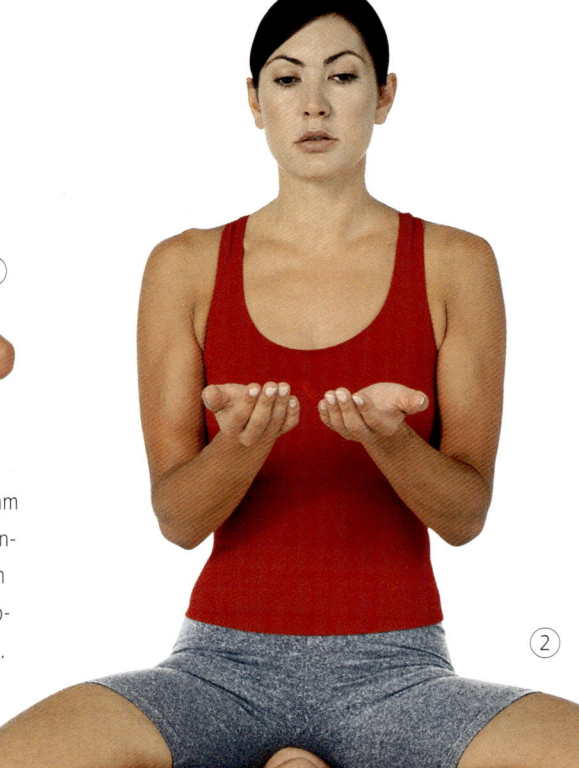

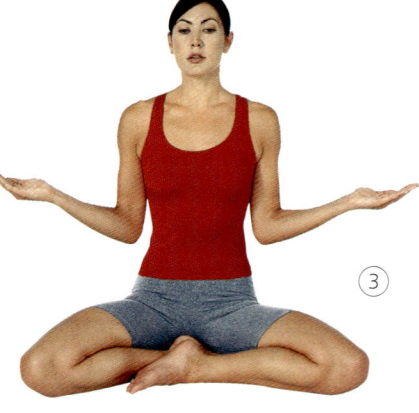

❶ Sitzen Sie mit gekreuzten Beinen, Hände auf den Knien. Heben Sie langsam die Hände mit den Handflächen nach unten mit abgewinkelten Ellbogen vor sich auf Brusthöhe. Entspannen Sie die Ellbogen und halten Sie sie vom Körper weg. Atmen Sie sanft und gleichmäßig durch Mund und Nase, und bewegen Sie die Hände an den Gelenken langsam auf und ab, bis Sie unter den Händen Wärme empfinden. Beobachten Sie die Handbewegung mit halb geschlossenen Augen, ohne direkt hinzusehen. Entspannen Sie die Schultern, verlangsamen Sie die Bewegung, bis sie kaum mehr zu erkennen ist. Spüren Sie Wärme in Handflächen, Brust, Nacken und hinter der Wirbelsäule? Wenn nicht, dann war die Bewegung zu schnell. Lassen Sie die Hände an den Gelenken herabhängen und bewegen Sie sie leicht und langsam, fast unmerklich. Fühlen Sie Wärme oder ein Kribbeln in den Händen?

❷ Sobald Sie etwas in den Handflächen oder Fingern fühlen, strecken Sie die Hände vor sich aus und drehen Sie sie langsam nach oben. Drücken Sie die Ellbogen in die Seiten Ihres Körpers und wölben Sie leicht die Brust. Nähern Sie die Hände mit den Handflächen nach oben einander an, bis sie sich fast berühren, erleben Sie das Gefühl von Wärme und Energie.

❸ Kurz bevor die Hände einander berühren, bewegen Sie sie wieder so weit wie möglich auseinander. Lassen Sie die Ellbogen an den Körper gedrückt. Können Sie die Energie noch spüren?

Wiederholen Sie diese Bewegung der Unterarme 3- oder 9-mal. Bewegen Sie dann mit den Handflächen nach oben und den Ellbogen an den Seiten die Hände sehr schnell und ruckartig aufeinander zu und auseinander. Halten Sie den Nacken gerade, entspannen Sie den Bauch und lassen Sie die Kraft von den Schultern zu den Händen strömen. Machen Sie das eine halbe bis eine Minute lang.

Diese Übung ist am wirkungsvollsten, wenn man vorher die Hände massiert oder mit Energie aufgeladen hat.

KÖRPERENERGIE WECKEN

Diese Übung lockert Verspannungen im Nacken, an der Wirbelsäule und an der Rückseite der Beine, sie verteilt Energie und Gefühle über den gesamten Körper. Bei Schwangerschaft oder Rückenverletzungen ist diese Übung nicht zu empfehlen. Bleiben Sie am Ende der Übung fünf bis zehn Minuten lang in der Sitzhaltung und dehnen Sie die bei dieser Bewegung geweckten Gefühle aus.

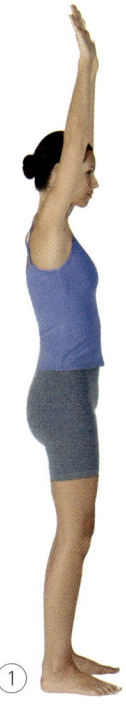

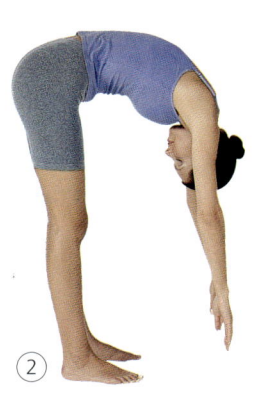

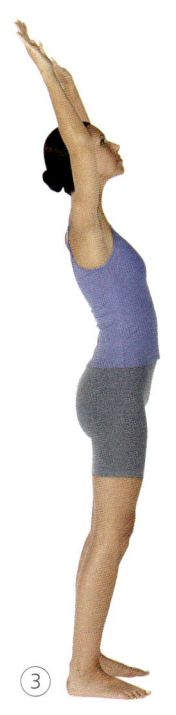

❶ Stellen Sie sich mit bequem gespreizten Füßen hin, der Rücken ist gerade, das Gewicht gleichmäßig verteilt. Atmen Sie sanft durch Mund und Nase und heben Sie langsam Ihre Arme, bis sie mit den Handflächen nach vorne senkrecht nach oben zeigen.

❷ Halten Sie die Knie gerade, aber nicht durchgedrückt. Beugen Sie sich langsam und gleichmäßig aus der Hüfte vor, strecken Sie die Arme. Kopf, Rumpf und Arme bewegen sich zugleich. Entspannen Sie den Nacken und lockern Sie die Spannungen in Brust, Bauch und den unteren Energiezentren. Wenn Ihre Finger dicht über dem Boden sind, bleiben Sie kurz in dieser Haltung, konzentrieren Sie sich auf Ihren Rücken. Spreizen Sie die Finger. Atmen Sie tief aus, entspannen Sie den Bauch und lassen Sie die Energie fließen.

❸ Atmen Sie gleichmäßig und sanft, richten Sie sich auf, lassen Sie den Kopf zwischen den Armen. Achten Sie auf Ihre Kehle, Sie können dabei ein Gefühl des Sich-Öffnens spüren. Wenn Sie sich aufgerichtet haben, beugen Sie sich ein wenig nach hinten. Atmen Sie sanft aus und empfinden Sie diese Offenheit vorne am Körper, besonders in Bauch, Brust und Kehle.

Richten Sie langsam Nacken und Rücken auf, achten Sie auf das Genick. Sie können dort Wärme oder ein Gefühl von Verbundenheit und Frieden spüren. Beugen Sie sich wieder vor, bewegen Sie sich dabei möglichst langsam und sanft. Machen Sie die Übung 3- oder 9-mal.

Entwickeln Sie die heilende Wirkung der Vorwärtsbewegung. Fühlen Sie das Öffnen jedes Wirbels. Richten Sie sich so langsam auf, dass Sie die feinen Verspannungen Ihres Körpers fühlen können. Erforschen Sie diese Spannungen gründlich – nur so können Sie sie lösen. Vielleicht können Sie eine Einstellung oder Aspekte Ihres Selbstbildes erkennen. Werden Sie eins mit Ihren Gefühlen, lassen Sie sich von ihnen bewegen und ihre Energie in jedes Molekül des Körpers dringen, bis nur noch Gefühl bleibt.

KÖRPER UND GEIST HEILEN

Diese Übung löst Verspannungen in der Muskulatur entlang der Körperseiten. Nehmen Sie danach für fünf bis zehn Minuten die Sitzhaltung ein und dehnen Sie die durch die Übung angeregten Gefühle aus.

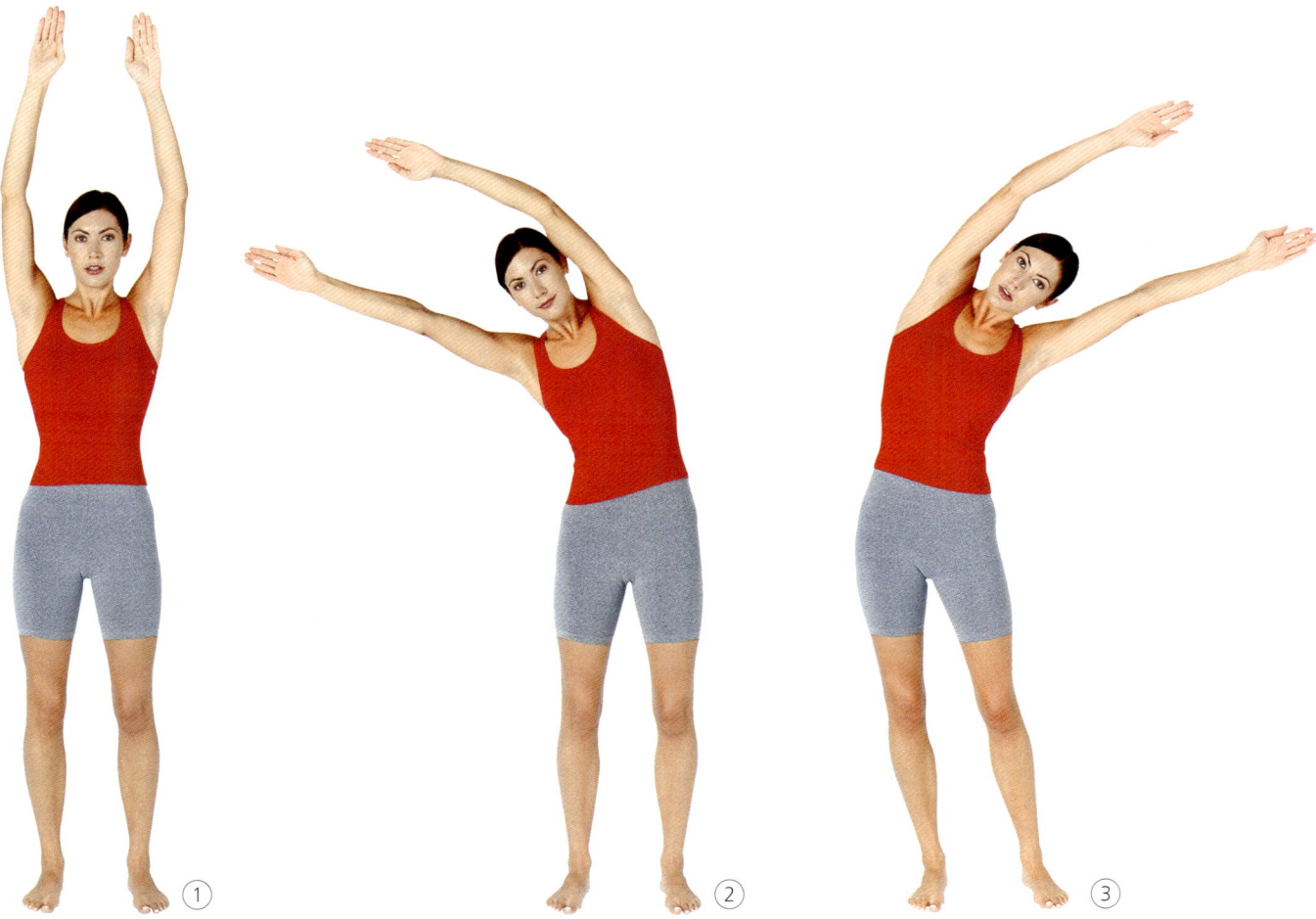

❶ Stellen Sie sich mit gleichmäßig verteiltem Körpergewicht hin, die Füße etwa
30 cm auseinander, halten Sie den Rücken gerade und die Arme entspannt an
den Seiten. Atmen Sie durch Mund und
Nase ein und heben Sie langsam die Arme vor sich, bis sie, mit den Handflächen
nach vorne, senkrecht nach oben zeigen.

❷ Beugen Sie sich beim Ausatmen langsam nach rechts, strecken Sie die Arme
aus, die Knie gerade, aber nicht durchgestreckt. Das Becken bewegt sich beim
Beugen leicht nach rechts, damit das Körpergewicht auf beide Füße verteilt bleibt
und die Beugung lang und geschmeidig
wird. Bringen Sie den linken Arm nahe
ans Ohr, den rechten senken Sie etwas.
Halten Sie den Mund leicht geöffnet und
lassen Sie den Atem gleichmäßig fließen.

❸ Richten Sie sich beim Einatmen langsam wieder auf und beugen Sie sich in
fließender Bewegung zur entgegenge-
setzten Seite, dabei atmen Sie aus. Der
Bauch soll entspannt und leer sein. Bewegen Sie sich so langsam Sie können,
spüren Sie die Gefühle im Körper. Wiederholen Sie die Bewegung 3- oder 9-mal.

Diese Bewegung kann man auch mit zueinander gekehrten Handflächen machen.

FLIEGEN

Diese Übung beruhigt den rastlosen Gedankenstrom und regt Gefühle im Herzzentrum an. Sitzen Sie zum Abschluss fünf Minuten oder länger in der Sitzhaltung. Empfinden Sie weiterhin den Fluss der Energie, und lassen Sie Atem, Körper und Geist eins werden. Sie können auch die Bewegung verlangsamen, nehmen Sie sich zwei Minuten Zeit für eine Richtung.

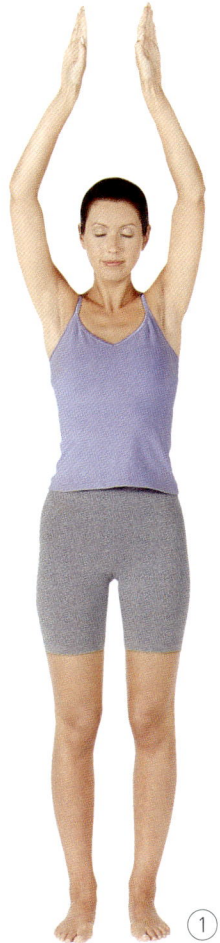

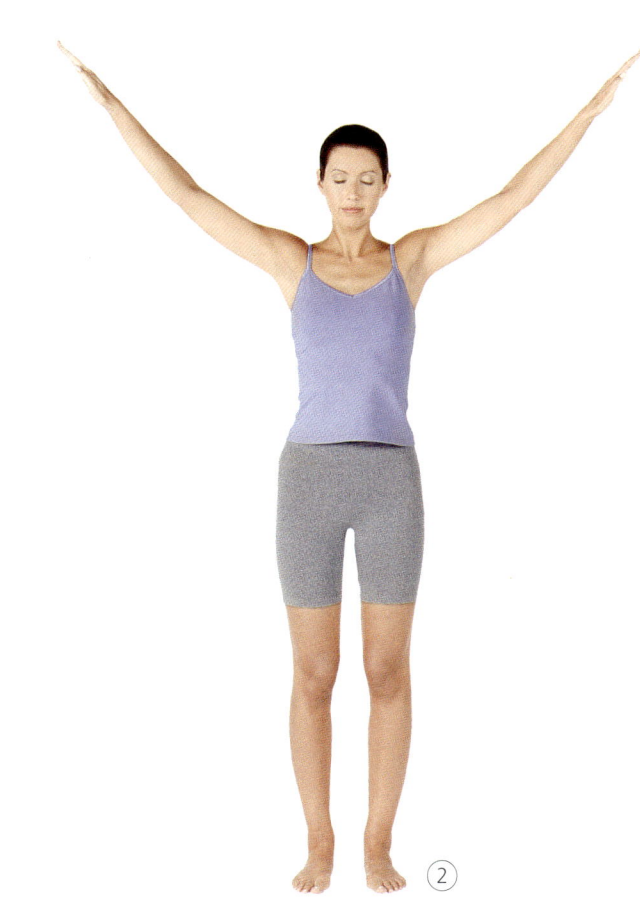

Achten Sie bei der Armbewegung auf Gefühle und den Energiefluss in Ihrem Körper. Lassen Sie beim Senken der Arme Energie ins Herzzentrum strömen; leiten Sie beim Heben der Arme die Energie durch Ihre Finger nach außen. Sie können die Wärme und Energie spüren, die Arme und Hände umgeben.

1 Stehen Sie im Gleichgewicht, die Füße zehn Zentimeter auseinander, Rücken gerade, Arme entspannt an den Seiten. Heben Sie langsam die Arme seitwärts hoch, bis sie senkrecht nach oben zeigen. Die Handrücken berühren sich fast, die Finger sind gestreckt. Schließen Sie die Augen und fühlen Sie die Energie in Ihrem Körper. Entspannen Sie die Oberschenkel und beugen Sie die Wirbelsäule möglichst wenig nach hinten.

2 Bewegen Sie langsam die Arme auseinander, vergrößern Sie den Abstand gleichmäßig, nehmen Sie sich eine ganze Minute Zeit für die Abwärtsbewegung.

Nehmen Sie sich noch eine Minute, um die Arme wieder zu heben. Stecken Sie sich ein wenig, wenn die Arme senkrecht sind, lassen Sie die Beine entspannt. Diese Streckung klärt und beruhigt den Geist. Machen Sie die Bewegung 9-mal.

GLEICHGEWICHT VON KÖRPER UND GEIST

Diese Übung dehnt den oberen Teil der Beine und regt die Energie im Kreuzbein und in der Wirbelsäule an. Setzen Sie sich am Ende der Übung fünf bis zehn Minuten hin, und lassen Sie die dabei angeregten Empfindungen sich ausdehnen.

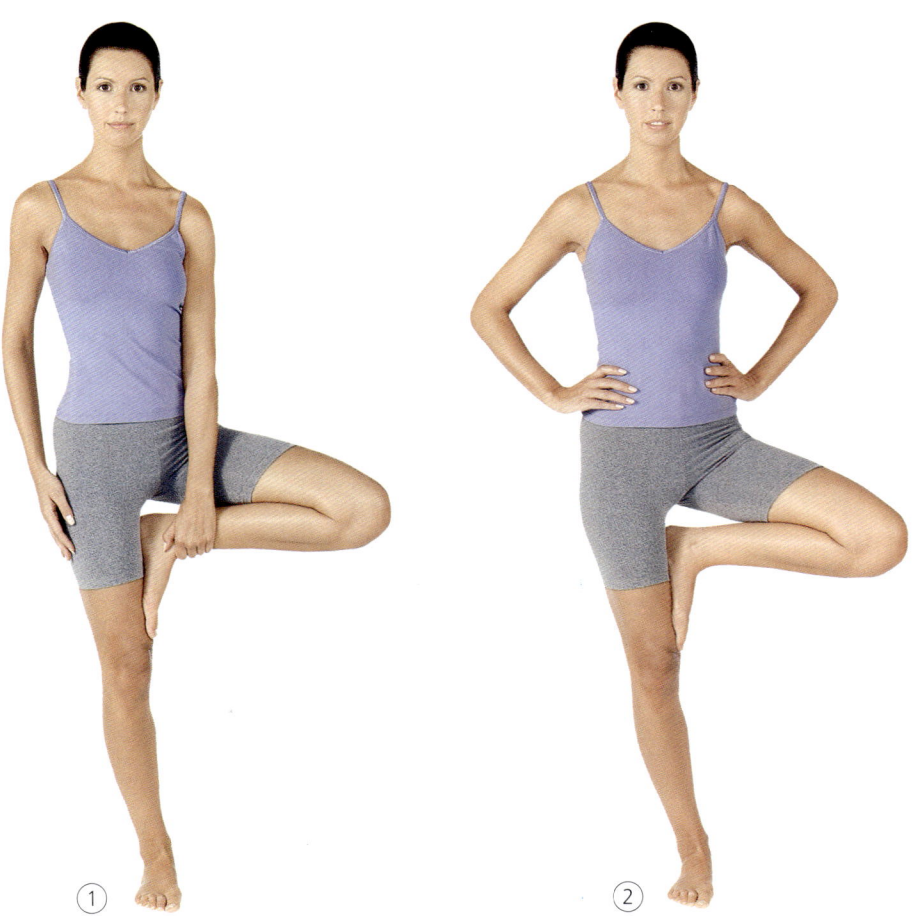

①   ②

Entspannen Sie sich bei dieser Übung, und erforschen Sie die dabei geweckten Gefühle. Wenn Sie geübt sind, werden Sie entdecken, dass verschiedene Gefühlslagen unterschiedliche Stimmungen erzeugen — z. B. wird es Ihnen eher schwer fallen, die Balance zu halten, wenn Sie emotionell oder körperlich verspannt sind.

❶ Stellen Sie sich auf den Fußboden, die Füße bequem auseinander, Rücken gerade. Beugen Sie das linke Knie, und heben Sie langsam das Bein hoch. Ergreifen Sie es mit der linken Hand dicht am Fußgelenk, und setzen Sie die Sohle des linken Fußes mit den Zehen nach unten an die Innenseite des rechten Oberschenkels, die Ferse nahe am Schritt. Drücken Sie die Ferse leicht gegen den Oberschenkel, damit das Bein nicht rutscht.

❷ Drehen Sie das linke Knie nach außen, stützen Sie die Hände in die Hüften, blicken Sie geradeaus und halten Sie das Gleichgewicht. Bleiben Sie 1 bis 3 Minuten so.

Reduzieren Sie langsam den Druck des linken Fußes. Setzen Sie ihn nun wieder ab, und achten Sie auf das, was Sie fühlen, kurz bevor der Fuß den Boden berührt. Machen Sie die gesamte Bewegung auf jeder Seite je 3-mal.

SEIN UND KÖRPER

Diese Übung steigert das Bewusstsein des Gleichgewichts von Körper und Geist. Es ist eine Meditation im Gehen, die die gleiche Konzentration wie Meditation im Sitzen fördert, aber ohne das durch die lange Unbeweglichkeit erzeugte Unbehagen. Sie können diese Übung auch mit halb so schnellem Tempo machen und zweimal die neun Meter vor und zurück in fünfundvierzig Minuten zurücklegen.

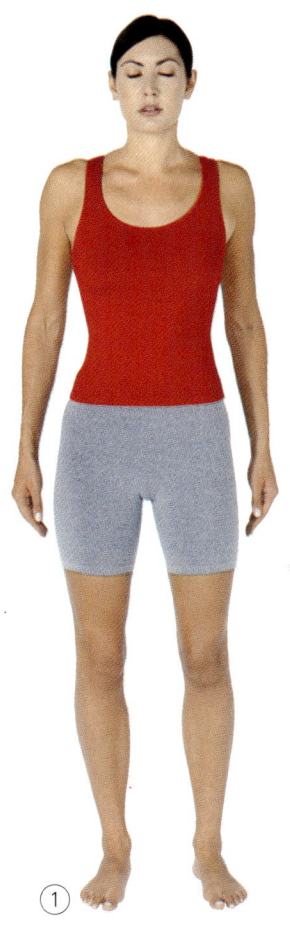

① Stehen Sie im Gleichgewicht, die Füße bequem auseinander, Rücken gerade, Arme entspannt an der Seite. Atmen Sie sanft durch Mund und Nase. Schließen Sie die Augen und lassen Sie die Spannung aus Ihrem Körper, aus Brust und Kehle weichen. Fühlen Sie einige Minuten lang, wie winzige Bewegungen von Muskeln und Energie Ihr Gleichgewicht beeinflussen.

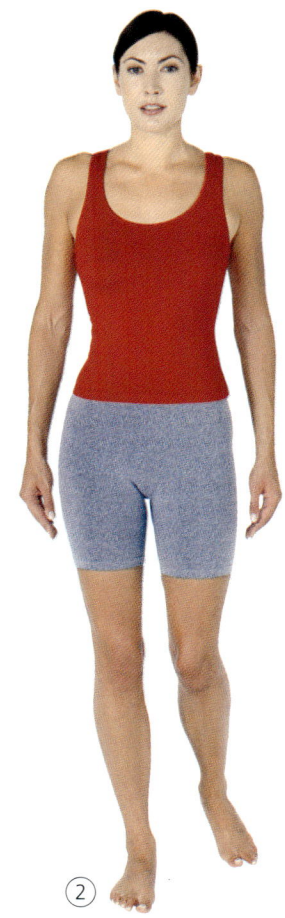

② Öffnen Sie nun langsam die Augen, blicken Sie geradeaus und beginnen Sie sehr langsam zu gehen, machen Sie ganz kleine Schritte – nur etwa 5 Zentimeter weit und nicht weiter als zehn Zentimeter. Gehen Sie so langsam, wie Sie sich vorstellen können, werden Sie dann noch langsamer. Treten Sie sehr leicht auf, halten Sie beide Körperseiten, Konzentration und Atem im Gleichgewicht. Zwischen Heben und Auftreten liegt eine Art Stille. Spannungen in Energiezentren, besonders im Kehlzentrum, können die Stille blockieren, es ist daher wichtig, im Augenblick des Hebens des Fußes Kehle, Bauch, Knie, Schultern, Hände und Wirbelsäule zu entspannen. Lassen Sie Ihre Aufmerksamkeit nicht zu gespannt sein, damit die Konzentration nicht zu eng wird.

Üben Sie das langsame Gehen 45 Minuten lang, gehen Sie dabei 9 Meter 4-mal vor und zurück.

Widmen Sie jedem Teil dieser Übung gleiche Hingabe und Zeit – dem Heben, Bewegen und Auftreten. Öffnen Sie Ihre Sinne so, dass Sie sich nicht auf einen bestimmten Sinn konzentrieren – Sie sollten nicht bewusster sehen, als Sie hören. Geben Sie Ihren Gefühlen ebensoviel Kraft wie Ihren Augen, Ohren und Gedanken. Fühlen Sie so viel, wie Sie denken. Geben Sie allen Aspekten Ihrer Erfahrung gleiches Gewicht, lassen Sie Körper und Sinne als Einheit wirken. Seien Sie sich beim Gehen des Mantras OM AH HUM bewusst – Sie müssen es nicht aussprechen, hören Sie nur in Ihrem Inneren darauf.

INNERE ENERGIE BERUHIGEN

Diese Übung beruhigt die inneren Organe und das Nervensystem und kann Sie an einen sehr ruhigen Ort bringen, wo Sie wenig oder gar keine Gedanken haben. Wenn das passiert, verlangsamen Sie die Bewegung noch mehr und dehnen Sie diese Gefühle aus. Sitzen Sie nach der Übung 5 bis 10 Minuten still und lassen Sie die durch die Bewegung ausgelösten Gefühle andauern und sich ausdehnen.

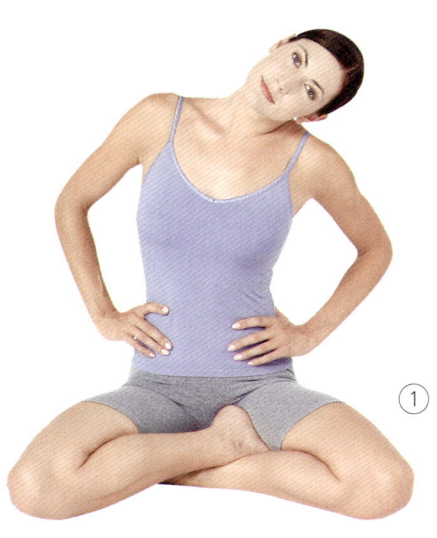

1 Setzen Sie sich mit gekreuzten Beinen auf eine Matte oder ein Kissen. Halten sie den Rücken gerade, legen Sie die Hände in die Hüften. Bewegen Sie Ihren Oberkörper langsam im Kreis. Beugen Sie sich aus der Hüfte nach links, atmen Sie gleichmäßig durch Mund und Nase. Der Nacken ist entspannt, der Kopf hängt herab.

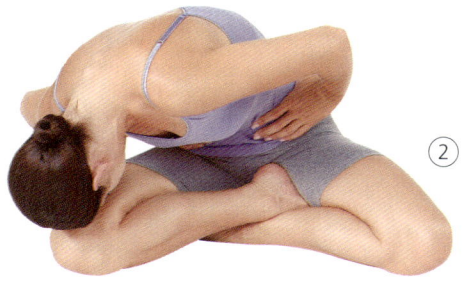

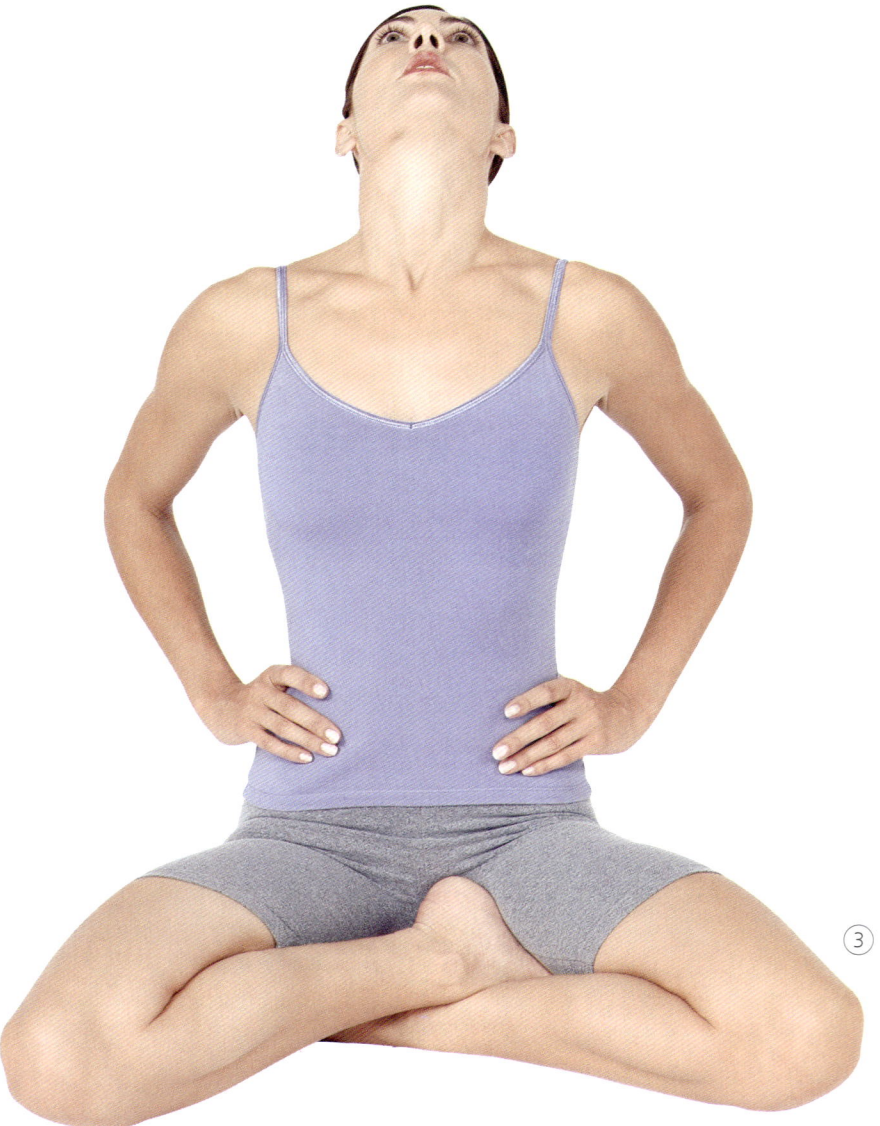

2 Beugen Sie sich langsam vor, bis Ihr Kopf über Ihr linkes Knie streift und dann knapp über dem Boden zum rechten Knie gelangt.

3 Richten Sie sich rechts wieder auf, beugen Sie sich leicht zurück, schauen Sie zur Decke. Setzen Sie die Kreisbewegung, ohne anzuhalten, nach links fort. Lassen Sie den Mund leicht geöffnet. Atmen Sie beim Kreisen normal, in der tiefsten Position aber sollten Sie tief ausatmen. Ändern Sie nach 9 Drehungen die Richtung, und machen Sie 9 Drehungen zur anderen Seite.

STÄRKENDE GEFÜHLE ANREGEN

Diese Übung dehnt die Muskeln und Bänder im Oberkörper, vor allem entlang der oberen Wirbelsäule, und führt der Wirbelsäule und den Gelenken Energie zu. Seien Sie so entspannt und offen wie möglich, halten Sie nichts zurück, konzentrieren Sie sich nicht auf etwas Bestimmtes. Schließen Sie diese Übung ab, indem Sie fünf bis zehn Minuten lang die Sitzhaltung einnehmen. Dehnen Sie die durch das Halten und Loslassen von Spannung entstandenen Gefühle aus.

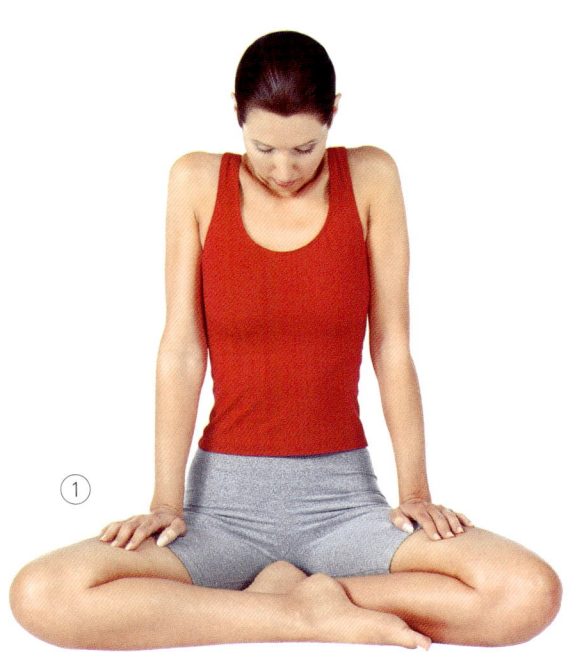

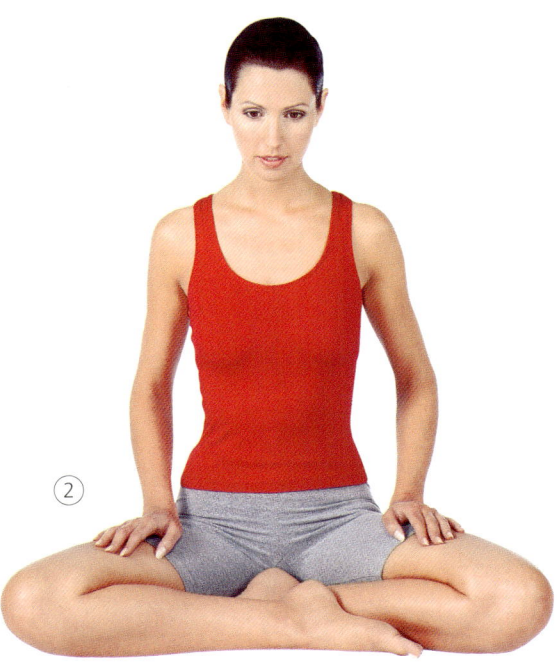

❶ Sitzen Sie mit gekreuzten Beinen bequem auf einer Matte oder einem Kissen, Knie weit auseinander, Rücken gerade. Legen Sie die Hände mit den Fingern nach vorne auf den oberen Teil der Oberschenkel und drücken Sie langsam dagegen, bis Ihre Arme gestreckt und die Schultern so weit wie möglich oben sind. Entspannen Sie den Körper, Sie können die Schultern vielleicht noch weiter anheben. Ihr Kopf ruht zwischen den Schultern, das Kinn berührt fast die Brust. Atmen Sie leicht durch Mund und Nase, entspannen Sie Kehle und Bauch. Bleiben Sie 3 bis 5 Minuten so, und lassen Sie Energie aus der Bauchgegend zur Brust aufsteigen.

❷ Lockern Sie nach 3 bis 5 Minuten ganz langsam ein wenig die Schultern. Drehen Sie sie nicht, lassen Sie einfach die Spannung abklingen und die Schultern sinken. Wenn sich die Arme entspannen beugen sich die Ellbogen. Lassen Sie sich mindestens eine Minute Zeit für das Lockerlassen. Spüren Sie die Energie vom Nacken entlang der Wirbelsäule zum Kreuzbein fließen.

Nehmen Sie wieder Position 1 ein, ziehen Sie den Bauch ein und spannen Sie die Wirbelsäule etwas an. Atmen Sie langsam durch Mund und Nase. Wenn Schmerzen auftreten, bewegen Sie die Schultern leicht, um die Energie gleichmäßig fließen

zu lassen. Halten Sie diese Position 3 bis 5 Minuten. Lassen Sie dann ganz langsam die Spannung los, und spüren Sie ein tiefes Gefühl in sich aufsteigen. Sie können Wärme in Brust und Nacken empfinden oder ein Gefühl des Öffnens in Kehle, Brust und Kopf, ein Gefühl des sich Ausdehnens über den Körper hinaus. Machen Sie die ganze Übung 3- oder 9-mal.

Beim ersten Üben wird die Energie durch die Wirbelsäule hinab, dann nach vorne und hinauf zur Kehle und die Wirbelsäule wieder hinab fließen. Mit mehr Übung können Sie die Energie zu allen Teilen Ihres Körpers leiten.

KÖRPER DES WISSENS

Diese Übung hilft bei Überanstrengung der Augen und bei allgemeiner Müdigkeit. Sie stärkt auch die Muskeln und macht die Gelenke beweglicher. Falls Sie eine Verletzung an Rücken oder Hals haben oder in den letzten drei oder vier Monaten operiert worden sind, bewegen Sie sich in dieser Übung sehr vorsichtig, machen Sie weniger als angegeben. Bleiben Sie nach der Übung zehn bis fünfzehn Minuten sitzen. Lassen Sie die Gefühle sich in und um Ihren Körper ausbreiten.

1 Setzen Sie sich mit gekreuzten Beinen auf eine Matte oder ein Kissen. Legen Sie die Hände auf die Knie, die Finger liegen eng nebeneinander und zeigen zueinander, die Ellbogen nach außen.

2 Beugen Sie den Kopf, so dass sich das Kinn der Brust nähert. Beugen Sie sich aus der Hüfte langsam hinunter, drücken Sie die Hände auf die Knie und die Ellbogen nach vorne. Ziehen Sie den Bauch leicht ein und halten Sie ihn, atmen Sie gleichmäßig durch Mund und Nase. Lassen Sie bei jedem Ausatmen jeden Teil der Wirbelsäule sich öffnen und ausdehnen. Wenn Sie sich so weit wie möglich vorgebeugt haben, konzentrieren Sie sich auf das untere Ende der Wirbelsäule, Sie können dort Offenheit und Wärme fühlen. Dehnen Sie diese Gefühle aus. Bleiben Sie 3 bis 5 Minuten gebeugt. Bevor Sie sich aufrichten, ändern Sie die Handposition, Finger und Daumen zeigen vorwärts. Drücken Sie beim Aufrichten mit den Händen fest gegen die Beine. Die Spannung kann Sie zum Zittern bringen; beobachten Sie Ihre Gefühle dabei.

Lassen Sie ganz langsam locker, bleiben Sie 5 Minuten sitzen, und dehnen Sie die Gefühle aus. Machen Sie die Bewegung 3- oder 9-mal, bleiben Sie danach immer 5 Minuten sitzen.

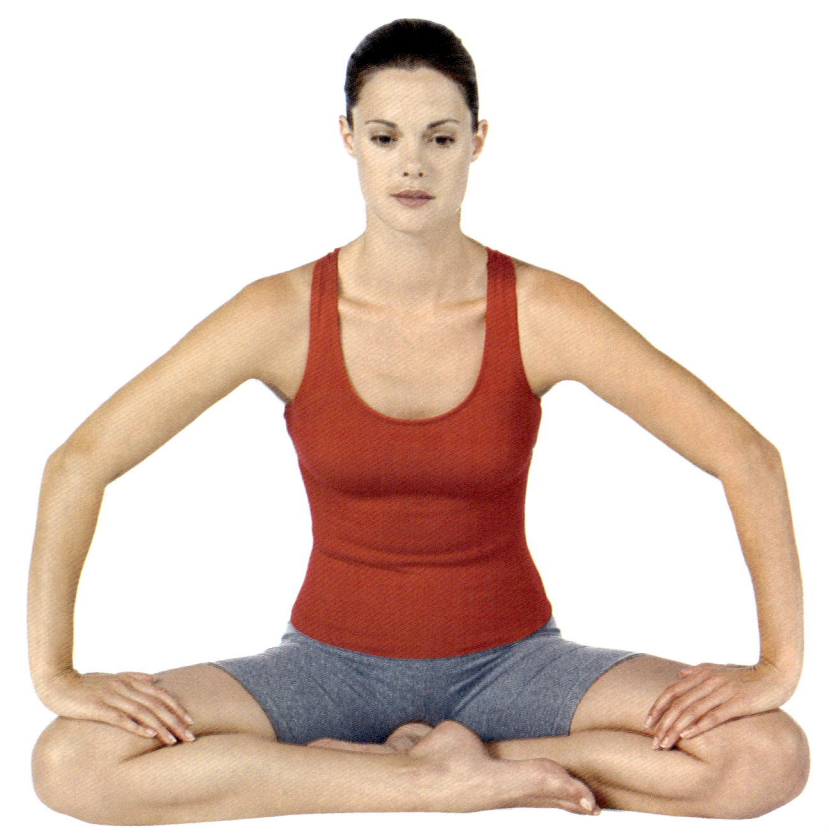

①

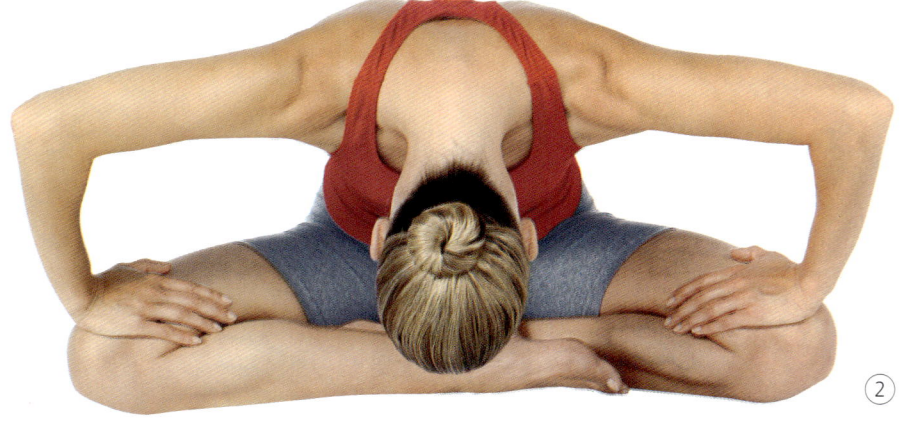

②

Diese Variation der Übung ist etwas schwieriger. Sitzen Sie zum Abschluss fünf oder zehn Minuten lang, und dehnen Sie die Empfindungen am unteren Ende der Wirbelsäule und in Brust und Kehle aus, bis sie über den ganzen Körper verteilt sind und Teil des umgebenden Raums geworden sind.

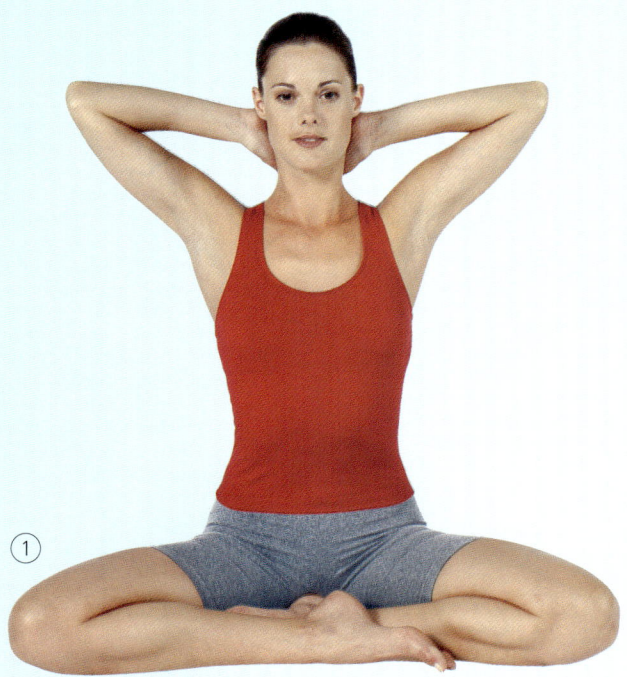

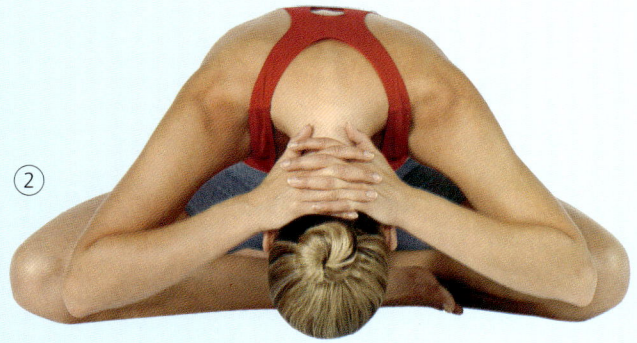

1 Setzen Sie sich auf eine Matte oder ein Kissen, verschränken Sie die Beine locker. Die Beinhaltung beeinflusst das Gleichgewicht, versuchen Sie daher verschiedene Möglichkeiten, sie zu kreuzen, bis Sie die Stellung finden, die Ihnen die ausgeglichenste Bewegung erlaubt. Verschränken Sie die Finger im Nacken und halten Sie die Ellbogen seitwärts.

2 Drücken Sie mit den Händen langsam den Nacken nach unten, sodass sich das Kinn der Brust nähert. Beugen Sie sich in dieser Stellung langsam aus der Hüfte vor, atmen Sie leicht und gleichmäßig durch Mund und Nase, ziehen Sie den Bauch leicht ein. Beim Ausatmen soll sich jeder Teil der Wirbelsäule öffnen und ausdehnen. Wenn Sie sich ohne Anstrengung so weit wie möglich vorgebeugt haben, konzentrieren Sie sich leicht auf das untere Ende der Wirbelsäule. Lassen Sie die Gefühle sich dort wie eine Aura ausbreiten. Ohne die Hände zu lösen, richten Sie sich langsam wieder auf. Halten Sie beim Aufrichten der Wirbelsäule einige Kraft in der Brustmuskulatur zurück, als ob Sie den Energiefluss durch Ihre Brust zur Kehle lenken wollten. Lassen Sie langsam die Hände wieder auf die Knie herabsinken, bleiben Sie einige Minuten sitzen, atmen Sie sanft und gleichmäßig durch Mund und Nase. Machen Sie die Übung 3- oder 9-mal.

BEWUSSTHEIT AUSDEHNEN

Diese Übung dehnt Bewusstheit und Konzentration aus und lockert Verspannungen im oberen Rückenbereich und in den Schultern. Versuchen Sie diese Übung, nachdem Sie fünfzehn bis dreißig Minuten lang still gesessen haben. Sitzen Sie zum Abschluss fünf bis zehn Minuten lang still, und dehnen Sie die Empfindungen von Energie innerhalb und außerhalb Ihres Körpers aus.

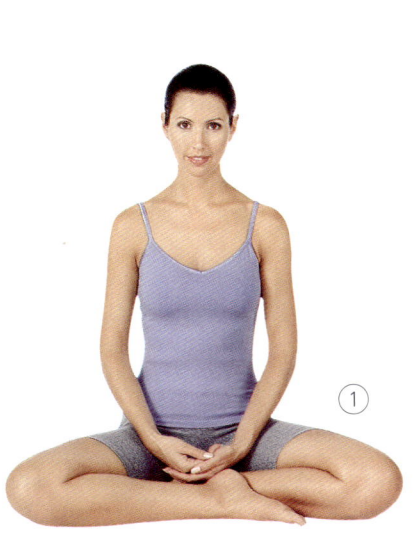

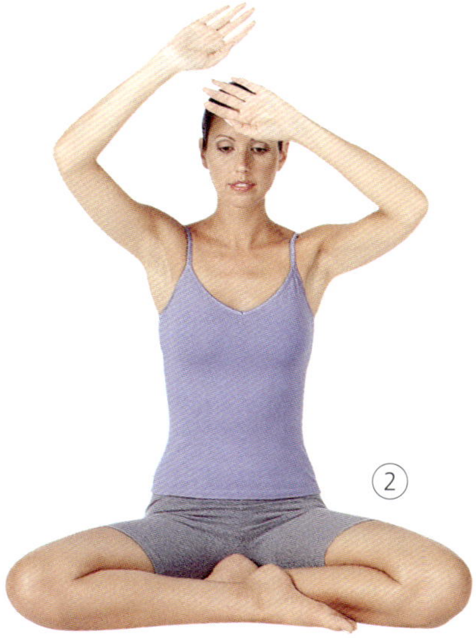

❶ Setzen Sie sich mit gekreuzten Beinen auf eine Matte oder ein Kissen. Legen Sie die Hände mit den Flächen nach oben in den Schoß, die rechte Hand auf der linken. Lockern Sie Bauch und Brust, lassen Sie den Hals zwischen den Schultern ruhen, entspannen Sie die Wirbelsäule.

❷ Heben Sie Ihre Hände anmutig in die Höhe, mit den Handflächen schließlich nach vorne.

❸ Stellen Sie sich eine riesige Kugel aus Energie vor sich vor. Öffnen Sie langsam die Arme, bewegen Sie sie, als ob Sie an der Energiekugel entlang nach unten streichen würden. Empfinden Sie das Gefühl der Energie in Händen und Armen.

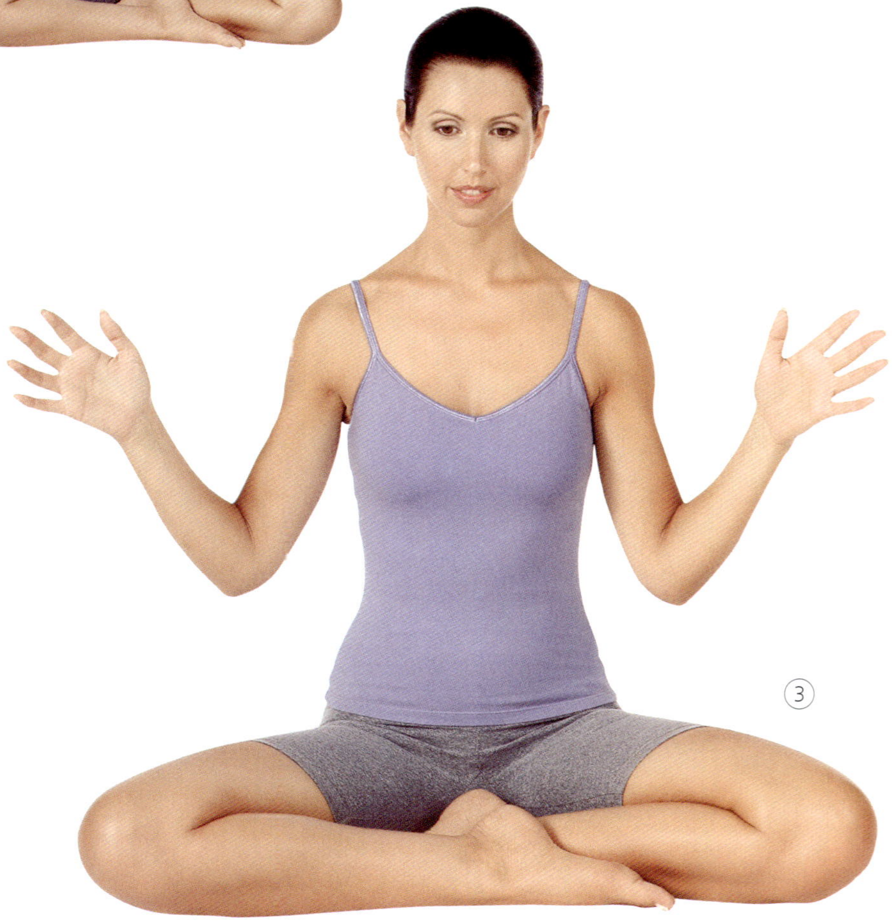

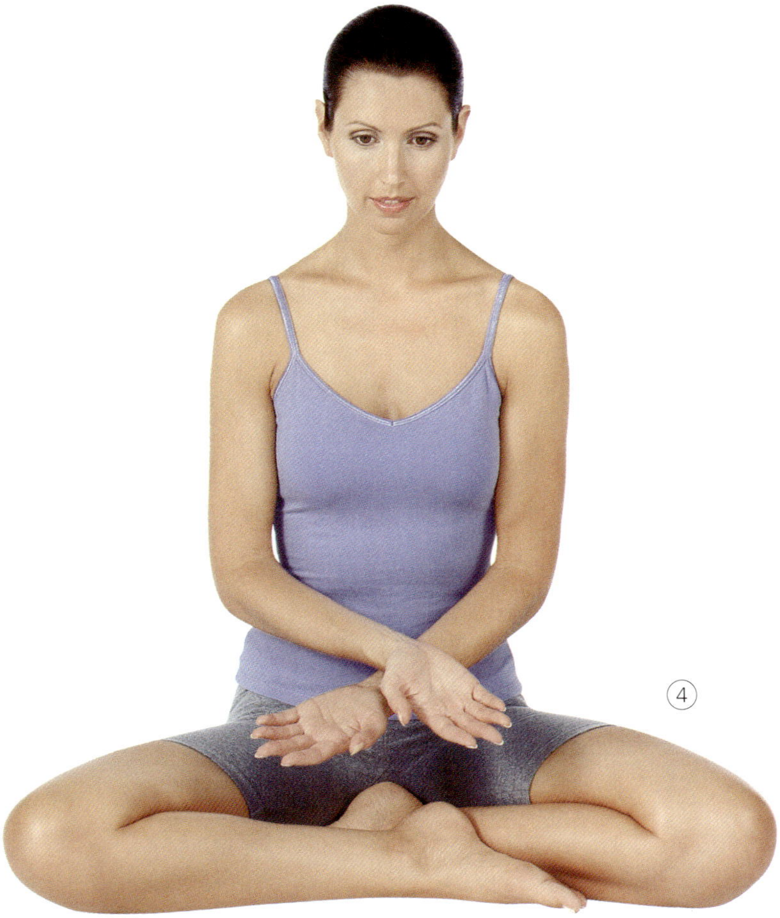

④

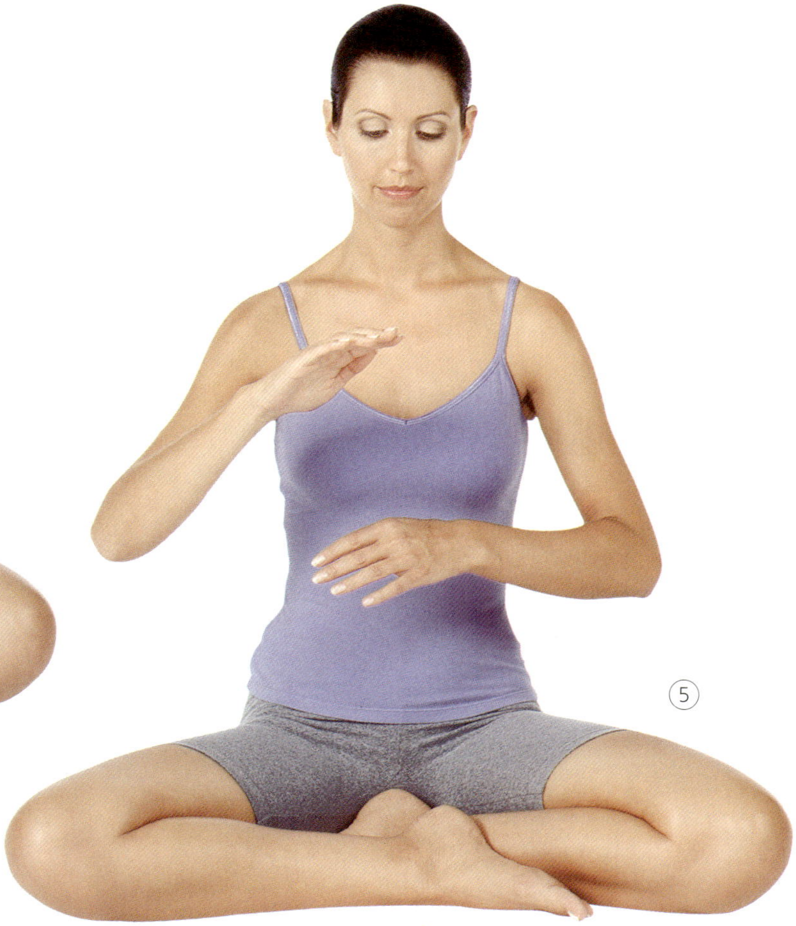

⑤

4 Wenn Sie mit den Handflächen nach oben die Unterseite der Kugel umrunden, führen Sie das rechte Handgelenk über das linke, ohne es zu berühren.

5 Drehen Sie beide Handgelenke in einer fließenden Bewegung, bis die Handflächen nach vorne zeigen. Heben Sie dabei zuerst die rechte Hand und, sobald Sie genug Platz haben, die linke. Arme und Ellbogen bleiben entspannt.

6 Halten Sie beide Hände in gleicher Höhe und führen Sie sie näher zusammen, während Sie die Arme langsam und anmutig heben, bis sie Position 2 erreichen und die Bewegung wieder von vorne beginnt.

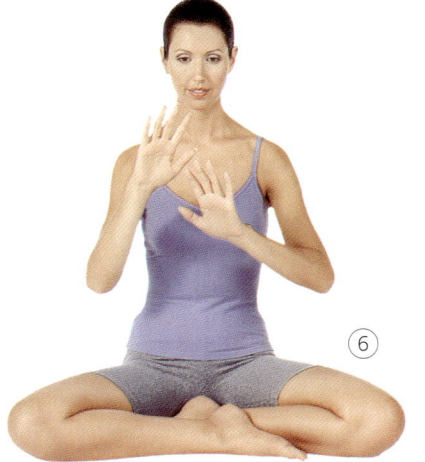

⑥

Führen Sie die Bewegung 3- oder 9-mal aus. Entspannen Sie bei jeder Wiederholung mehr, und lassen Sie die durch die Bewegung angeregten Empfindungen sich über den ganzen Körper verteilen. Atmen Sie ganz sanft durch Mund und Nase, Bauch und Brust sind entspannt. Lassen Sie nach der Abwärtsbewegung die Hände auf den Knien ruhen.

KLARES LICHT

Diese Übung kann sowohl Magengeschwüre und -schmerzen heilen als auch psychische Verspannungen. Falls Sie schwanger sind, eine Verletzung an Rücken oder Hals haben oder in den letzten drei oder vier Monaten operiert worden sind, führen Sie diese Übung ganz vorsichtig aus. Bleiben Sie am Ende der Übung fünf bis zehn Minuten ruhig sitzen.

1 Setzen Sie sich auf die Vorderkante eines Stuhls mit gerader Lehne, die Füße flach auf dem Boden, etwa 15 Zentimeter auseinander. Die Fersen zeigen zueinander, die Zehen nach außen. Legen Sie die Hände entweder hinter sich auf den Stuhl, die Finger nach hinten, oder bei den Hüften neben sich auf den Stuhl, mit den Fingern nach vorne.

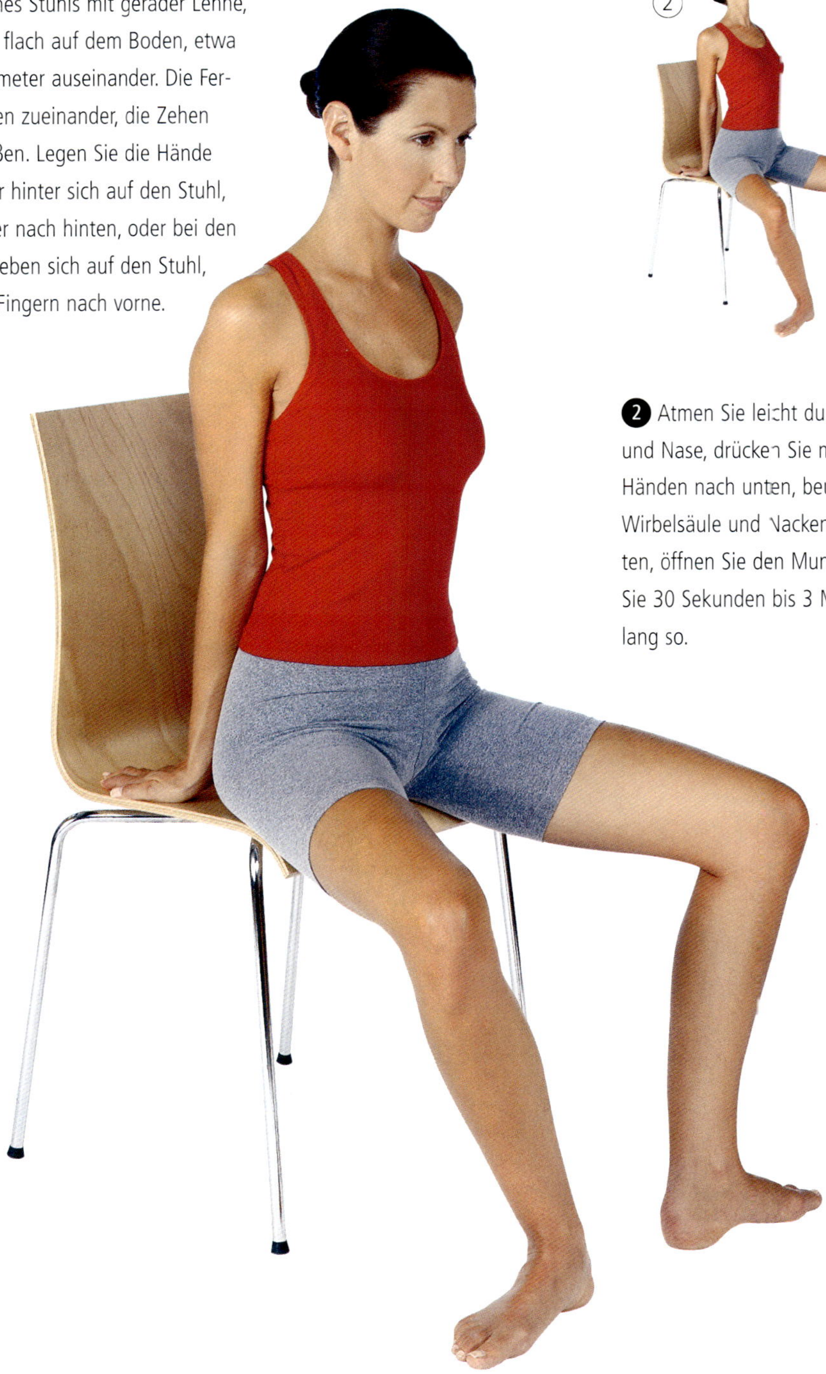

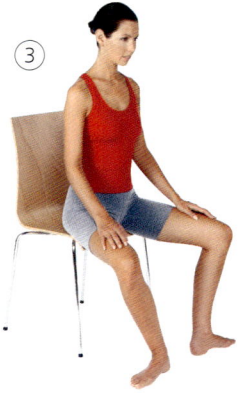

2 Atmen Sie leicht durch Mund und Nase, drücken Sie mit den Händen nach unten, beugen Sie Wirbelsäule und Nacken nach hinten, öffnen Sie den Mund. Bleiben Sie 30 Sekunden bis 3 Minuten lang so.

3 Richten Sie Hals und Rücken langsam wieder auf. Spüren Sie die durch das Beugen entstandenen Gefühle. Sie können Wärme im Nacken und am unteren Ende der Wirbelsäule empfinden. Sitzen Sie ein paar Minuten mit den Händen auf den Knien, verteilen Sie diese Empfindungen über den ganzen Körper.

Machen Sie die Übung 3-mal.

KÖRPER, GEIST UND ENERGIE ANREGEN

Diese Übung regt den Kreislauf und die Bewusstheit an. Sie erfrischt Sie, wenn Sie sich müde, schwerfällig oder schläfrig fühlen. Sitzen Sie zum Abschluß fünf Minuten oder länger und empfinden Sie den Energiefluss in Ihrem Körper.

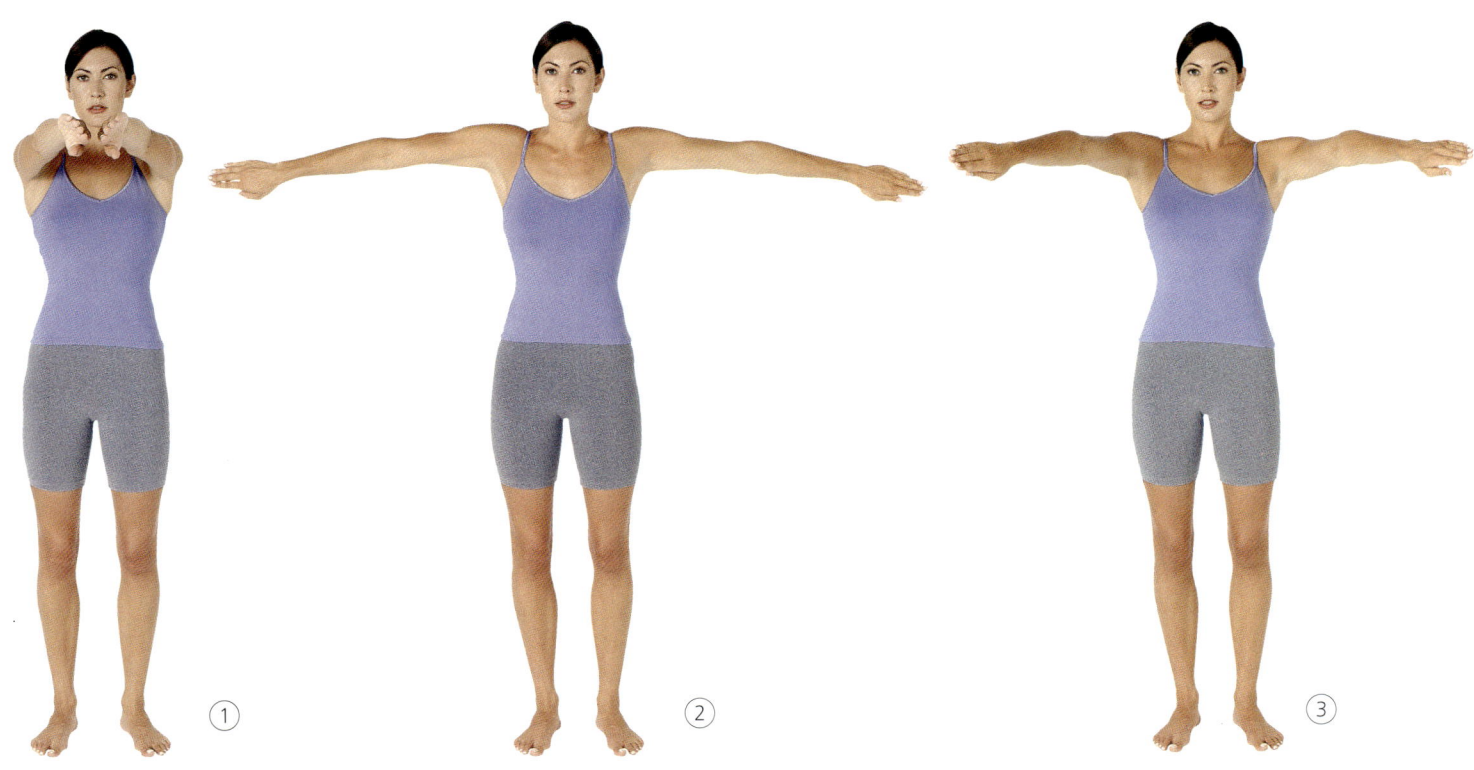

1 Stellen Sie sich hin, die Füße bequem auseinander, das Gewicht gleichmäßig verteilt, Rücken gerade, Arme entspannt an der Seite. Heben Sie langsam die Arme vor sich bis knapp über Schulterhöhe, die Hände ungefähr 5 Zentimeter auseinander, die Handrücken zeigen zueinander, die Finger sind gestreckt.

2 Stellen Sie sich Stahlträger neben Ihren Handflächen vor, die Sie mit langsamer Seitenbewegung der Arme auseinanderdrücken wollen. Drücken Sie mit Kraft, bis Ihre ausgestreckten Arme knapp hinter den Schultern sind. Atmen Sie leicht und gleichmäßig durch Mund und Nase. Entspannen Sie Bauch, Brust und Oberschenkel, konzentrieren Sie sich leicht auf das untere Ende der Wirbelsäule.

3 Stellen Sie sich jetzt vor, dass Sie diese Stahlträger mit den Handrücken wieder zusammendrücken wollen, und bewegen Sie die Hände langsam vorwärts. Achten Sie darauf, was Sie dabei empfinden. Spüren Sie die Energie, die Ihre Arme umgibt. Konzentrieren Sie sich weiter auf das untere Ende der Wirbelsäule.

Lockern Sie sehr langsam die Arme, lassen Sie sie sinken. Stehen Sie 2 Minuten lang still, dehnen Sie das Gefühl der Energie aus. Machen Sie die gesamte Übung 3- oder 9-mal.

Bewegen Sie sich noch vorsichtiger, wenn Sie Verspannungen der Rückenmuskulatur fühlen.

DEN UNTERKÖRPER MIT ENERGIE AUFLADEN

Diese Übung löst Energieblockaden im Unterkörper auf. Wenn Sie mit dieser Übung vertrauter geworden sind,
versuchen Sie die Stellung länger zu halten. Versuchen Sie auch, bei der Abwärtsbewegung einzuatmen,
bei der Aufwärtsbewegung auszuatmen. Nehmen Sie am Ende für fünf bis zehn Minuten die
Sitzhaltung ein, und verstärken und erweitern Sie die Gefühle in Ihrem Körper.

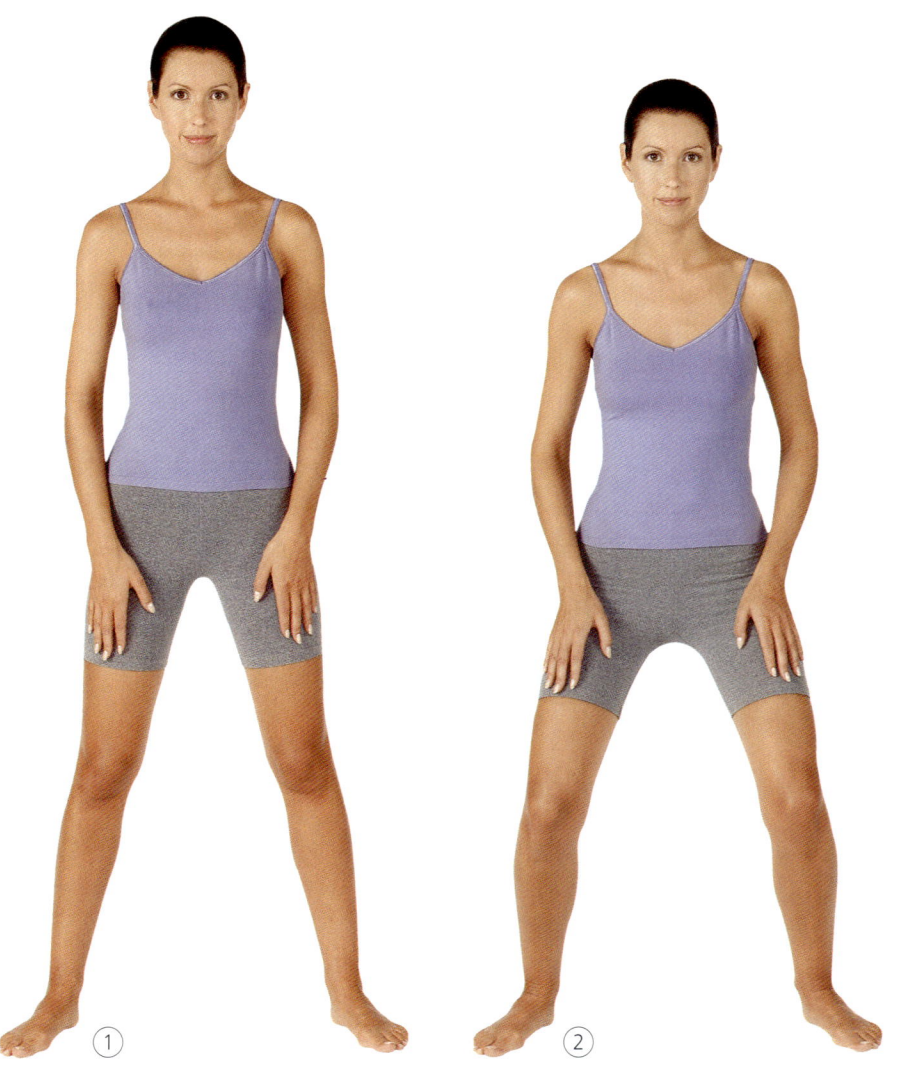

❶ Stellen Sie sich mit weit gespreizten Beinen gerade hin. Die Zehen zeigen leicht nach außen, das Körpergewicht ist auf beide Füße verteilt. Legen Sie die Hände mit den Daumen nach innen auf die Oberschenkel. Atmen Sie sanft durch Mund und Nase, entspannen Sie die Schultern, halten Sie den Rücken gerade, blicken Sie nach vorne.

❷ Beugen Sie die Knie und senken Sie das Becken bis zu der Stelle, wo die Energie in den Beinen stark angeregt wird. (Die Knie sollten so stark gebeugt sein, dass Sie in den Oberschenkeln Spannung verspüren, aber nicht so weit, dass Sie zurückzufallen drohen.) Vielleicht müssen Sie sich ein wenig auf und ab bewegen oder die Beine mehr oder weniger spreizen. Halten Sie den Rücken gerade und lassen Sie Ihr Gewicht gleichmäßig verteilt. Halten Sie diese Stellung 15 Sekunden lang, halten Sie Genitalbereich und After offen, atmen Sie sanft und entspannt.

Strecken Sie nach 15 Sekunden die Beine wieder, setzen Sie die Füße nebeneinander, entspannen Sie die Arme, stehen oder sitzen Sie ein paar Minuten, und dehnen Sie die Gefühle aus. Machen Sie die Übung 3-mal, ruhen Sie sich nach jeder Wiederholung aus.

Bei der Abwärtsbewegung werden Sie vielleicht feststellen, dass Spannungen Sie hindern, sich weiter nach unten zu bewegen. Lokalisieren Sie die Spannungen, lösen Sie sie sanft auf, und bewegen Sie sich weiter nach unten. Erforschen Sie mit dieser Übung die feinen Spannungen, die das Gleichgewicht und den gleichmäßigen Energiefluss beeinträchtigen.

INNERES GOLD

Diese Übung löst Spannungen in der Magengegend und bringt physische Öffnung in die Herzgegend. Wenn Sie diese Offenheit erleben, können Sie ein tiefes, offenes Gefühl der Liebe spüren, das in alle Teile Ihres Körpers fließen kann und darüber hinaus in das Sie umgebende Universum. Nehmen Sie am Ende für zehn Minuten die Sitzhaltung ein, dehnen Sie die durch diese Übung angeregten Gefühle aus.

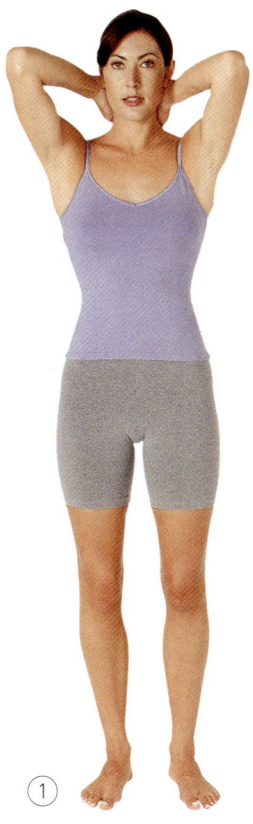

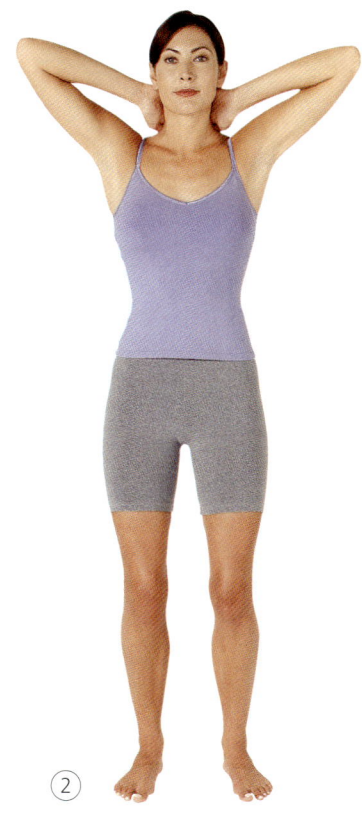

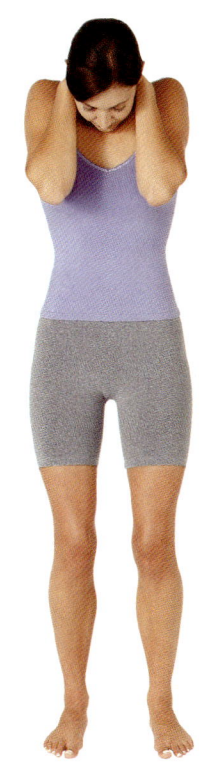

1 Stellen Sie sich gut ausbalanciert hin, die Füße etwa 15 Zentimeter auseinander, der Rücken gerade. Verschränken Sie die Finger und legen Sie sie so an den Hinterkopf, dass sie den Kopf stützen.

Machen Sie die Bewegung so langsam, wie es mit dem Atem vereinbar ist.

2 Drücken Sie den Hinterkopf langsam gegen die Hände, spreizen Sie die Ellbogen so weit wie möglich, beugen Sie die Knie ein wenig und heben Sie die Brust zur Decke. Entspannen Sie den unteren Teil der Wirbelsäule, während der obere Teil nach hinten gebeugt ist. Atmen Sie in dieser Stellung so lange Sie können ganz langsam und tief aus. Fühlen Sie die Spannung der Muskeln unter den Armen und an den Seiten der Brust. Vertiefen Sie sich ganz in die Empfindungen, die in der Brust aufsteigen.

3 Drücken Sie beim Einatmen langsam mit den Händen gegen der Nacken; beugen Sie den Kopf, bis das Kinn nahe der Brust ist und die Ellbogen nebeneinander herunterhängen. Halten Sie in dieser Position kurz den Atem an und entspannen Sie die Schultern und den oberen Rücken.

Atmen Sie weiter ein, drücken Sie den Nacken gegen die Hände, öffnen Sie die Ellbogen und heben Sie die Brust zur Decke. Atmen Sie in dieser offenen Stellung aus. Machen Sie die Bewegung 3- oder 9-mal.

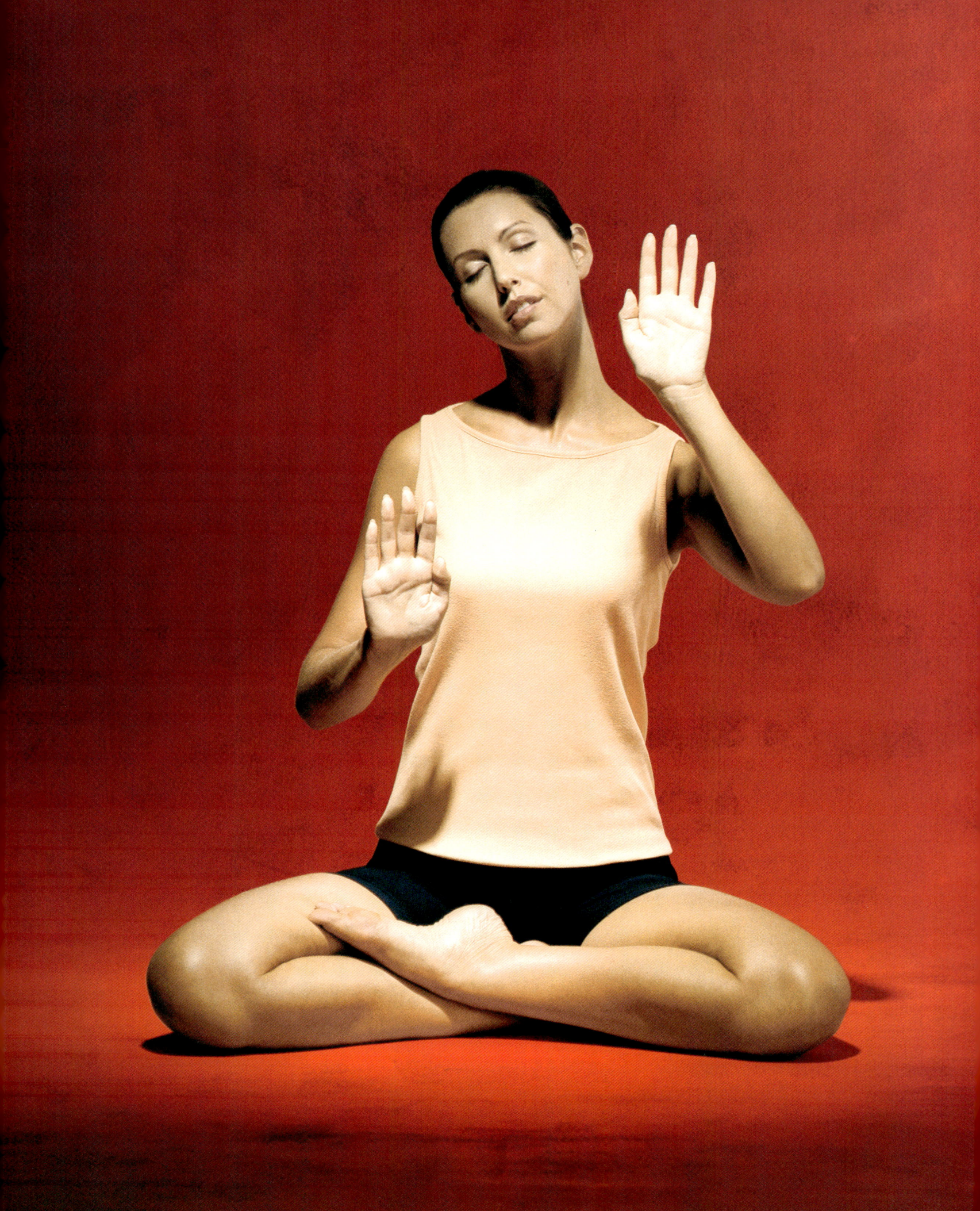

KAPITEL FÜNF

GLEICHGEWICHT UND INTEGRATION

»Gleichgewicht ist eine natürliche Bedingung des Flusses von Gefühl und Energie, der Körper und Geist durchdringt.«

Wir denken bei Gleichgewicht meist an körperliche Ausgeglichenheit oder Stabilität. Dieses eingeschränkte Verständnis kann durch bestimmte Übungen und Bewegungen erweitert werden, die uns zeigen, wie wir Atem, Sinne und Bewusstheit mit Körper und Geist ins Gleichgewicht bringen können. Wir können unseren ganzen Organismus ins Gleichgewicht bringen, denn Gleichgewicht ist eine natürliche Bedingung des Flusses von Gefühl und Energie, der Körper und Geist durchdringt. Dieses Gleichgewicht ist das Ziel von Kum Nye. Grundlage von Gleichgewicht und Integration von Körper und Geist ist Entspannung. Dieses Kapitel hilft uns, mit einer Auswahl an Übungen Entspannung zu erreichen. Sie öffnen uns für neue Sinnesbereiche und Dimensionen, dehnen unsere Gefühle und Empfindungen aus und bringen Körper und Geist zusammen.

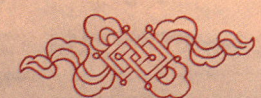

KÖRPER, GEIST UND SINNE

*»Grundlage des Gleichgewichts und der Integration
von Körper und Geist ist die Entspannung.«*

Es gibt verschiedene Vorstellungen von Entspannung: als Traumzustand, als Strategie, dem Leben zu entfliehen, als Mittel, Zeit auszufüllen oder hervorzuheben. Wahre Entspannung aber ist der Zustand vollkommenen Gleichgewichts. Wenn wir entspannen, öffnen wir uns neuen Sinnesbereichen und Dimensionen, wir dehnen Empfindungen und Gefühle aus, die Körper und Geist integrieren. So lernen wir, Energie zu erzeugen, anzuhäufen und sie zu verwenden, sodass Körper und Geist in offenem Fließen zusammenwirken: Gedanken und Empfindungen fließen leicht, weil der Geist klar und beweglich, der Körper lebendig und energiegeladen ist. In der wahren Entspannung gibt es kein erfahrendes Ich mehr – wir selbst werden zur Erfahrung, vollkommen eins mit Körper, Geist und Sinnen.

Angesichts zunehmender Belastungen des modernen Lebens ist es für viele von uns schwierig, Zeit zur Entspannung und Öffnung zu finden und unser Bewusstsein zu unseren Gefühlen und der Welt um uns zu bringen. Es kommt zu Energieblockaden, die Geist und Körper hindern, miteinander zu kommunizieren. Wir werden unfähig, Vitalität, Konzentration und Bewusstheit zu stärken, wir arbeiten ineffektiv und neigen zu mentaler und körperlicher Unausgeglichenheit, der Ursache vieler Krankheiten.

Integration und Ausgleich körperlicher und mentaler Energien durch die Kum-Nye-Praxis befreien uns von diesen Mustern. Wir lernen, mit der Erfahrung zu fließen und uns von ihr stärken und befriedigen zu lassen. Unser Zugang verändert sich: Wir werden weniger abhängig von emotionalen Schwankungen und verstehen, dass weder gute noch schlechte Erfahrungen lang anhalten; wir versuchen nicht mehr, unsere Erfahrung zu steuern oder festzuhalten, denn wir lernen, Veränderungen positiv als Wachstumschance zu sehen. Wir entwickeln inneren Frieden, der uns zur Harmonie der Existenz weist, sodass alles für unser Leben relevant wird. Wir öffnen uns der lebendigen und heilsamen Natur aller Erfahrung, erkennen den Wert und die Schönheit positiver und negativer Lebensaspekte. Wenn unsere Beziehung zur Welt fließender und vollkommener wird, verbessert sich unsere Kommunikationsfähigkeit; unser Wohlbefinden und unser Glück werden weniger abhängig von anderen. Wir dehnen Sinne, Gefühle, Gedanken und Bewusstheit aus und streben über unsere Grenzen hinaus. Wir lernen die unendliche Weisheit des Kosmos zu erschließen, die uns erlaubt, die wahre Schönheit, den Reichtum und Wert unserer inneren Ressourcen zu verstehen.

Die Übungen

Die in diesem Kapitel enthaltenen Übungen sind in drei Stufen unterteilt. Der Schwierigkeitsgrad der Übungen der Stufen eins und zwei entspricht dem der Stufen eins und zwei der Bewegungsübungen. Wenn Sie die Übungen dieses Kapitels zum ersten Mal machen, bauen Sie sie schrittweise in Ihr bisheriges Programm ein, und machen Sie ein oder zwei Gleichgewichts- und Integrationsübungen zusätzlich zu Bewegungsübungen, mit denen Sie schon vertraut sind. Wenn Sie dann mit allen Übungen vertraut sind, können Sie sie beliebig kombinieren.

In diesem und im sechsten Kapitel gibt es eine Progression innerhalb jeder Stufe und von einer Stufe zur anderen. Sie können die Übungen in der angegebenen Reihenfolge machen, fühlen Sie sich aber nicht gezwungen dazu. Manche Übungen werden besser zu Ihnen passen als andere, es ist in Ordnung, die Übungen einer Stufe in unterschiedlicher Folge zu machen oder einige Übungen aus Stufe zwei oder sogar drei zu probieren, bevor Sie alle Übungen von Stufe eins versucht haben. Experimentieren Sie frei mit verschiedenen Übungskombinationen: Lassen Sie sich von Ihrem Körper zu den Übungen führen, die die lebendigsten Gefühle in Ihnen auslösen, variieren Sie die Abfolge und Kombination von Übungen, damit Ihre Praxis interessant und ausgewogen bleibt. Nehmen sie sich fünfundvierzig Minuten pro

Tag dafür Zeit. Wenn Sie nicht soviel Zeit haben, können Sie auch schon mit zwanzig bis dreißig Minuten Erfolge erzielen.

Machen Sie wie gehabt zwei oder drei Bewegungsübungen am Tag, jede drei- oder neunmal. Nehmen Sie drei oder vier Übungen, die Ihnen gefallen, und machen Sie sie, bis Sie überzeugt sein können, dass Sie Ihre Gefühle tief berührt haben. Das kann zwei oder drei Wochen dauern. Arbeiten Sie dann während der nächsten sechs bis acht Wochen mit einigen andern Übungen der Stufe eins, um Ihr Übungsrepertoire allmählich auf etwa zehn zu vergrößern. Machen Sie Steh- und Sitzübungen. Manchmal wird es Ihnen nützlich erscheinen, Sitz- und Atemübungen oder Selbstmassagen mit Bewegungsübungen zu verbinden.

Bei manchen Übungen der Stufe zwei und drei muss man eine Stellung ein Zeit lang halten. Als Maß können Sie die Atemzüge nehmen. Messen Sie vor dem Üben Ihre Atemzeit und berechnen Sie die durchschnittliche Zahl der Atemzüge pro Minute.

Beachten Sie während einer Übung die Qualität des Haltens: Es soll so entspannt wie möglich und ohne besonderen Zweck sein. Entspannen Sie sich nach dem Halten immer ganz langsam, sodass Sie mehr fühlen und die durch die Übung erzeugten Empfindungen möglichst lang anhalten. Je länger eine Gefühlsstimmung ausgedehnt wird, desto weiter kann sie sich über den Körper hinaus ausbreiten und Wechselwirkungen mit der Umwelt auslösen. Machen Sie Atem, Bewegung, Gefühl und Geist zu einer Einheit, während sich die Gefühle ausdehnen. Bringen Sie Atem, Sinne, Bewusstheit und Körper ins Gleichgewicht, dann erreicht Ihre Praxis eine Qualität, die frei von Festhalten oder Anhaften ist, und Sie werden die Freude mühelosen Übens entdecken.

Stufe eins

Die meisten Übungen der Stufe eins lösen Spannungen im Oberkörper – Schultern, Brust, Rücken, Arme, Hals, Nacken und Kopf. Wenn die Spannungen in diesen Gegenden nachlassen, können Sie mehr im Herzen fühlen. Diese Übungen entfalten auch wertvolle Heilkräfte, es ist daher wichtig, sie tief zu erforschen. Sie sind besonders wirkungsvoll, wenn sie zusammen mit Selbstmassagen und sanften Bewegungsübungen gemacht werden.

Stufe zwei

Viele Übungen der Stufe zwei mindern Spannungen im Oberkörper, bringen innere Energien ins Gleichgewicht und ermöglichen einen freieren Fluss der Gefühle. Körper und Geist können miteinander kommunizieren. Erforschen Sie jede gewählte Übung, bis Sie mit der davon ausgelösten Gefühlspalette und ihren speziellen Gleichgewichtseigenschaften vertraut sind. Üben Sie nicht zu schnell und nicht zu viel. Wenn Sie sich von den vielen Möglichkeiten dieser Übungen überwältigt fühlen, bleiben Sie bei diesem Gefühl und bringen Sie es in die Übungen ein. Öffnen Sie Ihre selbst auferlegten Grenzen tieferem Fühlen und Empfinden; lassen Sie Ihre Energien sich ausdehnen, bis Sie erkennen, dass Grenzen willkürlich und selbst auferlegt sind und dass Ihre Erfahrung groß wie das Universum selbst werden kann.

Stufe drei

Die Übungen dieser Gruppe sind etwas schwieriger als die der anderen Stufen. Das bedeutet nicht unbedingt, dass die Bewegungen dieser Übungen körperlich anspruchsvoller sind (obwohl das manchmal so ist). Es bedeutet eher, dass größere Konzentration erforderlich ist, um die durch die Übungen ausgelösten Gefühlsstimmungen zu berühren und zu entwickeln.

Nach mehreren Monaten Kum-Nye-Praxis werden Sie wahrscheinlich für die ersten Gleichgewichts- und Integrationsübungen der Stufe drei bereit sein. Wenn Sie aber wenig Resultat daraus erzielen, sollten Sie sie beiseite lassen und später darauf zurückkommen. Machen Sie die letzten Übungen dieser Stufe erst, wenn Sie ausreichend Erfahrung mit Kum Nye haben.

Erweiterung Ihrer Praxis

Wenn Sie mit einer Übung vertraut sind, machen Sie sie eine lange Zeit hindurch, bis zu einer Stunde. Experimentieren Sie mit verschiedenen Tempos und Spannungsgraden, achten Sie auf die unterschiedlichen Gefühlsqualitäten bei verschiedenen Geschwindigkeiten. Übungen, die mit Anspannung gemacht werden, können auch locker gemacht werden und umgekehrt. Üben Sie auch zu verschiedenen Zeiten und an verschiedenen Orten.

DEN GEIST LOCKERN

Diese Übung trägt zur Integration von Körper und Geist bei, sie ist bestens geeignet, um morgendliche Trägheit zu vertreiben. Wenn Sie schwanger sind oder eine Verletzung am Nacken haben, sollten Sie diese Übung nicht machen. Bleiben Sie nachher fünf bis zehn Minuten sitzen und verstärken und erweitern Sie Ihre Gefühle und Empfindungen.

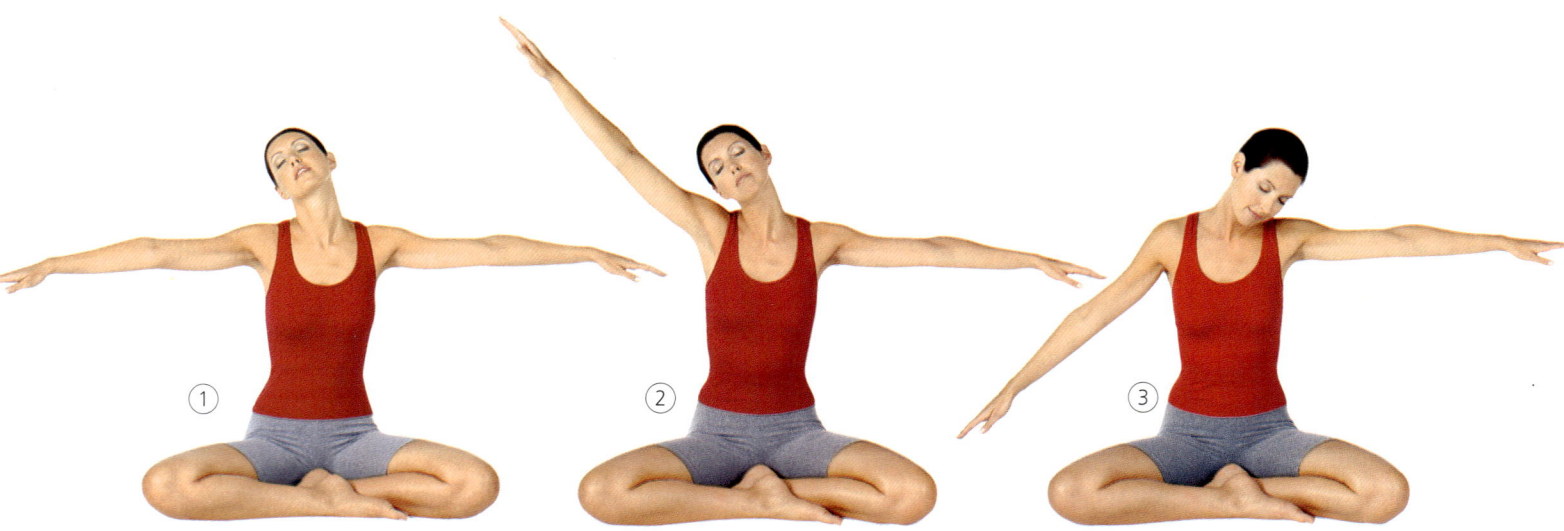

❶ Setzen Sie sich mit gekreuzten Beinen auf eine Matte oder ein Kissen, Rücken gerade. Heben Sie langsam Ihre Arme, mit den Handflächen nach unten, auf Schulterhöhe. Schließen Sie die Augen. Atmen Sie sanft durch Mund und Nase und drehen Sie langsam den Kopf im Uhrzeigersinn.

Diese Übung wird zunächst seltsam oder schwierig erscheinen. Wir haben im Geist uns vertraute Bewegungsmuster gespeichert, die wir nur ungern ändern. »Üben« Sie diese Gefühle des Unwillens, bis sie sich in einen natürlichen Fluss von Gefühl und Energie verwandeln. Entspannen Sie den Bauch und atmen Sie gleichmäßig. Bringen Sie den Atem in die Übung hinein, bis die Drehungen ebenmäßig und ausladend werden.

❷ Nach dieser ersten Umdrehung beginnen Sie auch den rechten Arm nach oben, hinten, unten und vorne zu drehen. Bringen Sie beide Drehungen in Einklang, machen Sie langsame, weite Kreise. Vertiefen Sie sich in die dabei erzeugten Gefühle. Sie können köstliche Wärme in Armen und Nacken fühlen. Lassen Sie die Wärme durch Ihre Wirbelsäule fließen und im Körper verbreiten.

Nach 3 koordinierten Drehungen von Kopf und rechtem Arm wechseln Sie die Richtung und machen 3 Kreise in der Gegenrichtung. Lassen Sie die Hände auf die Knie sinken, ruhen Sie einige Minuten aus, lassen Sie die Gefühle sich ausdehnen. Wiederholen Sie die Drehbewegungen mit dem linken Arm, ruhen Sie danach aus.

❸ Die Übung wird vollständig, wenn Sie die Drehungen wiederholen, diesmal aber bewegen sich Kopf und Arm entgegengesetzt: Wenn sich der Kopf im Uhrzeigersinn dreht, bewegt sich der Arm vorne herunter und hinten hinauf. Beginnen Sie mit Kopf und rechtem Arm, ruhen Sie dann einige Minuten mit den Händen auf den Knien, bevor Sie die Bewegung mit Kopf und linkem Arm wiederholen. Atmen Sie dabei sanft und gleichmäßig, vereinen Sie Atem und Empfindungen.

DIE SINNE ZUM LEBEN ERWECKEN

Diese Übung löst Verspannungen im Nacken, in den Schultern, im oberen Bereich des Rückens und manchmal auch im unteren Bereich des Rückens. Wenn Sie schwanger sind oder eine Nackenverletzung hatten, sollten Sie diese Übung besser nicht machen. Nehmen Sie nach der Übung für fünf bis zehn Minuten die Sitzhaltung ein, erweitern und vertiefen Sie die Gefühle in und um Ihren Körper.

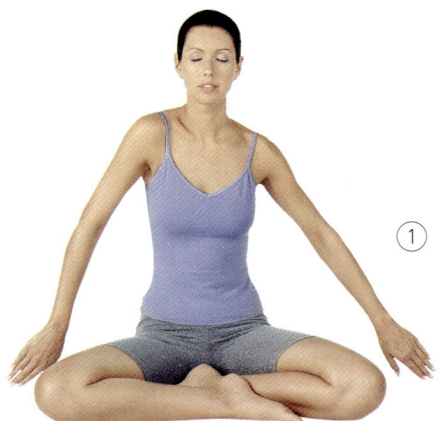 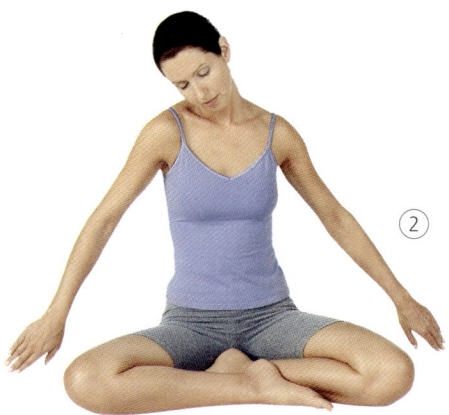 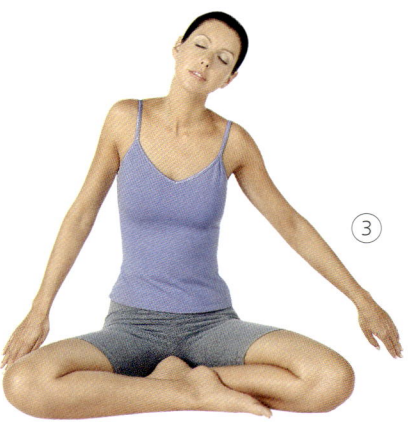

❶ Setzen Sie sich mit gekreuzten Beinen auf eine Matte oder ein Kissen, Rücken gerade. Heben Sie die Arme einige Zentimeter weit seitlich vom Körper ab. Die Handflächen zeigen nach hinten, das Becken ist hoch genug, so dass sich Ihre Hände frei bewegen können. Schließen Sie sanft die Augen und drehen Sie die rechte Schulter langsam nach oben, hinten, unten und vorne.

❷ Nach der ersten Drehung beginnen Sie den Kopf im Uhrzeigersinn zu drehen. Bringen Sie beide Bewegungen in Einklang, machen Sie möglichst große Kreise. Atmen Sie dabei sanft durch Mund und Nase, konzentrieren Sie sich leicht auf Ihren Nacken.

Machen Sie 3 koordinierte Drehungen, ändern Sie dann die Richtung und machen Sie 3 weitere Drehungen. Ruhen Sie sich dann mit den Händen auf den Knien kurz aus, lassen Sie die erweckten Gefühle durch die Wirbelsäule in den ganzen Körper fließen. Wiederholen Sie die Drehungen mit der linken Schulter. Legen Sie danach Ihre Hände auf die Knie und ruhen Sie einige Minuten aus, lassen Sie die Gefühle sich ausdehnen.

❸ Schließen Sie die Übung mit einer weiteren Rotationsserie ab, diesmal bewegen sich Schulter und Kopf gegeneinander: Wenn die Schulter nach hinten dreht, bewegt sich der Kopf gegen den Uhrzeigersinn. Beginnen Sie mit der rechten Schulter und dem Kopf, ruhen Sie dann einige Minuten und wiederholen Sie das mit der linken Schulter.

Entwickeln Sie die Form der Bewegung, und achten Sie besonders auf die Punkte, an denen Kopf und Schulter am höchsten oder am tiefsten und an denen sie am engsten beisammen und am weitesten auseinander sind. Prägen Sie sich diese Konturen ein und lassen Sie die Gefühle diese Form durchdringen.

DIE SINNE INS GLEICHGEWICHT BRINGEN

In dieser Übung führt die Koordination von drei verschiedenen Bewegungen zum Gleichgewicht von Körper, Geist und Sinnen. Wenn Sie schwanger sind oder eine Nackenverletzung haben, sollten Sie diese Übung besser nicht machen. Sitzen Sie nach der Übung für fünf bis zehn Minuten still, und erweitern Sie die Empfindungen in und um Ihren Körper.

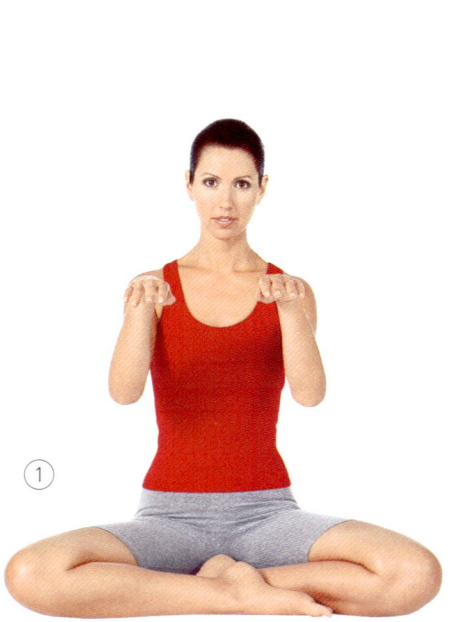

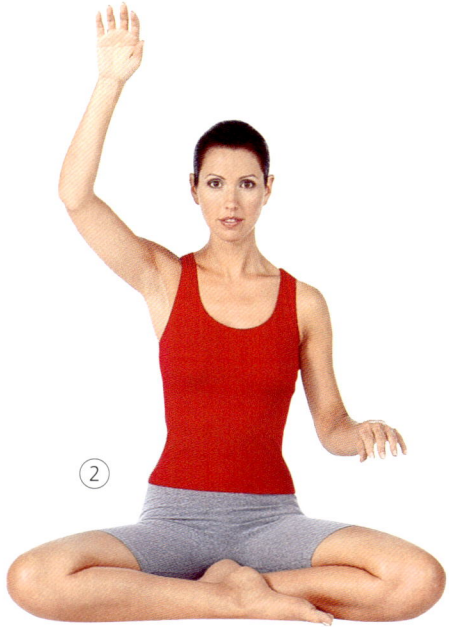

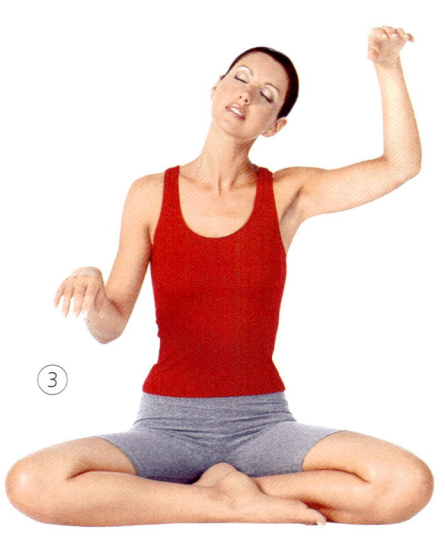

❶ Setzen Sie sich mit gekreuzten Beinen auf eine Matte oder ein Kissen, Rücken gerade, Hände auf den Knien. Heben Sie die Arme vor sich auf Brusthöhe, die Ellbogen locker gebeugt, die Hände entspannt, Handflächen nach unten, Finger nach vorne zeigend.

❷ Stellen Sie sich vor, dass vor Ihnen zwei große Zifferblätter nebeneinander stehen. Legen Sie die linke Hand auf die 3 des linken Zifferblatts, die rechte auf die 9 des rechten Zifferblatts. Ihre Hände sind etwa 10 Zentimeter auseinander. Machen Sie nun mit beiden Händen und Armen zwei große Umdrehungen im Uhrzeigersinn, beginnen Sie mit der linken Hand bei 3 und gehen Sie auf 6, mit der rechten Hand von 9 auf 12. Machen Sie die Kreise so groß wie möglich, ohne dass sie sich überschneiden.

❸ Sobald Sie zu einem gleichmäßigen Rhythmus kommen, schließen Sie die Augen und begleiten diese Bewegungen mit einer langsamen Drehung des Kopfes im Uhrzeigersinn. Lassen Sie den Bauch entspannt und atmen Sie sanft und gleichmäßig durch Mund und Nase.

Machen Sie das 2 Minuten lang, verringern Sie dann allmählich die Bewegung bis zum Stillstand. Legen Sie die Hände auf die Knie, sitzen Sie 2 Minuten lang, dehnen Sie die durch die Bewegungen erzeugten Gefühle aus. Wiederholen Sie die Übung mit Kopf- und Armkreisen gegen den Uhrzeigersinn.

IM RAUM SCHWIMMEN

Der erste Teil dieser Übung (die Schritte eins bis drei) löst Spannungen in Rücken, Kehle, Nacken und Hinterkopf. Der zweite Teil (Schritte vier und fünf) verbreitet die im ersten Teil ausgelösten Gefühle über den gesamten Körper. Als Abschluss der Übung lassen Sie die Arme herabsinken, nehmen Sie die Sitzhaltung ein und lassen Sie fünf bis zehn Minuten lang die von dieser Bewegung erzeugten Empfindungen sich ausbreiten.

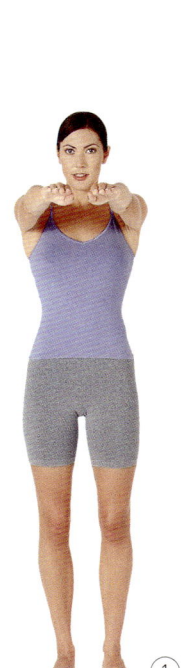 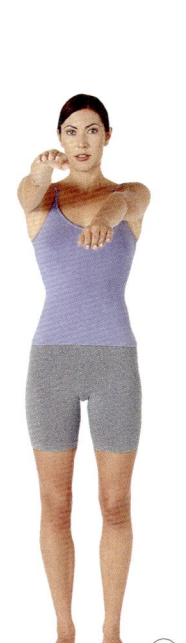 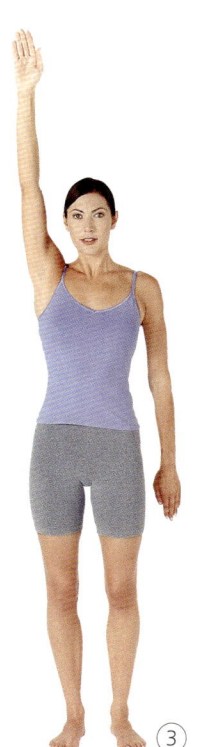 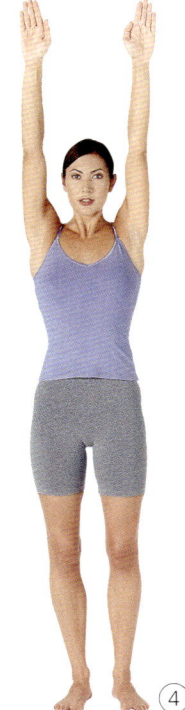 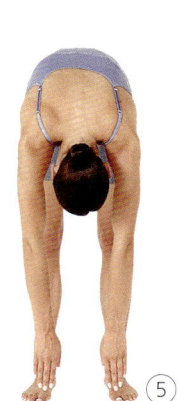

1 Stellen Sie sich mit gleichmäßig verteiltem Körpergewicht hin, die Füße bequem weit auseinander, Rücken gerade, Arme auf Schulterhöhe nach vorne gestreckt, Handflächen nach unten.

2 Atmen Sie leicht durch Mund und Nase, entspannen Sie den Bauch und bewegen Sie gleichzeitig den rechten Arm etwas nach oben, den linken nach unten. Kehren Sie die Bewegung um, heben Sie den linken Arm, senken Sie den rechten. Halten Sie Arme und Hände gerade und entspannt. Bewegen Sie sich sehr langsam.

3 Holen Sie allmählich immer weiter aus, bis die Arme sich so weit möglich nach unten und oben bewegen. Achten Sie auf das bei dieser Übung erweckte besondere Raumgefühl; es ist vielleicht ein Gefühl, als ob Sie schwimmen würden. Setzen Sie die Armbewegung 3 bis 5 Minuten lang fort.

Verkürzen Sie langsam die Bewegung, bis Ihre Arme auf Schulterhöhe vor Ihnen ausgestreckt sind. Lassen Sie sie langsam zur Seite herabsinken und stehen Sie einige Minuten still, dehnen Sie Ihre Empfindungen und Gefühle aus.

4 Heben Sie langsam die Arme vor sich hoch bis über den Kopf, die Handflächen zeigen nach vorne. Halten Sie die Arme parallel und gestreckt.

5 Beugen Sie Arme, Kopf und Rumpf aus der Hüfte nach unten, bis Ihre Finger fast den Boden berühren.

Richten Sie sich langsam wieder auf, bis Ihr Rücken gerade ist und die Hände über dem Kopf ausgestreckt sind. Führen Sie diese langsame Schwingbewegung 3- oder 9-mal durch. Halten Sie dabei die Arme gestreckt.

KÖRPER UND GEIST INTEGRIEREN

Diese Übung löst Spannungen in Nacken, Kopf, Schultern, Brust undWirbelsäule und gleicht die Energien dieser Gebiete aus. Schwangere sollten diese Übung besser nicht machen.Wenn Sie eine Nacken- oder Rückenverletzung haben oder in den letzten drei oder vier Monaten operiert wurden, sollten Sie sehr sanft üben. Ruhen Sie am Ende der Übung fünf Minuten lang aus.

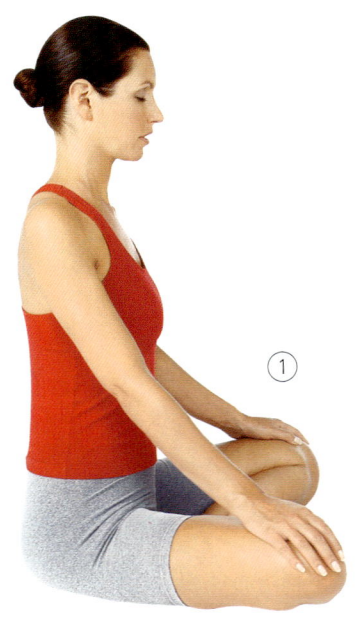

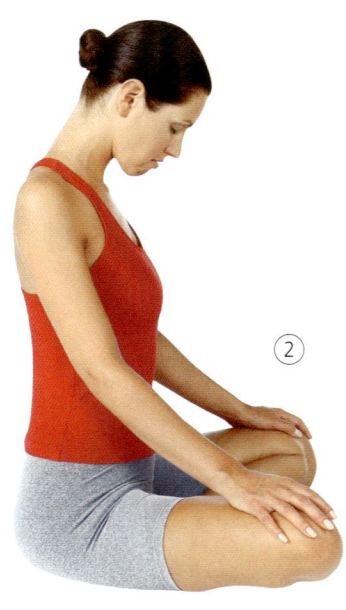

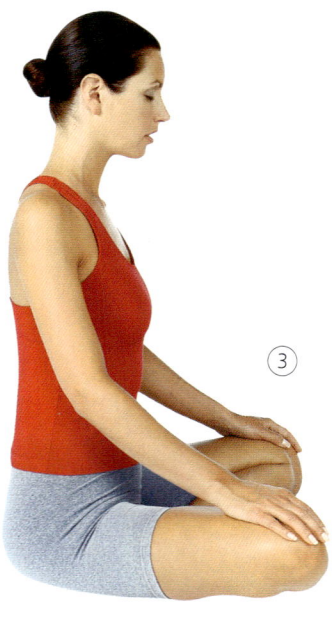

❶ Setzen Sie sich mit locker gekreuzten Beinen auf eine Matte oder ein Kissen, beide Füße liegen auf der Matte oder dem Boden auf. Legen Sie die Hände auf die Knie, heben Sie etwas die Schultern und ziehen Sie sie leicht nach hinten, bis Ihre Arme gestreckt sind.

❷ Strecken Sie langsam das Kinn vor. Tun Sie das kraftvoll, ohne aber die Muskeln zu sehr anzuspannen. Atmen Sie ganz sanft durch Mund und Nase und beugen Sie das Kinn langsam zur Brust. Halten Sie 1 bis 3 Minuten diese Stellung, atmen Sie dabei leicht und gleichmäßig.

❸ Heben Sie langsam das Kinn und lockern Sie sehr langsam die Spannung in Unterkiefer, Nacken und Schultern, und empfinden Sie die feinen Unterschiede in den Gefühlen, die dabei entstehen. Lassen Sie diese Gefühle sich über den gesamten Körper ausbreiten.

Ruhen Sie sich einige Minuten aus, wiederholen Sie dann die Übung noch 2-mal, ruhen Sie nach jeder Wiederholung ein paar Minuten aus.

Lockern Sie nach Beendigung der Übung sanft die Nackenmuskeln. Bewegen Sie langsam den Kopf vor und zurück und von Seite zu Seite (blicken sie nach links und rechts), sodass sich die Ohren den Schultern nähern. Massieren Sie dann sanft Ihren Nacken.

ZUSAMMENSPIEL VON KÖRPER UND GEIST

Diese Übung lindert Kopfschmerzen und lockert Spannungen in Rücken, Schultern und Beinen. Nehmen Sie am Ende der Übung für fünf bis zehn Minuten die Sitzhaltung ein, und dehnen Sie die durch die Bewegung angeregten Gefühle aus.

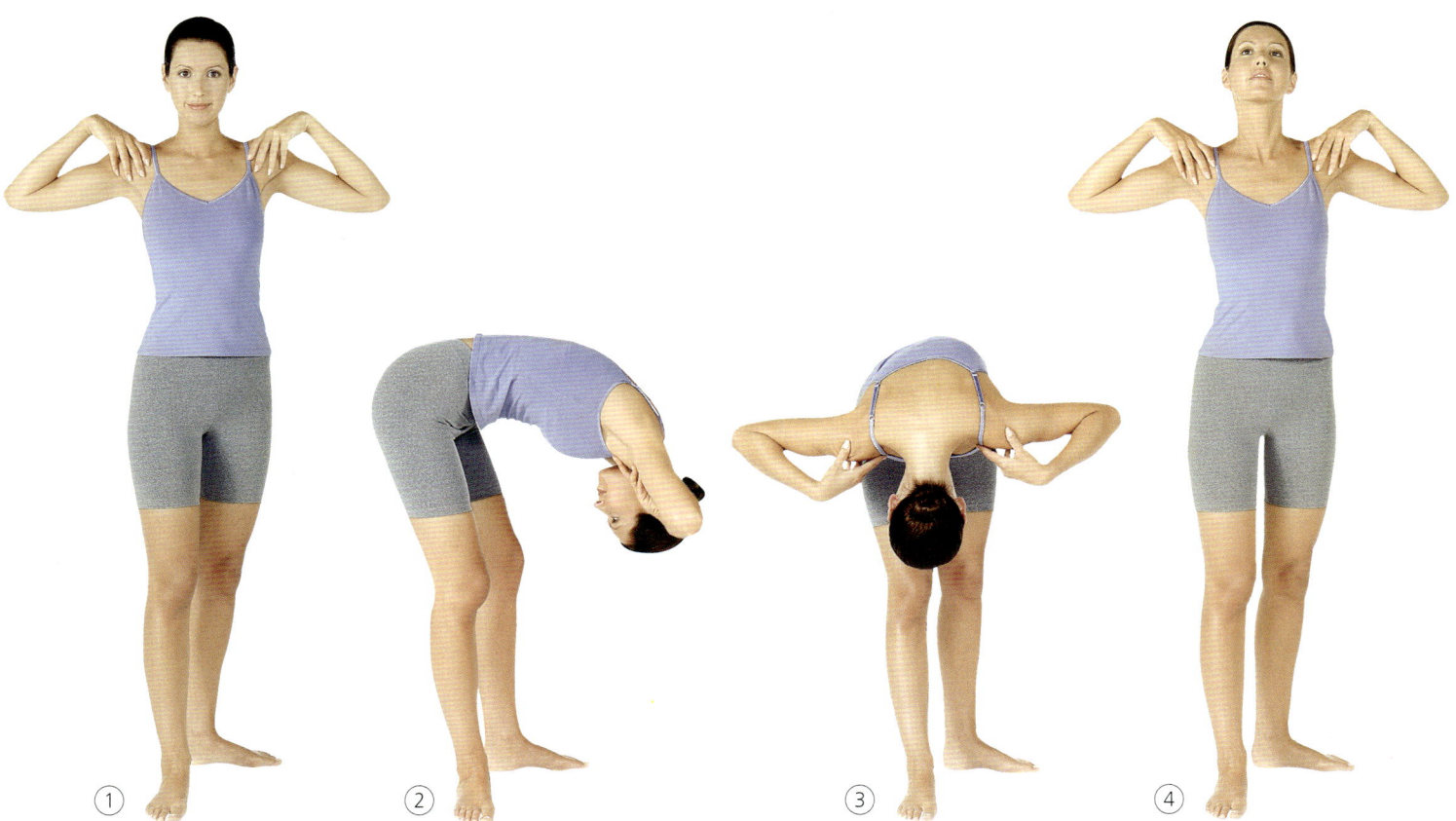

① ② ③ ④

1 Stellen Sie sich hin, die Beine bequem auseinander, Gewicht gleichmäßig verteilt, Rücken gerade, Arme entspannt an der Seite. Drehen Sie den linken Fuß mit den Zehen nach außen und setzen Sie den rechten etwa 30 Zentimeter vor, mit den Zehen nach vorne und der Ferse in einer Linie mit der linken Ferse. Heben Sie die Arme auf Schulterhöhe, legen Sie die Hände auf die Schultern, mit den Fingern nach vorne und den Daumen am Rücken. Drücken Sie mit viel Kontakt zwischen Hand und Schultern nach unten.

2 Beginnen Sie nun mit offenen Augen ganz langsam mit Rumpfkreisen. Folgen Sie Ihrem linken Ellbogen so weit nach links, wie das ohne Anstrengung möglich ist. Beugen Sie sich dann zur Seite und lassen Sie den Kopf hängen.

3 Ohne anzuhalten oder den Rumpf zu heben, drehen Sie dann nach rechts.

4 Wenn Sie so weit wie möglich nach rechts gedreht haben, richten Sie sich an dieser Seite langsam wieder auf. Blicken Sie dabei nach oben.

Führen Sie diese langsamen Drehungen 3- oder 9-mal durch, atmen Sie leicht durch Mund und Nase, und drücken Sie die ganze Zeit die Hände gegen die Schultern. Wechseln Sie dann die Fußstellung und machen Sie 3- oder 9-mal die Drehung zur anderen Seite, folgen Sie nun Ihrem rechten Ellbogen mit dem Rumpf.

ENERGIE ZUM LEBEN ERWECKEN

Diese Übung verstärkt die Energien auf geistiger und körperlicher Ebene. Führen Sie diese Übung durch,
wenn Sie sich müde und abgespannt fühlen. Nehmen Sie am Ende die Sitzhaltung ein, und dehnen
Sie fünf bis zehn Minuten lang die durch diese Übung entstandenen Gefühle aus.

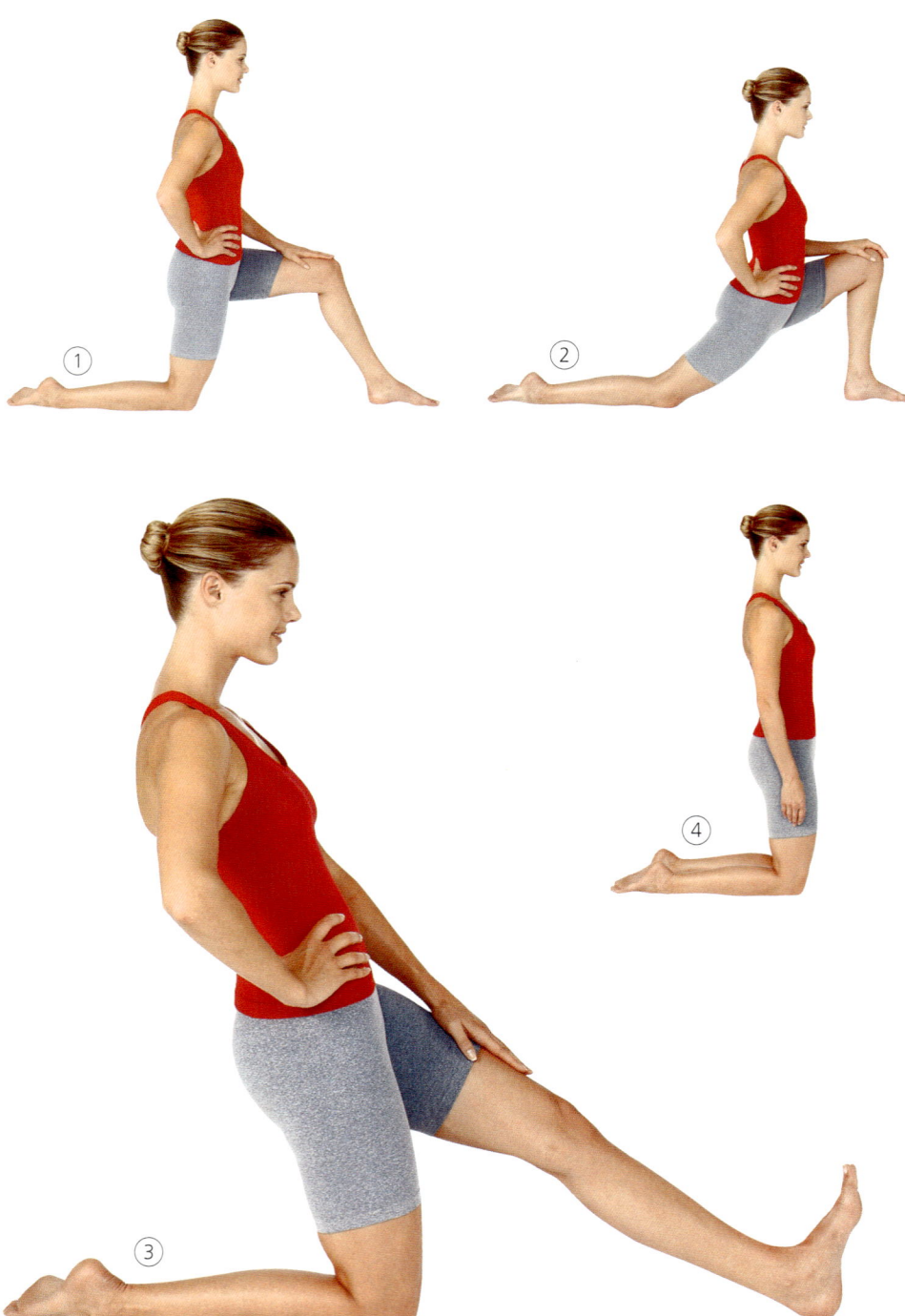

❶ Knien Sie auf dem rechten Knie, die Zehen zeigen nach hinten. Beugen Sie das linke Knie, stellen Sie den linken Fuß so weit wie möglich vor sich auf den Boden. Legen Sie die rechte Hand an die rechte Hüfte, die linke auf das linke Knie.

❷ Blicken Sie nach vorne, halten Sie den Rücken gerade. Lassen Sie den linken Fuß an seinem Platz, verlagern Sie das Gewicht nach vorne, beugen Sie das linke Knie noch mehr, bis Sie Spannung in beiden Oberschenkeln fühlen. Achten Sie darauf, dass die Beine weit auseinander sind. Entspannen sie Arme, Hände und Brust, bleiben Sie 30 Sekunden so, atmen Sie sanft durch Mund und Nase und fühlen Sie die durch das Strecken entstandenen Empfindungen.

❸ Verlagern Sie ganz langsam das Gewicht auf das rechte Bein, strecken Sie das linke Bein und beugen Sie das linke Fußgelenk so, dass die Zehen nach oben zeigen. Achten Sie auf die feinen Gefühlsstimmungen, die durch das Beinstrecken entstehen.

❹ Entspannen Sie langsam das linke Bein und den Fuß, knien Sie auf beiden Knien. Ruhen Sie kurz und lassen Sie die durch das Strecken erzeugten Empfindungen andauern.

Kehren Sie nun die Stellung von Beinen und Händen um und machen Sie die Übung auf der anderen Seite. Machen Sie die ganze Übung, zuerst auf der einen Seite, dann auf der anderen 3-mal.

DAS SELBSTBILD AUFLOCKERN

Diese Übung regt die Haut an und lässt neue Denkmöglichkeiten und Muskelbewegungen entstehen.
Nehmen Sie am Ende der Übung fünf bis zehn Minuten lang die Sitzposition ein,
und dehnen Sie die durch die Bewegung entstandenen Empfindungen aus.

Sie können die Übung ausbauen, indem Sie das linke Bein über das rechte und den rechten Arm über den linken kreuzen. Ändern Sie die Stellung nach drei Wiederholungen und machen Sie sie dann noch 3-mal. Sitzen Sie dann 5 bis 10 Minuten still.

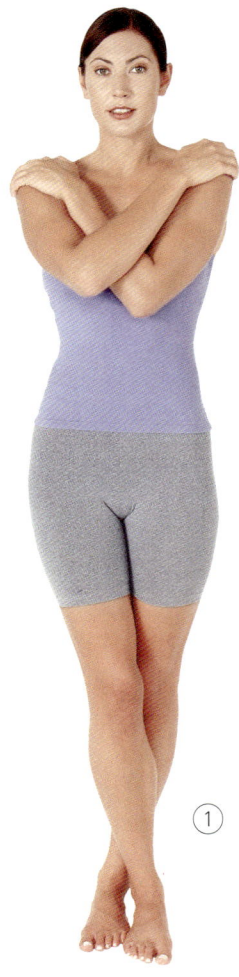

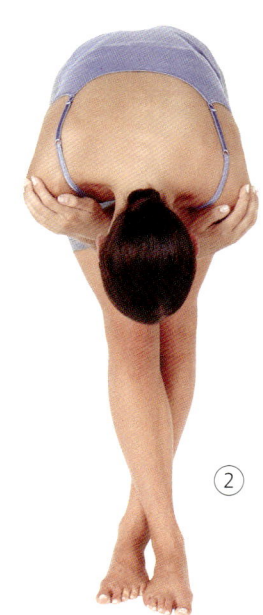

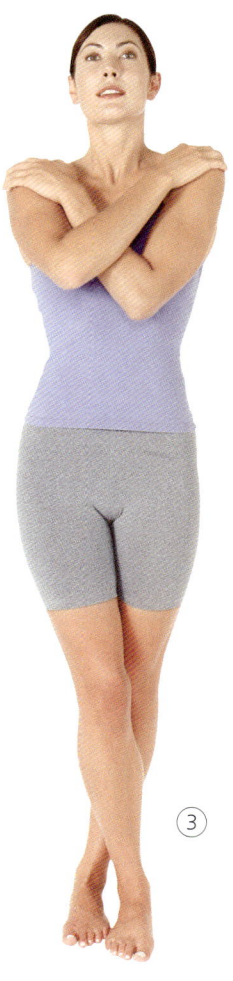

❶ Stellen Sie sich hin, verteilen Sie das Körpergewicht gleichmäßig, lassen Sie den Rücken gerade und die Arme entspannt an der Seite. Kreuzen Sie vor der Brust den rechten Arm über den linken und halten Sie mit den Händen die Schultern, die Ellbogen hängen herab. Kreuzen Sie das rechte Bein über das linke, setzen Sie den rechten Fuß neben den linken.

❷ Atmen Sie in dieser Stellung sanft durch Mund und Nase, beugen Sie sich ganz langsam aus der Hüfte so weit hinunter wie ohne Anstrengung möglich, lassen Sie den Kopf hängen.

❸ Richten Sie sich sehr langsam auf und beugen Sie sich leicht zurück, konzentrieren Sie sich auf die Füße.

Machen Sie die Bewegung 3- oder 9-mal. Kreuzen Sie dann den linken Arm über den rechten und das linke Bein über das rechte, wiederholen Sie die Übung 3- oder 9-mal. Achten Sie auf die unterschiedlichen Gefühle in den jeweiligen Positionen.

GEIST UND SINNE AUSGLEICHEN

Diese Übung regt verschiedene Arten von Energien im Unterkörper an und verbessert das Gleichgewicht.
Sie fördert auch das Bewusstsein vom Körper und seinen Beziehungen zur Umgebung. Setzen Sie sich
am Ende fünf bis zehn Minuten hin, und dehnen Sie die bei der Übung entstandenen Gefühle aus.

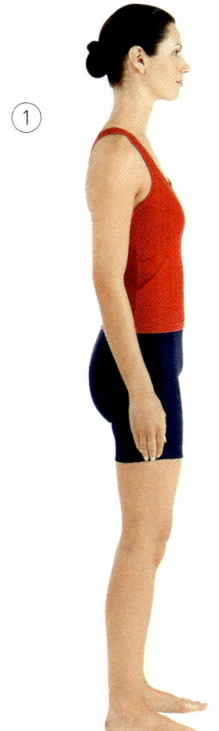 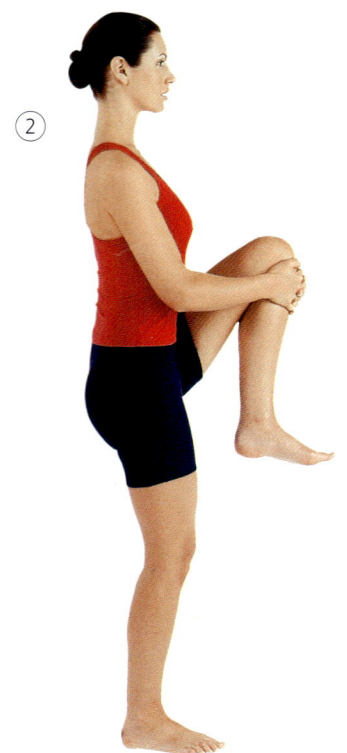 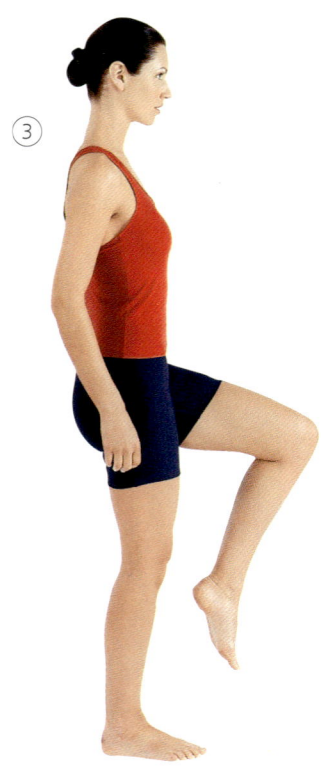

❶ Stehen Sie mit leicht gespreizten Beinen, Rücken gerade, Arme an der Seite, Körper im Gleichgewicht.

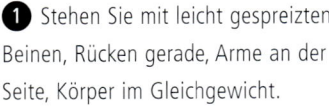

Üben Sie lässig und ohne Ehrgeiz, sodass Sie die feinen Veränderungen in Muskeln und Energie spüren können – wenn wir den Moment erkennen lernen, in dem ein Muskel eine Bewegung übernimmt, lernen wir, Entspannung und kontrollierte Bewegung zu verbinden.

❷ Beugen Sie langsam das linke Knie, umfassen Sie es mit verschränkten Händen, ziehen Sie es zur Brust und beugen Sie das linke Fußgelenk. Entspannen Sie das Becken und ziehen Sie die Schultern etwas zurück. Blicken Sie mit sanften Augen nach vorne, und balancieren Sie 1 bis 3 Minuten lang in dieser Stellung, atmen Sie sanft durch Mund und Nase. Halten Sie zunächst das Bein mit den Händen fest, dann lassen Sie langsam nach (ohne das Bein zu bewegen), bis die Hände entspannt sind. Lassen Sie dabei die Brust entspannt.

❸ Halten Sie das Knie weiter mit den Händen und senken Sie langsam das linke Bein, bis Sie merken, dass die Kontrolle der Bewegung leicht vom Bein übernommen werden kann. Öffnen Sie dann langsam die Hände und lassen Sie das Bein sinken. Achten Sie auf die Gefühle, kurz bevor Sie es auf den Boden setzen.

Üben Sie zuerst auf einer Seite, dann auf der anderen, 3- oder 9-mal.

KÖRPER UND GEIST AUFEINANDER ABSTIMMEN

Diese Übung stärkt den Kreislauf und verbessert die Energie. Sie fördert auch die Konzentrationsfähigkeit und die Koordination des Körpers. Drehen Sie sich zum Abschluss der Übung auf den Rücken und ruhen Sie sich fünf bis zehn Minuten lang aus. Nützen Sie diese Zeit, um sich in die dabei hervorgerufenen Empfindungen zu vertiefen.

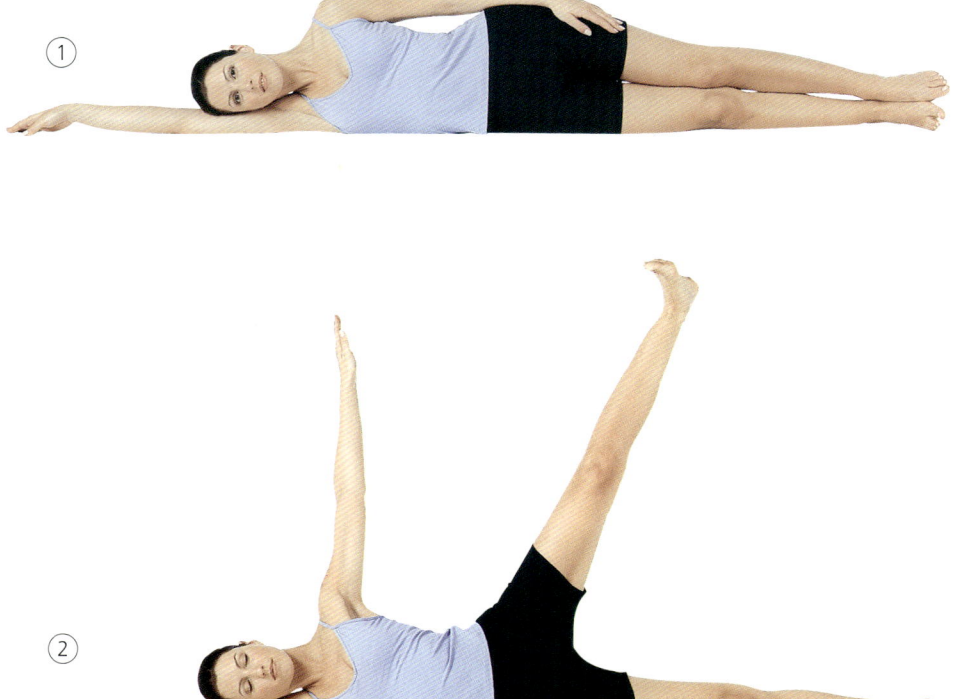

❶ Legen Sie sich so auf die rechte Seite, dass das linke Bein auf dem rechten liegt, Ihr rechter Arm liegt mit der Handfläche nach unten unter Ihrem Kopf. Legen Sie den Kopf auf den rechten Arm und den linken Arm mit der Handfläche nach unten auf die Körperseite. Achten Sie darauf, dass der Körper in einer geraden Linie liegt.

❷ Halten Sie die Beine gerade ausgestreckt, und beugen Sie beide Fußgelenke so, dass die Zehen zum Kopf zeigen. Strecken Sie langsam den linken Arm und das linke Bein, als ob Sie sie verlängern wollten. Strecken Sie weiter, halten Sie die Gelenke gebeugt und heben Sie langsam den linken Arm senkrecht an und gleichzeitig das linke Bein, so weit es ohne Anstrengung geht. Koordinieren Sie diese Bewegung so, dass Arm und Bein die Distanz in der gleichen Zeit zurücklegen, atmen Sie dabei sanft und gleichmäßig durch Mund und Nase.

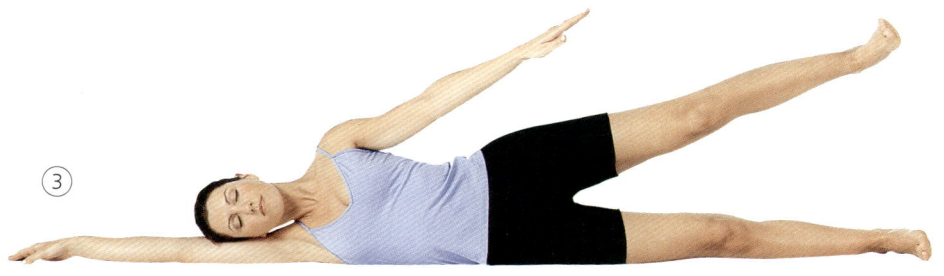

❸ Halten Sie Arm und Bein gestreckt und senken Sie beide so langsam Sie können, damit Sie mehr empfinden.

Machen Sie die Übung 3-mal auf jeder Seite, ruhen Sie sich nach jeder Wiederholung aus.

DIE GESAMTHEIT DER ENERGIE ABSTIMMEN

Diese Übung stärkt die Koordinationsfähigkeit. Sie entwickelt die Beinmuskulatur und regt den Energiefluss von den Beinen durch den Rücken zum Kopf an. Begeben Sie sich am Ende der Übung für fünf bis zehn Minuten in die Sitzhaltung und dehnen Sie die bei dieser Bewegung erzeugten Gefühle aus.

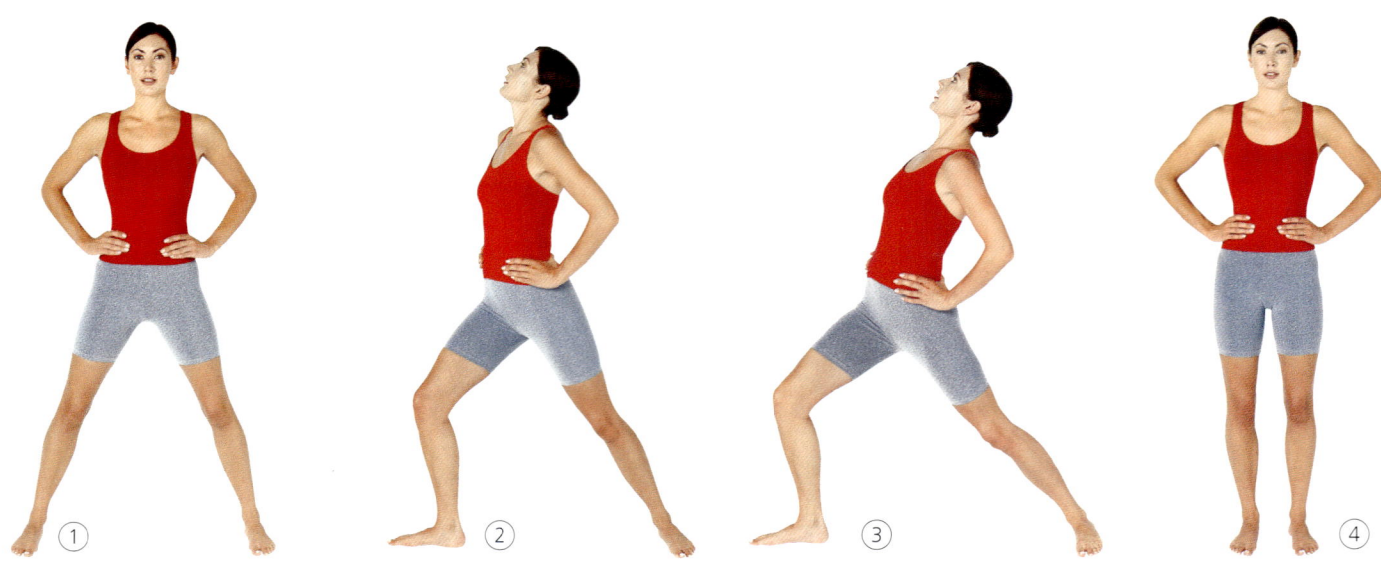

① Stehen Sie mit geradem Rücken und weit gespreizten Beinen, Füße geradeaus, Hände in den Hüften. Körper und Geist sollten ausgeglichen und konzentriert sein.

② Drehen Sie den rechten Fuß nach rechts, bis er einen rechten Winkel zum linken Fuß bildet, beugen Sie das rechte Knie und drehen Sie den Rumpf nach rechts. Sie blicken in dieselbe Richtung wie Ihr rechter Fuß. Halten Sie Rücken und linkes Bein gerade. Fixieren Sie an der Wand vor sich einen Punkt nahe der Decke, beugen Sie den Kopf dabei zurück, Kinn eingezogen, Brust und Ellbogen heraus. Entspannen Sie den Bauch und atmen Sie sanft durch Mund und Nase.

③ Beugen Sie das rechte Knie. Linkes Bein und Rücken bleiben gestreckt. Gehen Sie hinunter, bis Sie eine Stelle voll Spannung und Energie erreichen. Achten Sie darauf, wie Sie sich bei der Abwärtsbewegung an verschiedenen Punkten fühlen. Lassen Sie sich von Ihren Gefühlen zum Ort der stärksten Empfindung führen. Haben Sie diesen Punkt gefunden, bleiben Sie dort, bis Sie zu zittern beginnen.

_____

Sollte Ihnen Position 3 zunächst schwer fallen, bewegen Sie sich mehrmals auf und ab, bis Sie sich an das Gefühl der Spannung in rechtem Bein und Knie gewöhnen. Versuchen Sie dann, die Position einige Sekunden zu halten.

④ Kehren Sie langsam zu einer aufrechten Stellung zurück. Drehen Sie den rechten Fuß und den Rumpf nach links, bis Sie wieder nach vorne blicken, stellen Sie die Füße enger zusammen. Atmen Sie sanft und gleichmäßig, damit die einzelnen Bewegungen ineinander fließen können.

Wiederholen Sie die Übung links. Machen Sie die ganze Übung 3-mal auf jeder Seite.

_____

Machen Sie bei dieser Übung stets sanft fließende Bewegungen, bleiben Sie in Verbindung mit Ihren Gefühlen, damit die Bewegungen nicht mechanisch werden.

EMOTIONEN UMFORMEN

Diese Übung stärkt den Kreislauf, sie regt die Energien im Unterkörper und die Produktion von Hormonen an. Obwohl wir von Emotionen aus dem Gleichgewicht gebracht werden können, können wir mit dieser Übung starke Emotionen, wie Ärger, umformen, um im Gleichgewicht zu bleiben, statt es durch Negativität zu verlieren. Wenn diese Position lang genug gehalten wird, strömt reine Energie durch den Körper.

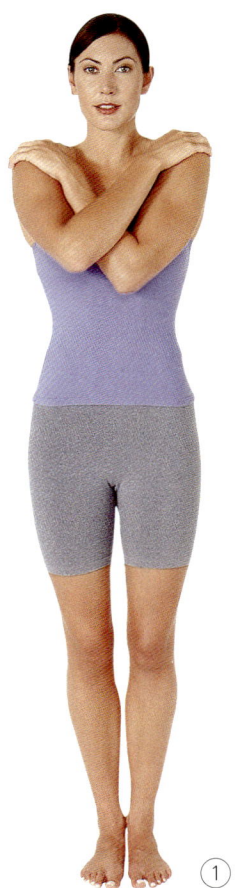

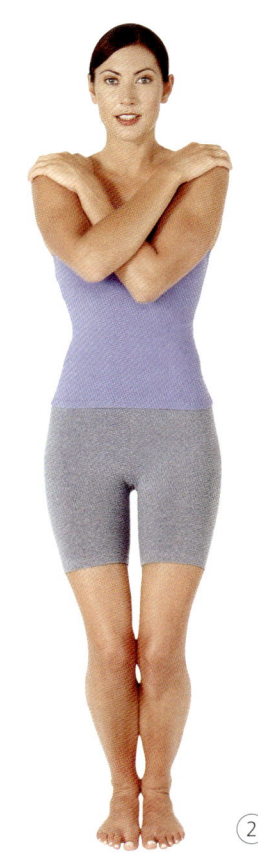

❶ Kreuzen Sie die Arme vor der Brust und halten Sie die Schultern mit Ihren Händen, lassen Sie die Ellbogen unten.

❷ Beugen Sie langsam die Knie, Beine zusammen, Fersen am Boden, Rücken gerade. Bleiben Sie im inneren Gleichgewicht, und gehen Sie locker nach unten. Etwas über der Hockstellung werden Sie einen Ort von Gleichgewicht und Energie finden. Bewegen Sie sich auf und ab, um die richtige Position zu finden. Sie spüren Wärme aufsteigen und beginnen zu zittern. Bleiben Sie bei diesen Empfindungen und halten Sie 1 bis 5 Minuten lang diese Stellung, konzentrieren Sie sich auf die Energie in Ihrer Wirbelsäule.
Kehren Sie langsam in die aufrechte Stellung zurück, lösen sie die Spannung. Stehen Sie 3 bis 5 Minuten lang. Wiederholen Sie die Übung 2-mal, stehen oder sitzen Sie nach jeder Wiederholung. Sitzen Sie schließlich 10 bis 15 Minuten und dehnen Sie die Empfindungen aus.

Suchen Sie während der Übung die inneren Spannungen, die Sie aus dem Gleichgewicht bringen, und lösen Sie sie. Spüren Sie blockierende Erinnerungen auf, und entspannen Sie die mit ihnen verbundenen Empfindungen. Atmen Sie sanft in die Blockade hinein. Wenn eine Emotion so stark ist, dass die Verspannung schmerzt, atmen Sie in den Schmerz hinein, bis die Verspannung sich auflöst und Sie den Kern neuer Energie entdecken. Halten Sie den Bauch entspannt, damit Energie von den Beinen zur Wirbelsäule und in den ganzen Körper fließen kann. Mit der Zeit wird die Übung mühelos werden.

Wenn Sie ein Stück hinunter gegangen sind, werden Sie feststellen, dass Verspannungen Sie hindern, tiefer zu gehen, und Sie beginnen die Fersen zu heben. Halten Sie an und lokalisieren Sie die Spannung im Bauch oder in den Beinen. Lösen Sie sie und gehen Sie, Rücken gerade, weiter nach unten.

DAS HERZ ÖFFNEN

Diese Übung öffnet das Herzzentrum, sie stärkt den Atem und den Kreislauf und massiert innere Muskeln.
Bleiben Sie am Ende der Übung fünf bis zehn Minuten lang in der Sitzhaltung und
genießen Sie das besondere Gefühl der Entspannung.

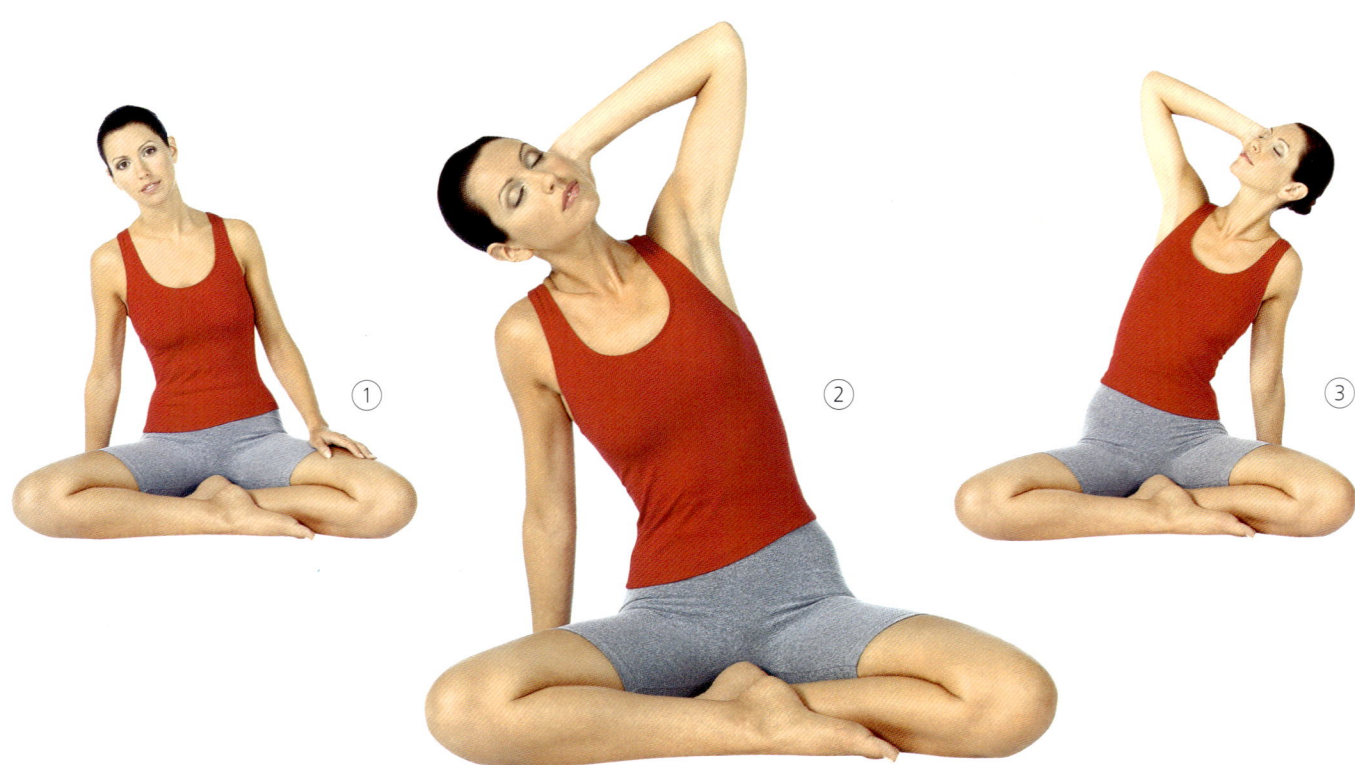

❶ Setzen Sie sich mit gekreuzten Beinen auf eine Matte oder ein Kissen und
stützen Sie sich mit der rechten Hand
am Boden ab. Achten Sie darauf, dass
die Hand nicht zu weit vor oder hinter
Ihnen aufliegt.

❷ Legen Sie die linke Hand über das linke Ohr, Ellbogen nach oben. Beugen Sie
sich in dieser Haltung langsam nach rechts,
halten Sie den rechten Arm gestreckt. Stützen Sie sich fest auf die rechte Hand, um
den Bogen Ihrer linken Seite möglichst
groß und ausgeglichen zu machen. Halten
Sie die Knie unten. Lassen Sie die Rippen
sich vom Becken heben und wie einen
Fächer öffnen. Dehnen Sie den Raum zwischen Hüftknochen und Rippen und in den
Muskeln unter Ihrem Arm. Halten Sie diese
Stellung 1 bis 3 Minuten, atmen Sie sanft
und gleichmäßig durch Mund und Nase.

❸ Lösen Sie die Streckung ganz langsam — nehmen Sie sich dafür eine Minute Zeit — fühlen Sie die in dieser Stellung
erzeugten Empfindungen. Legen Sie
dann Ihre rechte Hand über das rechte
Ohr, stützen Sie sich mit der linken Hand
am Boden ab und beugen Sie sich langsam nach links.

Machen Sie die gesamte Übung zuerst
auf einer Seite, dann auf der anderen 3-
oder 9-mal.

AUSDAUER STÄRKEN

Diese Übung gleicht die Körperenergien aus und entwickelt die Fähigkeit, während kritischer Augenblicke emotioneller und psychischer Veränderungen das Gleichgewicht zu bewahren. Sitzen Sie zum Abschluss fünf bis zehn Minuten lang still, und dehnen Sie die durch die Übung angeregten Gefühle aus.

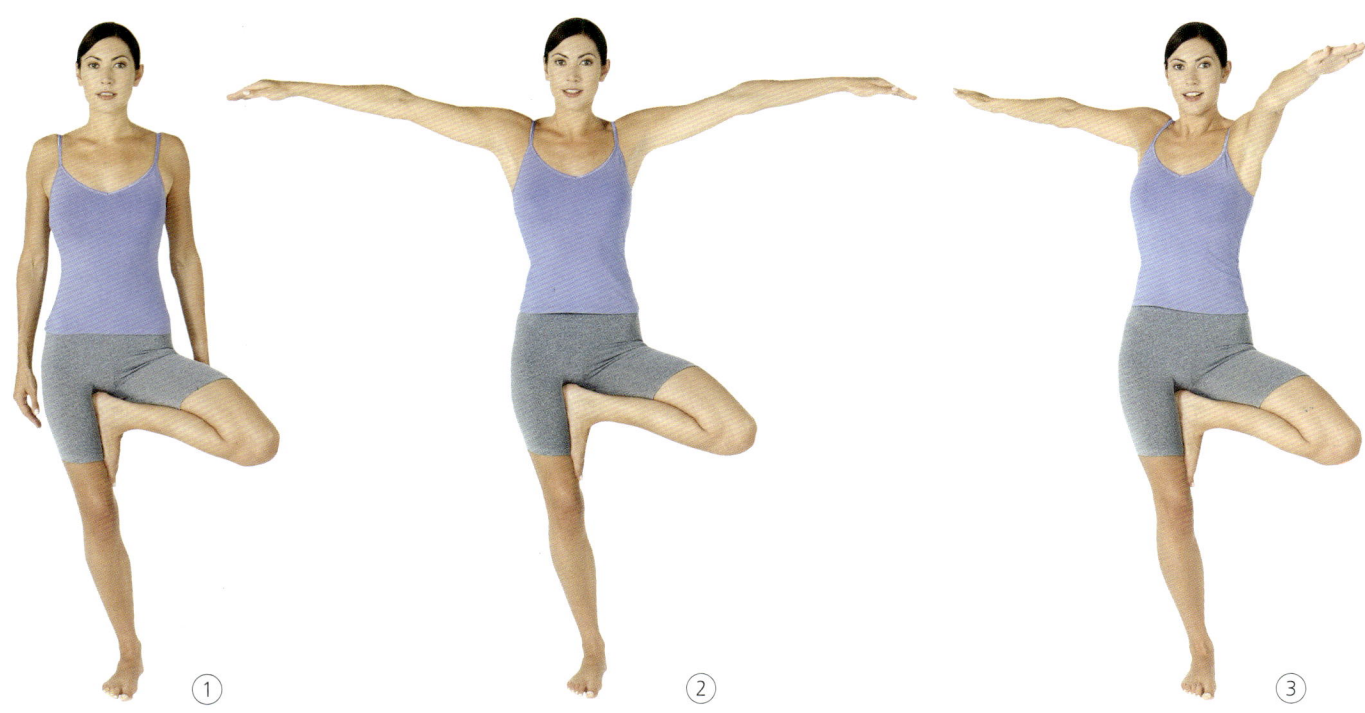

❶ Balancieren Sie auf dem rechten Bein, die Sohle des linken Fußes gegen den rechten Oberschenkel gepresst, die Ferse nahe am Schritt, das linke Knie zur Seite gedreht. Drücken Sie mit der Ferse leicht gegen den Oberschenkel, damit der Fuß nicht rutscht.

❷ Heben Sie ohne Anstrengung die Arme zur Seite, lassen Sie sie schweben, bis sie leicht oberhalb der Schulterhöhe mit den Handflächen nach unten ausgestreckt sind.

❸ Drehen Sie sich aus der Hüfte langsam nach rechts und nach links, halten Sie den Kopf ruhig und blicken Sie geradeaus. Atmen Sie leicht und gleichmäßig, Körper locker, Bauch entspannt.

Senken Sie gleichzeitig Arme und Bein, fühlen Sie die feinen Gefühlsveränderungen, wenn Sie auf beiden Füßen stehen. Sie erleben ein Lösen der Verspannungen in Nacken und Schultern und ein Gefühl des Gleichgewichts im Rumpf. Wechseln Sie die Beinhaltung und wiederholen Sie die Übung auf der anderen Seite. Machen Sie die Bewegung 3- oder 9-mal.

DEN RAUM UMFASSEN

Diese Übung fördert das Bewusstsein für die Energien, die uns umgeben, und unsere Beziehung zu diesen Energien. Man kann sie auf einem oder beiden Beinen stehend oder im Sitzen durchführen. Bleiben Sie nach der Übung ein paar Minuten ruhig auf beiden Beinen stehen, die Arme entspannt an der Seite; setzen Sie sich dann fünf bis zehn Minuten lang. Sie werden tiefe Ruhe in den Knochen, besonders in denen von Armen und Brust fühlen.

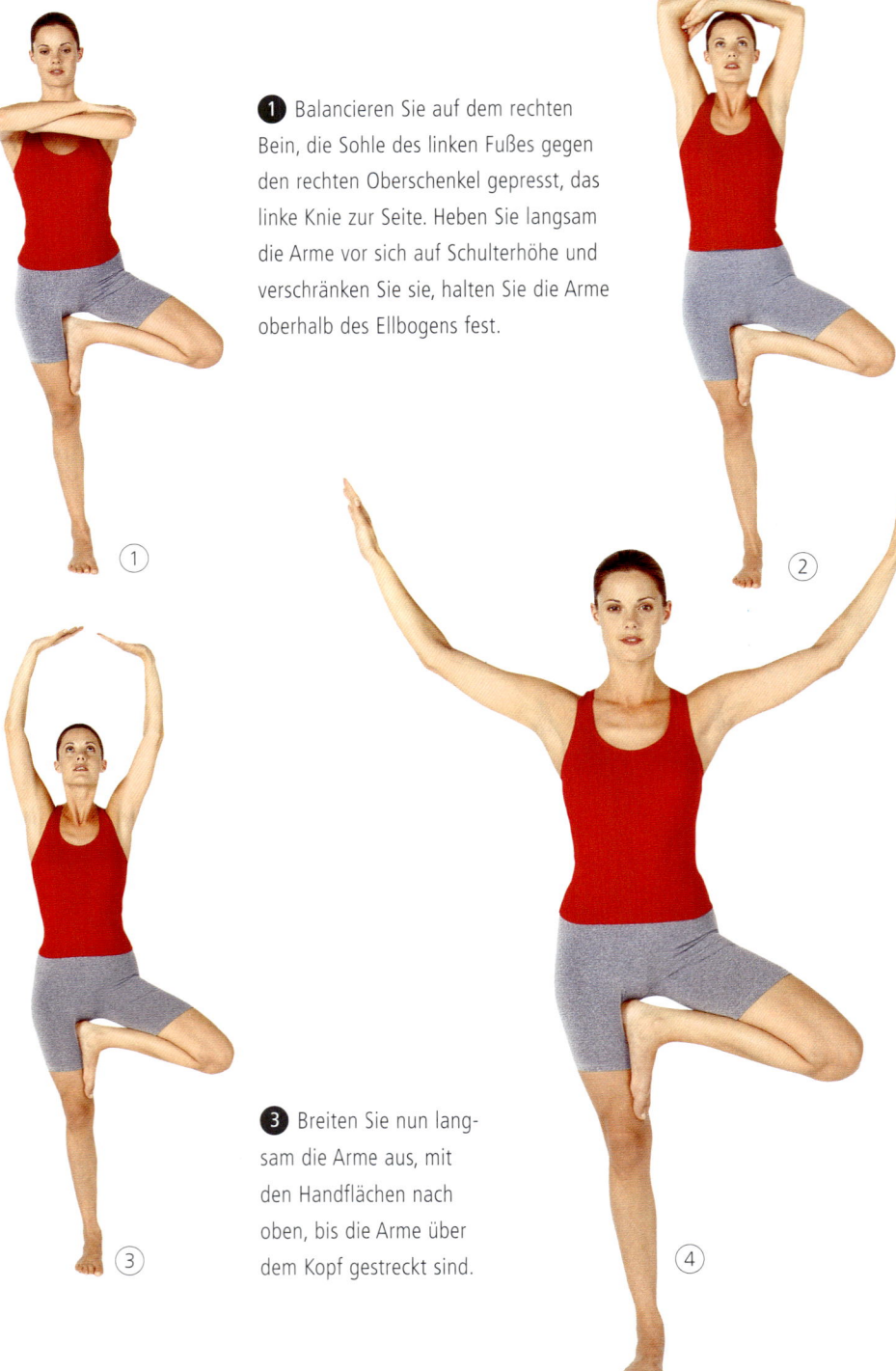

❶ Balancieren Sie auf dem rechten Bein, die Sohle des linken Fußes gegen den rechten Oberschenkel gepresst, das linke Knie zur Seite. Heben Sie langsam die Arme vor sich auf Schulterhöhe und verschränken Sie sie, halten Sie die Arme oberhalb des Ellbogens fest.

①

❷ Heben Sie langsam die Arme über und leicht hinter den Kopf, strecken Sie sich nach oben. Der Nacken ruht zwischen den Schultern. Blicken sie langsam zur Decke, öffnen Sie den Mund und strecken Sie sich noch mehr. Balancieren Sie ungezwungen in dieser Stellung. Lockern Sie die Bauchmuskeln; Sie werden sich dann noch mehr strecken können. Der obere Rücken kann leicht nach hinten gebogen sein.

②

❹ Senken Sie die Arme in einer langsamen ununterbrochenen Bewegung zu den Seiten. Lassen Sie Hände und Brust sich öffnen.

Wenn die Arme an den Seiten sind, senken Sie langsam das Bein zu Boden, bis Sie auf beiden Füßen stehen. Achten Sie auf die Empfindungen vor dem Aufsetzen des Fußes auf den Boden. Wechseln Sie nun die Beinhaltung und wiederholen Sie die Bewegung. Atmen Sie diesmal langsam ein, während Sie die eng verschränkten Arme heben. Halten Sie den Atem einige Sekunden an, atmen Sie aus, während Sie die Arme nach oben öffnen, atmen Sie weiter aus, wenn Ihre Arme zur Seite schweben. Machen Sie die gesamte Übung 3-mal, stimmen Sie den Atem mit der Bewegung ab.

❸ Breiten Sie nun langsam die Arme aus, mit den Handflächen nach oben, bis die Arme über dem Kopf gestreckt sind.

③

④

INNERES GLEICHGEWICHT VERSTÄRKEN

Diese Übung erzeugt sowohl im Ober- als auch im Unterkörper ein inneres Gleichgewicht. Bleiben Sie am Ende fünf Minuten am Rücken liegen (wenn Sie wollen, mit angezogenen Knien) und dehnen Sie die durch die Übung angeregten Empfindungen weiter aus.

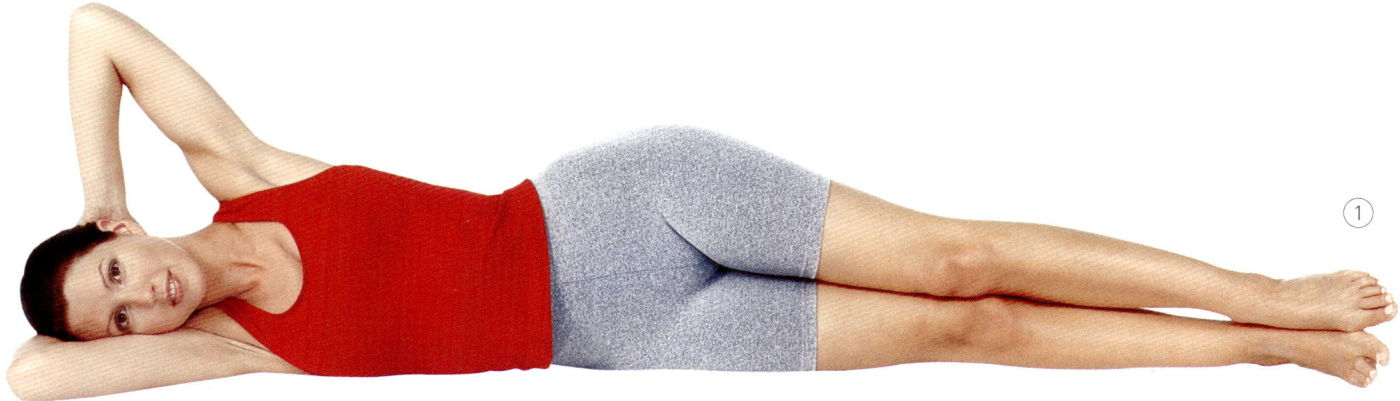

①

❶ Legen Sie sich mit gestreckten Beinen auf die rechte Seite, das linke Bein auf dem rechten. Verschränken Sie die Finger und legen Sie sie hinter den Kopf, sodass er auf Ihrem rechten Arm ruht und der linke Ellbogen nach oben zeigt.

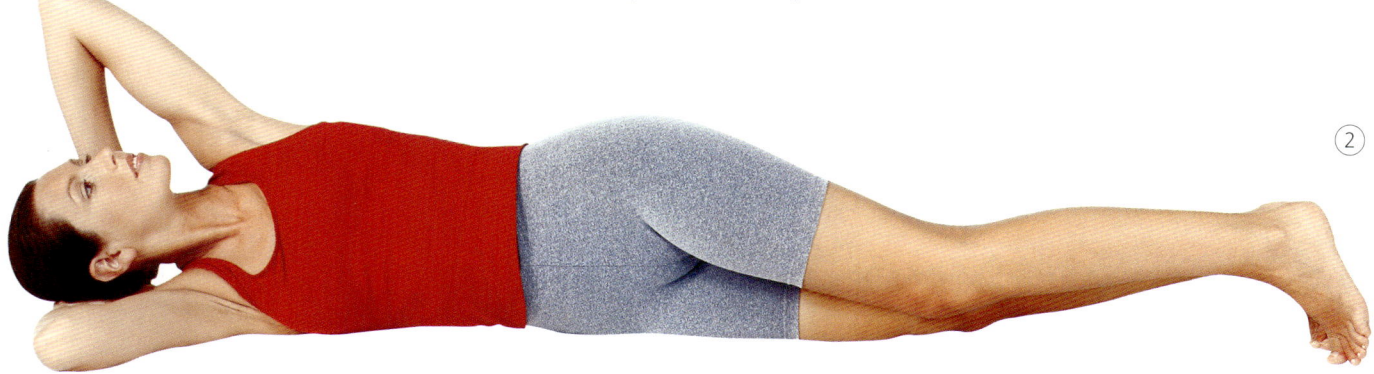

②

❷ Beginnen Sie langsam, sich zu strecken, bewegen Sie die linke Hüfte zum Boden und den linken Ellbogen nach links, bis Sie zur Decke blicken und die linke Schulter sich dem Boden nähert. Wenn sich die Hüfte vor bewegt, können sich die Beine drehen, Ihr Gewicht verlagert sich auf die Zehen. Bewegen Sie sich leicht und mühelos; es kommt nicht darauf an, wie weit Sie sich strecken. Bleiben Sie 30 Sekunden bis 1 Minute lang gestreckt, atmen Sie sanft durch Mund und Nase, und strecken Sie sich noch weiter; feine Spannungen werden gelöst. Kehren Sie langsam zur Ausgangsposition zurück, dehnen Sie die dabei geweckten Empfindungen aus. Drehen Sie sich nach links und wiederholen Sie die Übung. Achten Sie darauf, auf welcher Seite sie leichter fällt. Machen Sie die gesamte Übung rechts und links 3- oder 9-mal.

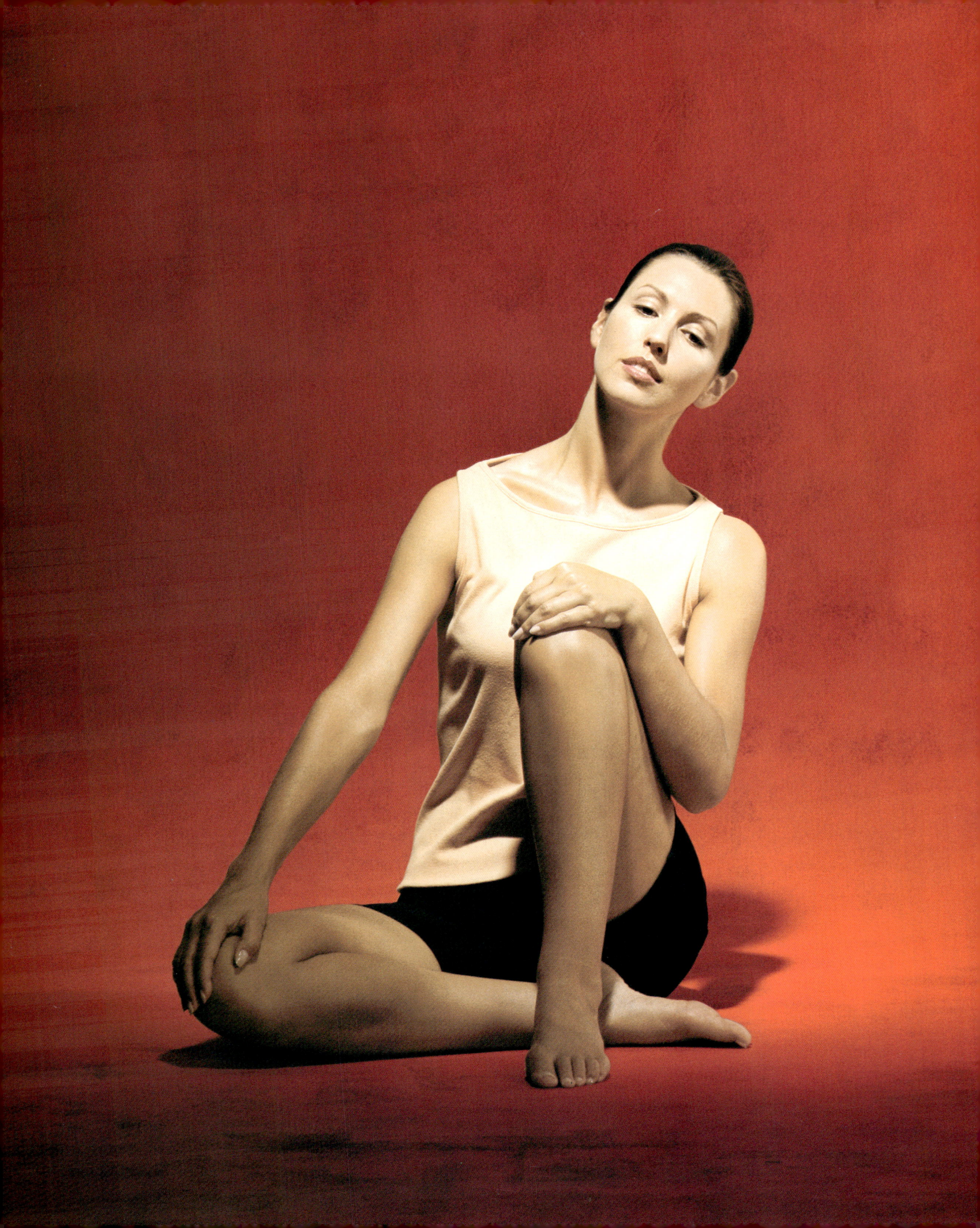

KAPITEL SECHS

ENERGIEN ANREGEN UND UMFORMEN

»Während wir uns bewegen und erfahren, sogar wenn wir atmen, stehen in und um uns Energien in Wechselwirkung.«

Wir haben die feinstofflichen Energien unseres Körpers bereits für das Gleichgewicht und die Integration von Körper und Geist genutzt. Die Übungen in diesem Kapitel bringen Kum Nye noch eine Stufe weiter. Nun verwenden wir die subtilen Energien des Körpers, um Energien tieferer Seinsebenen anzuregen und Blockaden und negative Energien in frei fließende neutrale Energie auf emotioneller und spiritueller Ebene zu verwandeln. Mit dem Eindringen in diese neutrale Energie des Kosmos beginnt unsere Erfahrung von Ganzheit, ein Empfinden von Einheit und Verbindung mit unserer Umwelt – das Ziel von Kum Nye. Die Übungen dieses Kapitels sind in drei Schwierigkeitsstufen gegliedert und ergänzen die Übungen des vorigen Kapitels. Beide Kapitel zusammen führen uns auf ein fortgeschrittenes Niveau von Praxis und Verstehen.

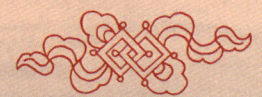

LEBENSENERGIEN

»Der Körper ist wie ein von Raum erfülltes und umgebenes Gefäß.
Der ganze Körper übt im Raum.«

Unaufhörlich fließt Energie durch unseren Körper, von Zelle zu Zelle, zwischen Geist und Körper, zwischen uns und der uns umgebenden Welt. Wenn wir uns bewegen und Erfahrungen machen, selbst wenn wir atmen, stehen die Energien in und um uns in stetiger Interaktion. Wir glauben meist, dass Energie und Materie Gegensätze seien, aber selbst die festesten Gegenstände bestehen eigentlich bloß aus sich bewegenden Energien. Materie und Energie sind auf allen Ebenen gleichwertig. Unser physischer Körper ist weit weniger fest, als es scheint. Er ist kein unveränderliches, undurchdringliches Objekt, sondern eher etwas Fließendes und Offenes, er hat Teil an dem unaufhörlichen Prozess des »Sich-Verkörperns« von Energien.

Fließen diese Energien unbehindert, so haben wir Zugang zum unerschöpflichen Reichtum von Energie. Der Körper wird gesund, der Geist klar, die Sinne lebendig, und unser ganzes Sein erneuert sich. Gefühle von Liebe und Offenheit stärken uns und strahlen in die Welt aus. Alle unsere Erfahrungen nehmen an dem fortlaufenden Prozess der Freude und des Sich-Verkörperns teil.

Beeinträchtigen wir diesen völlig offenen Fluss der Energie, indem wir ihn verlangsamen oder fehlleiten, werden unsere Erfahrungen eingeschränkt. Wir lassen unsere Empfindungen erstarren und konzentrieren uns auf unsere Vorstellungen darüber, statt sie direkt zu erleben und sie in unser Herz fließen zu lassen, wo sie sich zu kräftigender Freude und Zufriedenheit verdichten. Wir gleichen den Bienen, die zwar den Pollen aus herrlichen Blüten sammeln, aber nie den Honig genießen können.

Da wir von unseren inneren Quellen der Empfindung und Befriedigung abgeschnitten sind, suchen wir sie außerhalb von uns und leiten unsere Energie nach außen. Unser Geist ist voller Ideen und Erwartungen von dem, was wir in der Zukunft wollen, statt voll Freude über die Gegenwart. Wir streifen nur die Oberfläche unserer wahren Gefühle, und lenken stattdessen Energie in unsere Emotionen, um so mehr zu fühlen. Im Gegensatz zur Tiefe und Stabilität von Gefühlen sind Emotionen oberflächlich und flüchtig. Sie liefern uns schnell und leicht starke Empfindungen, die aber unausgeglichen sind und uns nicht wirklich befriedigen können – sie erzeugen Unzufriedenheit statt Erfüllung. Dann manifestieren sich psychische Spannungen auf körperlicher Ebene, wo sie immer mehr Spannungen hervorrufen. Das spiegelt sich in negativen Gedanken, Gefühlen und Handlungen wider. Unsere Fähigkeit, mit unseren Sinnen in Verbindung zu treten, nimmt ebenso ab wie unsere Lebenskraft. Wir reagieren darauf, indem wir energiesparende elektrische Geräte benutzen. Dieses Zurückgreifen auf äußere Energieformen untergräbt aber unsere Gesundheit noch mehr. Wir versuchen uns dann auf konventionelle Weise zu heilen und behandeln unseren Körper wie ein Objekt, das mit uns nichts zu tun hat. Dadurch vergrößern wir die schädliche Spaltung zwischen Körper und Geist, statt sie zu heilen, und übersehen oft, dass das Heilmittel die Integration von Körper und Geist ist. Wir haben schon gesehen, dass uns das gelingt, wenn wir unsere Empfindungen und Gefühle anregen und ausdehnen, bis wir alle positiven und negativen Energien zu reiner neutraler Energie des Kosmos umformen können.

Kontakt mit dieser reinen, neutralen Energie entsteht oft durch die fortgeschritteneren Kum-Nye-Praktiken (kann aber jederzeit entstehen). Wir beginnen dann mit der feinsten Energieebene des Körpers zu arbeiten und können das Öffnen der Energiezentren erleben. Öffnet sich das Kopfzentrum, werden Denken und Kommunikation leicht und klar, auch visionäre Kräfte können entstehen. Wenn sich das Kehlzentrum öffnet, entwickeln sich intuitive Fähigkeiten, die uns die Symbolwelt der Dichtung und Kunst erschließen. Mit der Öffnung des Herzzentrums schwindet das Gefühl der Trennung zwischen uns und anderen, wir werden Teil von allem. Wenn sich das Bauchzentrum öffnet, schwindet Verlangen und Festhalten, und eine wärmeähnliche Energie erfüllt den Körper.

Die Übungen

Wie die Gleichgewichts- und Integrationsübungen des vorigen Kapitels sind auch diese Übungen in drei Stufen gegliedert. Die Schwierigkeitsgrade entsprechen denen früherer Kapitel. Wechseln Sie nach Belieben zwischen den einzelnen Kapiteln, versuchen Sie Übungen verschiedener Stufen. Sie können auch Übungen der Stufen zwei und drei in diesem Kapitel probieren, bevor Sie alle Übungen der Stufe eins gemacht haben.

Lassen Sie sich von Ihrem Körper und Ihren Gefühlen bei der Auswahl und der Reihenfolge der Übungen lenken. Wenn Sie aber zu schnell und zu flüchtig durch die Übungen eilen, sollten Sie das Tempo verringern und der vorgegebenen Übungsprogression folgen. Machen Sie jede Übung drei- oder neunmal vollständig, gegebenenfalls auf beiden Seiten des Körpers.

Stufe eins

Die Übungen dieser Stufe sind leicht auszuführen. Üben Sie langsam und achten Sie auf die dabei im ganzen Körper entstehenden Empfindungen. Die Übung »Verkörperung« (siehe S. 118) ist besonders wichtig, um mit der feinsten Energieebene des Körpers in Verbindung treten zu können. Wenn Sie diese Übung wenigstens eine Woche lang regelmäßig durchführen, erweitert sie Ihre Bewusstheit von den Energiezentren. Diese Zentren werden offener, und ein sanftes, warmes Gefühl tiefer Zufriedenheit erfüllt und stärkt Sie. Das ist die reine Energie des Kosmos. Vertieft sich dieser Kontakt, so wird seine ausgleichende Wirkung auch die Menschen Ihrer Umgebung stärken.

Stufe zwei

Diese Übungen regen Energien in vielen Körperteilen an, u. a. in Händen, Handgelenken, Armen, Brust, Schultern, Rücken, Oberschenkeln, Beinen und Zehen. Wenn Sie sie durchführen, verteilen Sie die an bestimmten Körperstellen erweckten Empfindungen, bis Ihr ganzes Sein an der inneren Energiemasse

teilnimmt. Sie werden wahrscheinlich feststellen, dass die Übungen, bei denen die Muskeln entlang der Wirbelsäule gedehnt werden, besonders freudige Empfindungen hervorrufen.

Erforschen Sie alle verspannten Bereiche von Körper und Geist, verweilen Sie aber nicht zu lange dabei. Die Übung »Energie umformen« (siehe S. 123) ist ideal, um diese Spannungen durch Umformung zu lösen. Mit zunehmender Kum-Nye-Praxis werden die Spannungen schwinden und einen den ganzen Körper erneuernden Energiekreislauf auslösen.

Stufe drei

Diese Übungen sind im Allgemeinen etwas schwieriger als die der Stufen eins und zwei. Einige sind körperlich anstrengend, andere erfordern eine gewisse Konzentrationsfähigkeit, um die Gefühlsstimmungen zu entwickeln, die durch die Übung angeregt werden. Sie sollten daher erst Ihre Erfahrung mit Kum Nye einige Monate lang vertiefen, ehe Sie diese Übungen ausprobieren. Wenn Sie dazu bereit sind, fügen Sie ein oder zwei dieser Übungen Ihrem Programm hinzu. Haben Sie Geduld. Es kann einige Zeit dauern, bis Sie so weit sind, diese Übungen zu versuchen, besonders die letzten drei, die schwierigsten von allen.

Erweiterung Ihrer Praxis

Sie können nun versuchen, einige Übungen verschieden schnell zu machen. Beginnen Sie mit einer Übung, die Sie schon beherrschen, zuerst langsam, dann etwas schneller, ohne den Kontakt zu den Gefühlsstimmungen zu verlieren. Verschiedene Geschwindigkeiten erzeugen verschiedene Gefühlsstimmungen.

Alle Übungen diese Kapitels, bei denen Spannung erzeugt wird, können auch entspannt gemacht werden und umgekehrt. Mit zunehmender Bewusstheit feiner innerer Gefühle werden Sie lernen, Geschwindigkeit und Spannung zum Verstärken und Ausdehnen der Gefühlsstimmungen von Übungen einzusetzen.

Ihre Kum-Nye-Praxis sollte immer eine offene Reise zu Ihren inneren Gefühlen sein. Geführt von Ihrer Erfahrung zunehmender Ausgeglichenheit, werden Geist und Körper zu einer integrierten Einheit.

VERWIRRUNG BESEITIGEN

Diese Übung lässt Energie ins Bauchzentrum fließen und klärt geistige Verwirrung.
Sitzen Sie am Ende der Übung fünf bis zehn Minuten lang still.

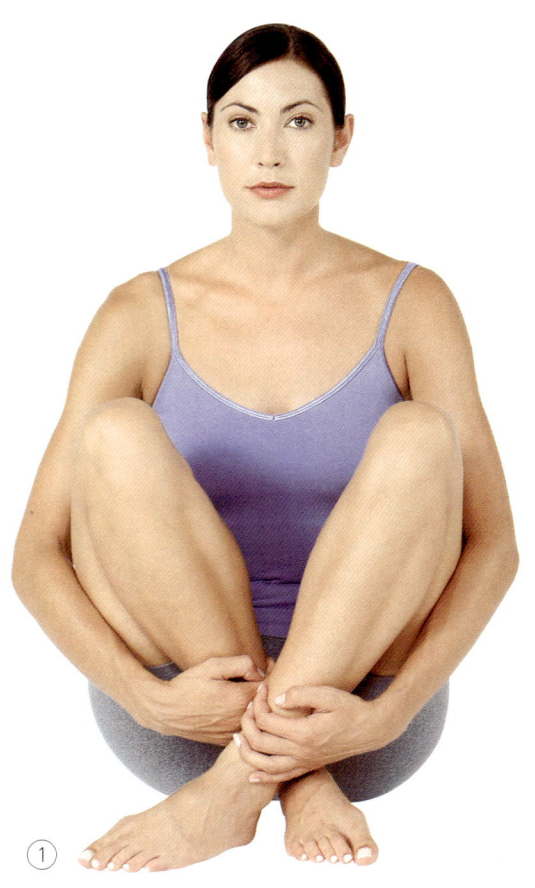

①

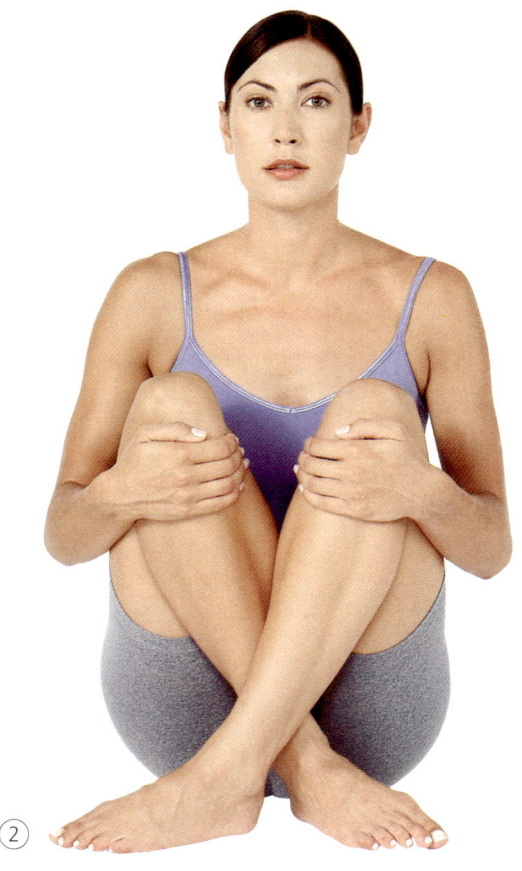

②

1 Setzen Sie sich auf einen Teppich oder eine Matte, überkreuzen Sie die Beine. Halten Sie dabei mit der rechten Hand das rechte Fußgelenk, mit der linken Hand das linke. Ziehen Sie die Füße am Boden ganz dicht zu sich heran.

2 Legen Sie die Hände gleich unterhalb der Kniescheiben an die Beine, ziehen Sie die Knie an die Brust, Rücken gerade, Schultern nach unten. Berühren Sie wenn möglich mit den Knien die Brust. Blicken Sie nach vorne, halten Sie die Stellung 1 bis 3 Minuten lang, atmen Sie sanft durch Mund und Nase, konzentrieren Sie sich leicht auf Ihren Bauch.

Vermindern Sie ganz langsam die Spannung, nehmen Sie sich dafür eine Minute Zeit, spüren Sie die Empfindungen, die dabei entstehen. Bleiben Sie einige Minuten so sitzen und erforschen Sie die Empfindungen. Machen Sie die ganze Übung 3- oder 9-mal, bleiben Sie nach jeder Wiederholung ein paar Minuten sitzen.

VERSPANNUNGEN AUFLÖSEN

Diese Übung löst Verspannungen in Hals und Nacken, in Schultern und Kopf, sie kann auch Kopfschmerzen lindern. Nehmen Sie zum Abschluss der Übung für fünf bis zehn Minuten die Sitzhaltung ein, und dehnen Sie die durch die Streckung erzeugten Empfindungen aus.

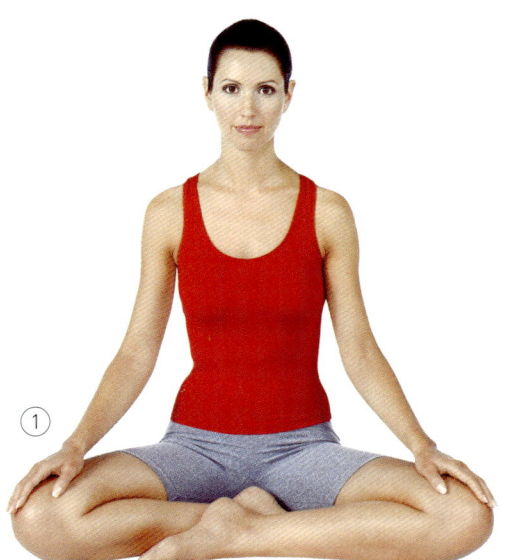

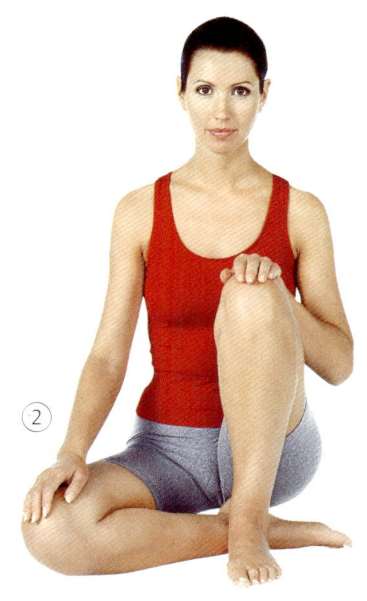

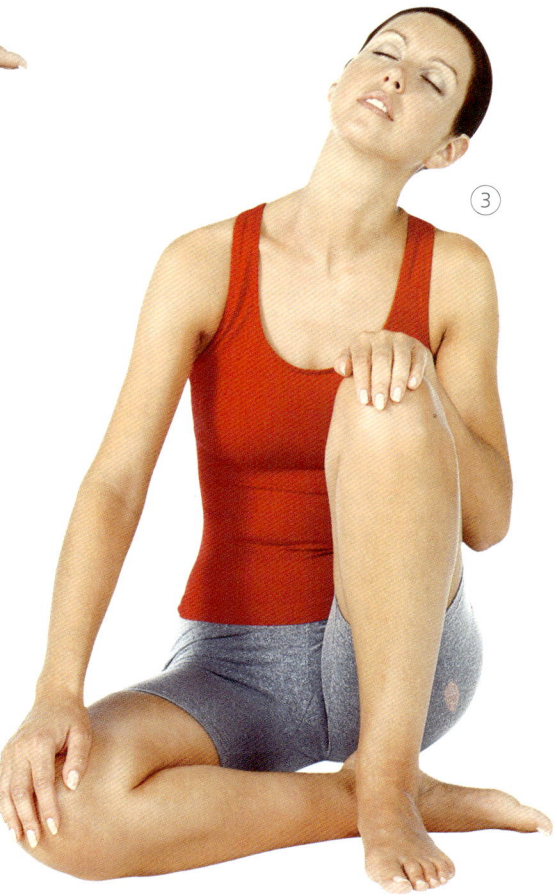

❶ Setzen Sie sich mit locker überkreuzten Beinen auf eine Matte oder ein Kissen, das linke Bein vor dem rechten.

❷ Heben Sie das linke Knie und setzen Sie die linke Ferse vor das rechte Fußgelenk, die linke Fußsohle liegt flach auf dem Boden oder auf der Matte. Ziehen Sie die Füße so eng Sie können zum Körper. Legen Sie die Hände auf die Knie.

❸ Strecken Sie ganz langsam und vorsichtig den Nacken nach links und hinten, sodass sich Ihr rechter Arm streckt und Kopf und Nacken eine Linie mit dem rechten Arm bilden. Halten Sie das rechte Knie unten. Bleiben Sie etwa 30 Sekunden in dieser diagonalen Streckung, atmen Sie sanft und gleichmäßig durch Mund und Nase.

Nehmen Sie sich eine halbe bis eine Minute zum Lockern der Spannung. Lassen Sie Atem und Bewusstheit mit den im Körper erweckten Empfindungen zusammenfließen. Sitzen Sie einige Minuten still. Kehren Sie die Beinhaltung um und strecken Sie Ihren Nacken zur anderen Seite. Machen Sie die gesamte Übung 3- oder 9-mal.

VERKÖRPERUNG

Diese Übung entwickelt die Art Konzentration, die Energie zum Fließen bringt, ruhige Gefühle entstehen lässt und Gedanken verlangsamt. Machen sie diese Übung an drei aufeinander folgenden Tagen. Machen Sie am dritten Tag die Konzentration weniger angestrengt, einfach als eine Qualität der Bewusstheit. Nach drei Tagen Konzentration auf das Bauchzentrum wiederholen Sie die Übung je drei Tage lang mit dem Herzzentrum, dem Kehlzentrum und dem Kopfzentrum (zwischen den Augen).

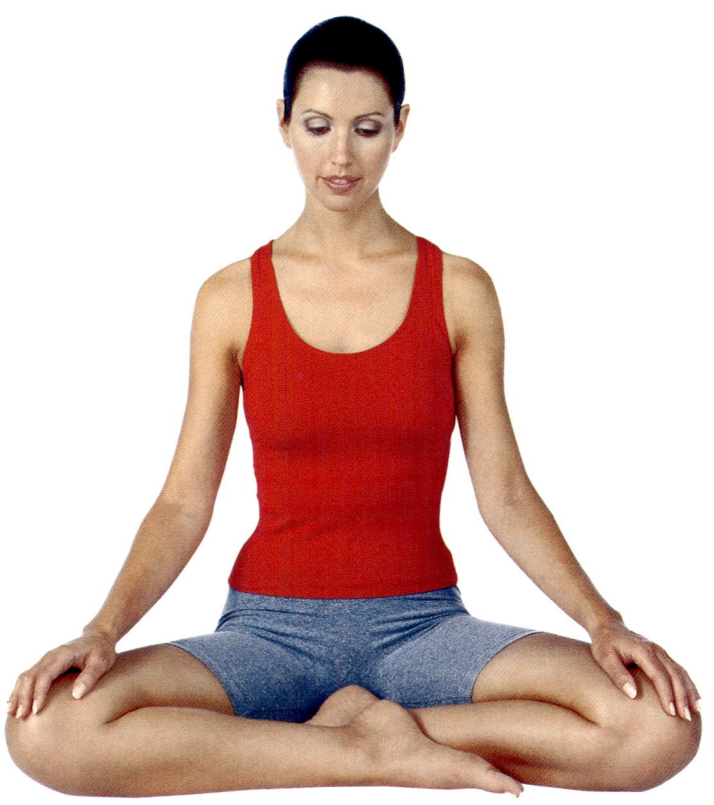

Manchmal werden bei dieser Übung sanfte und weiche Gefühle entstehen, dick, reich und tief wie warme Milch. Werden Sie ganz still und dehnen Sie diese Gefühle aus, sie halten dadurch länger an. Wie ein warmer Sommerwind an einem heißen Ort heilen diese Gefühle Sie innerlich und äußerlich, sie durchdringen viele Schichten Ihres Körpers: die Haut, die Oberfläche, die Zwischenräume und das Innere der Gewebe, Nerven und Organe. Manchmal dringen die Gefühle wie ein kleiner Wirbelwind tief ein. Nehmen Sie soviel als möglich davon auf, verteilen Sie sie in alle Körperteile, hinauf zu Gesicht und Nacken, hinunter zu Füßen und Zehen. Halten Sie sanft den Atem, nur wenig angespannt, in Unterbauch und Kreuzbein, dehnen Sie dann die Gefühle immer weiter aus, als ob das ganze Universum zu diesen Gefühlen würde.

Nehmen Sie bequem die Sitzhaltung ein. Konzentrieren Sie sich eine halbe Stunde lang auf das Energiezentrum unter dem Nabel, Augen halb offen oder geschlossen. Atmen Sie sanft und gleichmäßig durch Mund und Nase.

Wenn Sie die Übung über einen längern Zeitraum machen wollen, konzentrieren Sie sich auf jedes Energiezentrum zwei oder drei Wochen lang eine halbe Stunde täglich, bevor Sie zum nächsten gehen. Sie brauchen 8 bis 12 Wochen, um durch alle Zentren zu kommen. Während dieser Zeit können Sie verschiedene Erfahrungen machen: Sie können Objekte sehen, oder grünes, weißes, rotes, oranges, blaues oder buntes Licht. Sie spüren Gefühlsstimmungen oder hören hohe Töne. Lassen Sie sich von solchen Phänomenen nicht faszinieren, halten Sie daran nicht fest. Lassen Sie sie bloß geschehen, und dehnen Sie die Empfindungen so weit wie möglich aus.

Wenn zu viele Gedanken Ihnen das Einschlafen am Abend erschweren, konzentrieren Sie sich 2 Wochen lang jeden Abend eine halbe Stunde lang leicht auf das Herzzentrum. Denken Sie an nichts Bestimmtes, vertiefen und erweitern Sie das Gefühl in Ihrem Herzzentrum, bis sich ein Gefühl der Freude einstellt.

STÄRKENDE BEFRIEDIGUNG

Diese Übung stärkt die Muskeln in den Armen und löst Verspannungen im Oberkörper auf. Sie kann auch im Stehen aus-geführt werden. Nehmen Sie zum Abschluss der Übung fünf bis zehn Minuten lang die Sitzhaltung ein, und dehnen Sie die Empfindungen in Ihrem Körper weiter aus. Sie werden ein Öffnen in Brust und oberem Rücken fühlen, Ihr Atem wird offener und freier fließen.

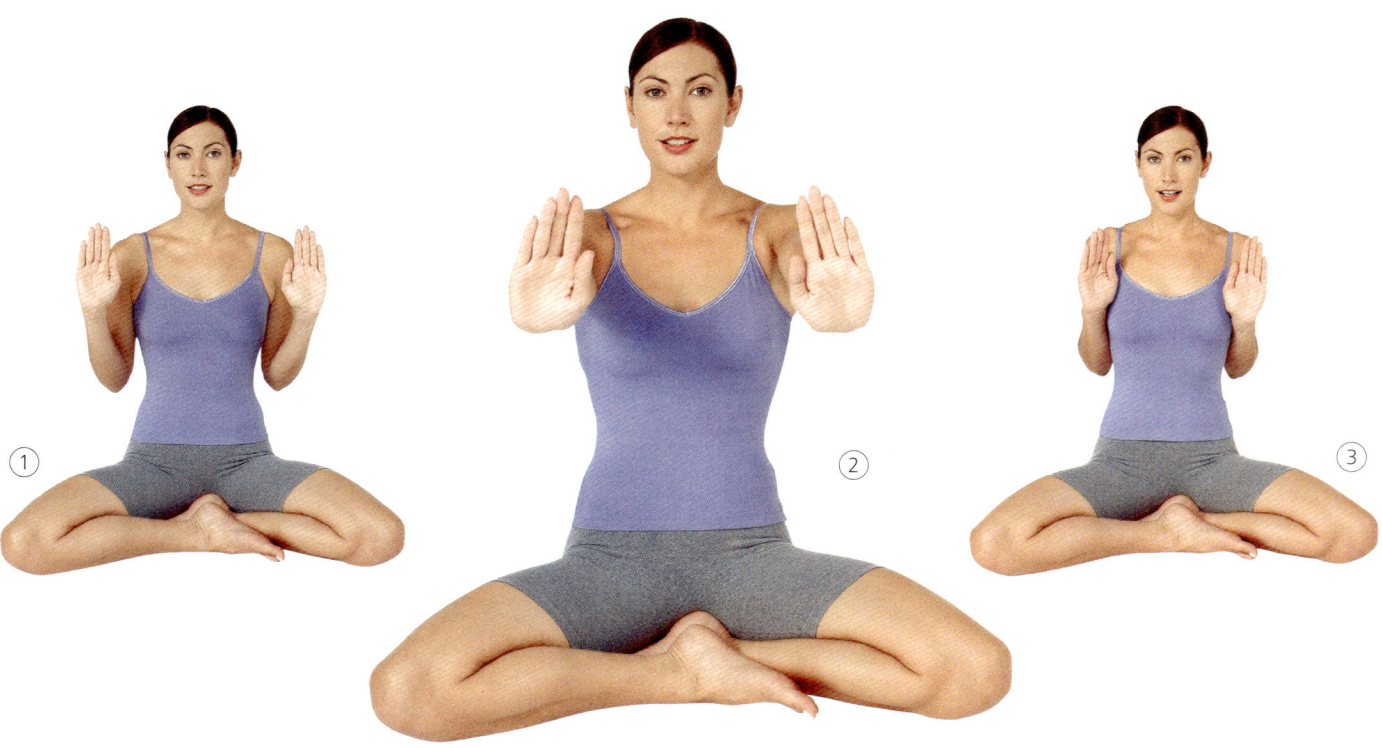

❶ Setzen Sie sich mit gekreuzten Beinen auf eine Matte oder ein Kissen, Hände auf den Knien. Beugen Sie die Arme in den Ellbogen, heben Sie die Hände, bis sie sich mit den Handflächen nach vorne vor den Schultern befinden.

❷ Stellen Sie sich vor, dass etwas mit großer Kraft gegen Ihre Hände drückt, und schieben Sie es langsam von sich weg. In Händen und Armen entsteht dabei große Spannung; Bauch und un-terer Rücken bleiben aber entspannt. At-men Sie leicht durch Mund und Nase. Drücken Sie gegen die Kraft, bis die Arme gestreckt sind.

❸ Bewegen Sie die Arme langsam zu den Schultern zurück, ohne die Spannung nachzu-lassen, so als ob die Kraft stärker wäre als Sie, lassen Sie den Bauch entspannt. Nehmen Sie sich eine Minute Zeit, um die Spannung aufzu-lösen, achten Sie auf die Empfindungen in Ar-men, Brust und Körper und auf die Wirkung der verschiedenen Stadien der Entspannung.

Lassen Sie langsam die Hände zu den Knien sinken, ruhen Sie kurz aus, dehnen Sie die durch Spannung und Entspannung entstan-denen Gefühle aus. Machen Sie die Übung 3-mal, ruhen Sie nach jeder Wiederholung kurz aus.

STÄRKE UND VERTRAUEN AUFBAUEN

Diese Übung ist ideal für Momente, in denen Sie sich schwach und verletzlich fühlen. Statt der gegenüber dargestellten Variation können Sie auch damit experimentieren, die aufgeheizten Hände auf andere Körperteile zu legen.

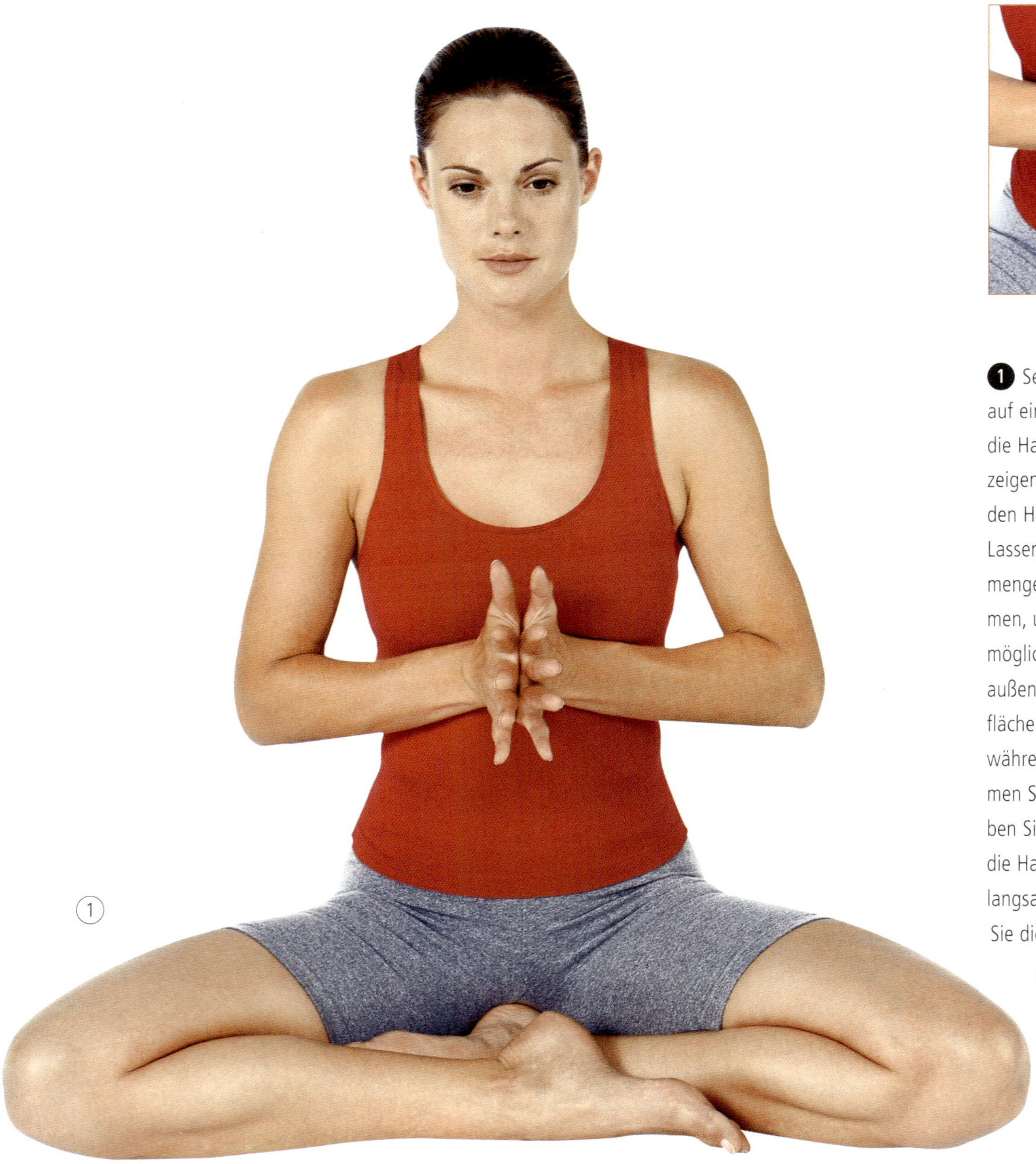

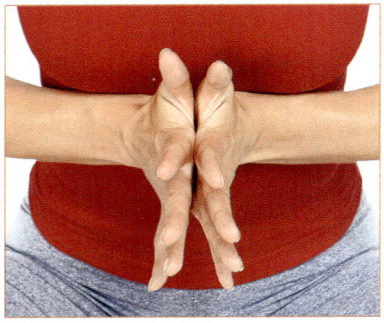

❶ Setzen Sie sich mit gekreuzten Beinen auf eine Matte oder ein Kissen, pressen Sie die Handflächen aufeinander, die Finger zeigen nach vorne, drücken Sie dann mit den Handwurzeln in die Mitte der Brust. Lassen Sie die Handwurzeln fest zusammengepresst, spreizen Sie Finger und Daumen, und entfernen Sie sie langsam möglichst weit voneinander, Ellbogen nach außen, Schultern hinunter. Die Handflächen bleiben eng aneinandergepresst, während Sie den Bauch entspannen. Atmen Sie sanft durch Mund und Nase, bleiben Sie 3 Minuten in dieser Stellung, bis die Handflächen warm werden. Lassen Sie langsam die Spannung nach, und fühlen Sie die dabei entstehenden Empfindungen. Wiederholen Sie die Übung, halten Sie die Stellung diesmal 5 Minuten lang, Daumen und Finger möglichst weit auseinander.

①

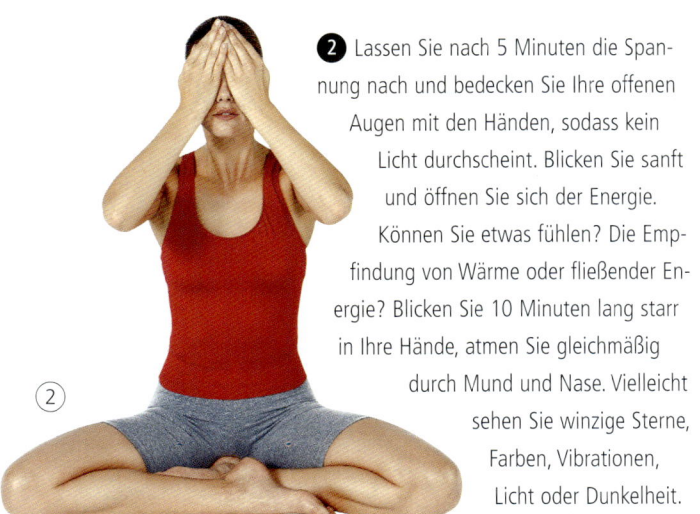

❷ Lassen Sie nach 5 Minuten die Spannung nach und bedecken Sie Ihre offenen Augen mit den Händen, sodass kein Licht durchscheint. Blicken Sie sanft und öffnen Sie sich der Energie. Können Sie etwas fühlen? Die Empfindung von Wärme oder fließender Energie? Blicken Sie 10 Minuten lang starr in Ihre Hände, atmen Sie gleichmäßig durch Mund und Nase. Vielleicht sehen Sie winzige Sterne, Farben, Vibrationen, Licht oder Dunkelheit.

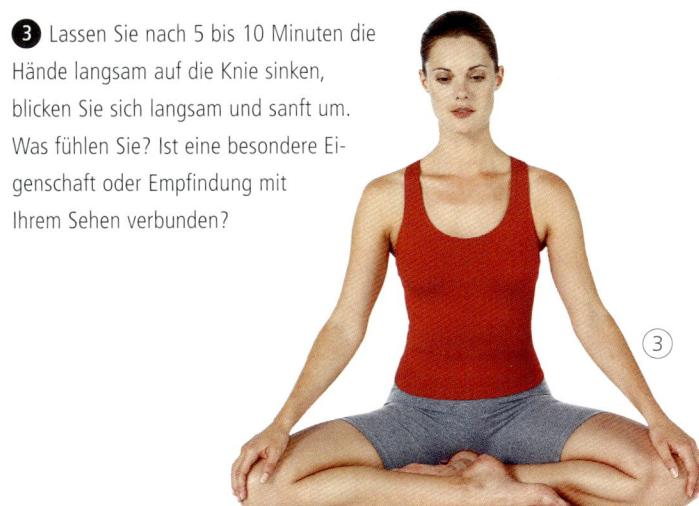

❸ Lassen Sie nach 5 bis 10 Minuten die Hände langsam auf die Knie sinken, blicken Sie sich langsam und sanft um. Was fühlen Sie? Ist eine besondere Eigenschaft oder Empfindung mit Ihrem Sehen verbunden?

Wenn Ihre Handflächen aufgeheizt sind, versuchen Sie folgende Variation:

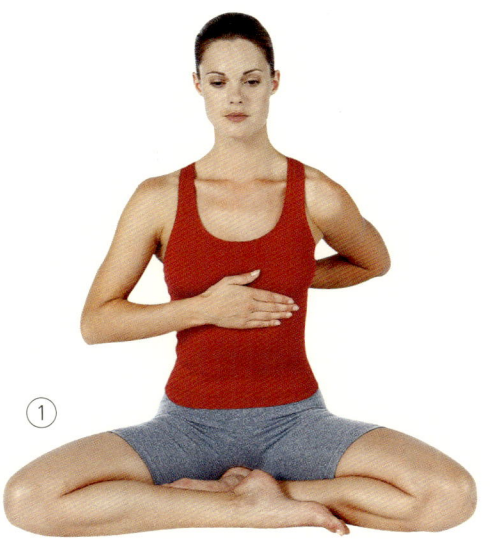

❶ Heizen Sie die Handflächen erneut auf, halten Sie sie 5 Minuten, legen Sie dann eine Hand quer auf die Brust, die andere in die Mitte des Rückens. Berühren Sie den Körper mit der ganzen Hand. Fühlen Sie die Wärme in Brust und Wirbelsäule dringen, so als ob Sie keine Haut hätten.

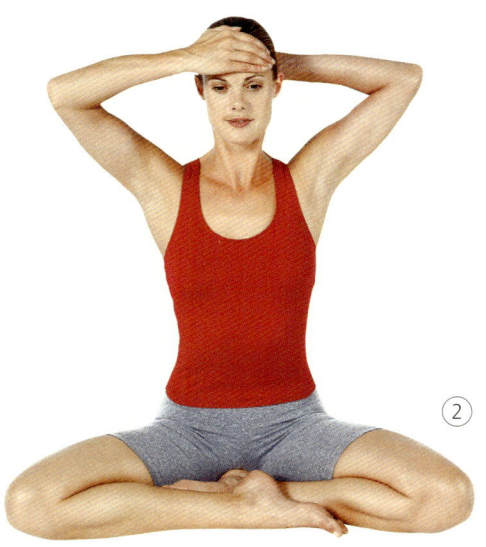

❷ Legen Sie nach einigen Minuten eine Hand auf die Stirn, die andere auf den Hinterkopf, und empfinden Sie weiterhin die Gefühle in Ihrem Körper.

SEIN UND ENERGIE

Diese Übung regt die Druckpunkte an Knie und Fuß an. Bleiben Sie am Ende fünf bis zehn Minuten in der Sitzhaltung, lassen Sie die Gefühle und Empfindungen sich weiter ausdehnen.

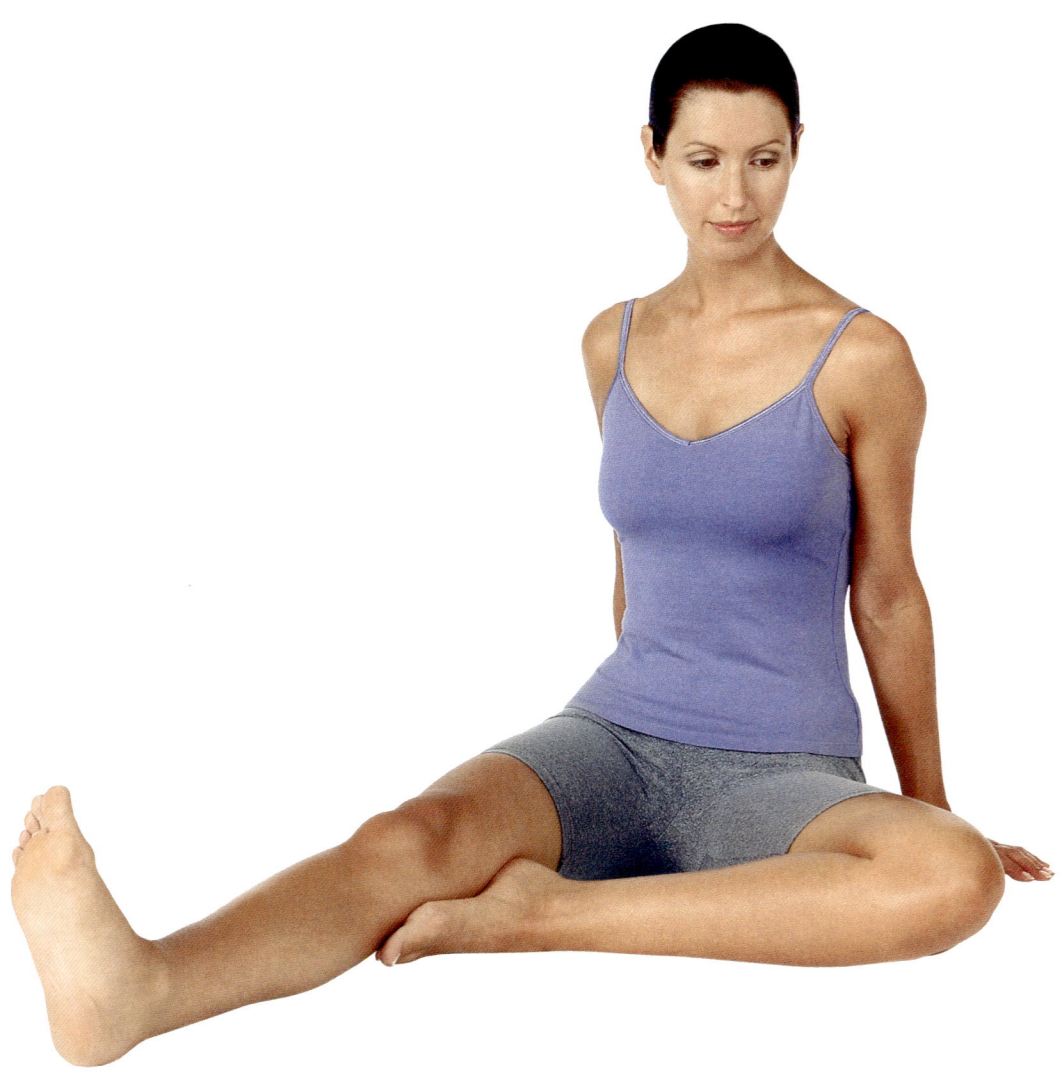

Setzen Sie sich auf den Boden, die Hände neben den Hüften am Boden aufliegend, das rechte Bein nach vorne gestreckt. Biegen Sie das rechte Fußgelenk so, dass die Zehen nach oben zeigen, legen Sie den linken Fuß an die Innenseite des rechten Knies, das linke Knie bleibt am Boden.

Drücken Sie den linken Fuß gegen das rechte Knie und das rechte Knie gegen den linken Fuß, bis Ihre Beine beinahe zittern. Mit dem linken Bein können Sie stärker drücken als mit dem rechten. Halten Sie die Spannung 30 Sekunden bis 1 Minute, der Bauch bleibt entspannt, atmen

Sie leicht durch Mund und Nase. Lassen Sie langsam locker, vereinen Sie Atem, Bewusstheit und Empfindung, lassen Sie die Gefühle sich ausbreiten. Ruhen Sie und dehnen Sie die Empfindungen weiter aus. Kehren Sie die Beinposition um, wiederholen Sie die gesamte Bewegung zweimal.

ENERGIE UMFORMEN

Mithilfe dieser Übung können geistige Aufregung und emotionales Unbehagen umgeformt werden. Sobald Energie von einem bestimmten Verhaltensmuster abgetrennt wird, kann eine neue Seinsweise entstehen. Probieren Sie diese Übung, wenn Sie sich müde, deprimiert, negativ oder blockiert fühlen. Nehmen Sie am Ende der Übung für fünf bis zehn Minuten die Sitzhaltung ein, dehnen Sie die durch Spannung und Entspannung erzeugten Empfindungen weiter aus.

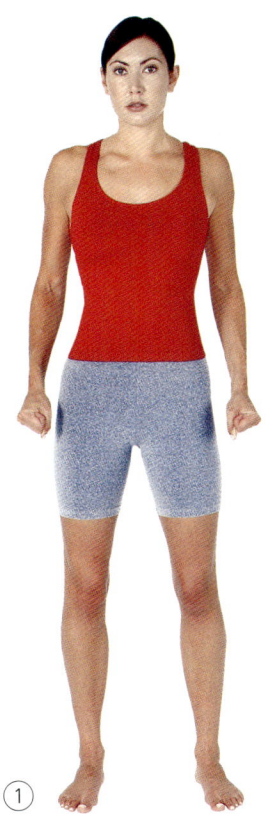

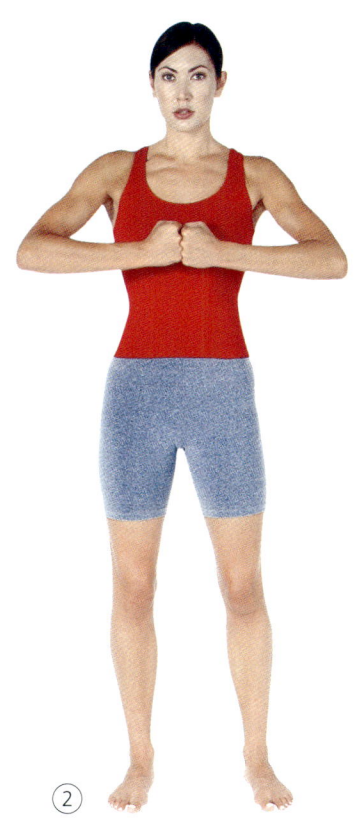

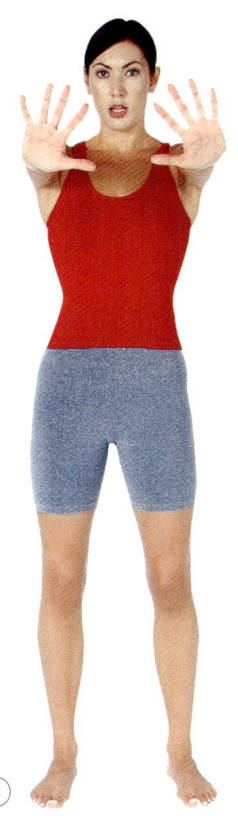

① Stehen Sie mit bequem gespreizten Beinen, das Körpergewicht gleichmäßig auf beide Füße verteilt, Rücken gerade, Arme an den Seiten. Ballen Sie die Hände fest zu Fäusten, halten Sie den Atem in der Brust zurück. Spannen Sie die Brust an, bis Sie so etwas wie Wut fühlen.

② Atmen Sie ganz leicht – ohne dabei das Gefühl zu verlieren, den Atem in der Brust zurückzuhalten – und pressen Sie Ihre Fäuste aneinander, Knöchel an Knöchel, halten Sie sie mitten an die Brust. Spannen Sie Körper und Fäuste stark an. Atmen Sie so tief ein, dass der Atem bis in den Bauch hinunterfließt und Energie vom unteren Ende der Wirbelsäule in die Brust hinaufbringt. Halten Sie diese Energie wie zum Schutz in Ihrem Inneren. Steigern Sie das Gefühl des Haltens so stark wie möglich, sodass sich Ihre Energie ansammelt.

③ Halten Sie den Körper ganz ruhig, stoßen Sie plötzlich die Arme nach vorne, Handflächen nach außen, um alle gesammelte physische, mentale und emotionale Energie und Spannung explosionsartig loszulassen. Atmen Sie dabei scharf aus und rufen Sie „Ha!" aus Ihrer Brust heraus. Stehen Sie mit gestreckten Armen und gespreizten Fingern still. Was ist das für ein Gefühl?

Senken Sie langsam die Arme zur Seite, stehen Sie ein paar Minuten ruhig. Machen Sie die Übung 3-mal.

HEILENDE ENERGIE ANREGEN

Diese Übung hilft uns, die subtilen Energien unseres Körpers aufzuspüren und für unsere Heilung auf allen Ebenen ein-
zusetzen. Nehmen Sie am Ende für fünf bis zehn Minuten die Sitzposition ein, lassen Sie die durch die Übung angeregten
Gefühle sich ausdehnen. Versuchen Sie eine Variation der Übung mit gebeugten Knien, um herauszufinden, wie die Gefühle
durch verschiedene Beugungen beeinflusst werden.

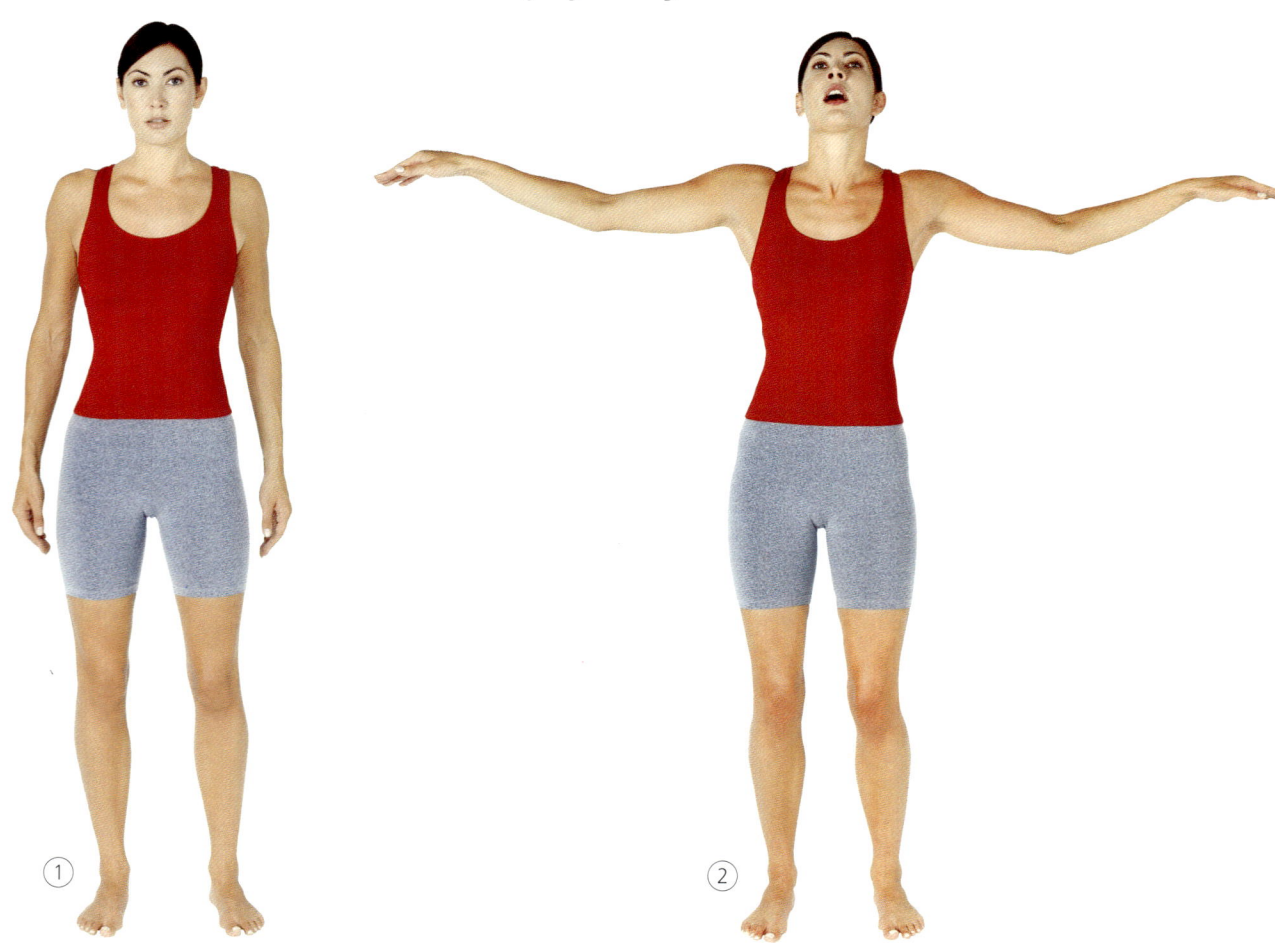

1 Stehen Sie gut ausbalanciert, die Füße etwa 15 Zentimeter auseinander, Rücken gerade, Arme an der Seite.

Führen Sie die Übung nicht fort, wenn Sie starke Hitze die Wirbelsäule aufsteigen fühlen. Lassen Sie dann die Arme sanft sinken, richten Sie den Kopf auf und ruhen Sie 5 bis 10 Minuten in der Sitzhaltung, und dehnen Sie die Empfindungen in Ihrem Körper aus.

2 Strecken Sie die Arme auf Schulterhöhe zur Seite, Handflächen nach unten. Heben Sie leicht den Kopf, blicken Sie zu der Stelle, wo Wand und Decke zusammentreffen. Entspannen Sie den Nacken, öffnen Sie den Mund und blähen Sie die Nasenflügel. Atmen Sie sanft und gleichmäßig durch Mund und Nase. Entspannen Sie Bauch und Brust, spannen Sie das Gesäß an und konzentrieren Sie sich auf das untere Ende der Wirbelsäule. Wenn Sie dort etwas wie Wärme oder Kribbeln spüren, versuchen Sie das Gefühl im übrigen Körper zu verbreiten. Möglicherweise entsteht ein Zittern; vertiefen Sie sich in die Empfindung und lockern Sie die Spannung.

Nach 3 bis 5 Minuten in dieser Position lassen Sie die Arme langsam sinken, richten Sie den Kopf auf und stehen Sie ein paar Minuten entspannt. Verbreiten Sie die Empfindungen in Ihrem Körper. Machen Sie die Übung 3-mal.

KÖRPERENERGIE IN DIE SINNE LEITEN

Diese Übung belebt die Sinne und schärft die Sinneswahrnehmung. Wenn Sie schon älter und nicht an regelmäßiges Üben gewöhnt sind, sollten Sie diese anstrengende Übung vermeiden. Bleiben Sie nach der Übung fünf bis zehn Minuten auf dem Rücken liegen, die Arme in Schulterhöhe ausgestreckt, Handflächen nach oben, verstärken Sie die Empfindungen in Ihrem Körper und dehnen Sie sie aus.

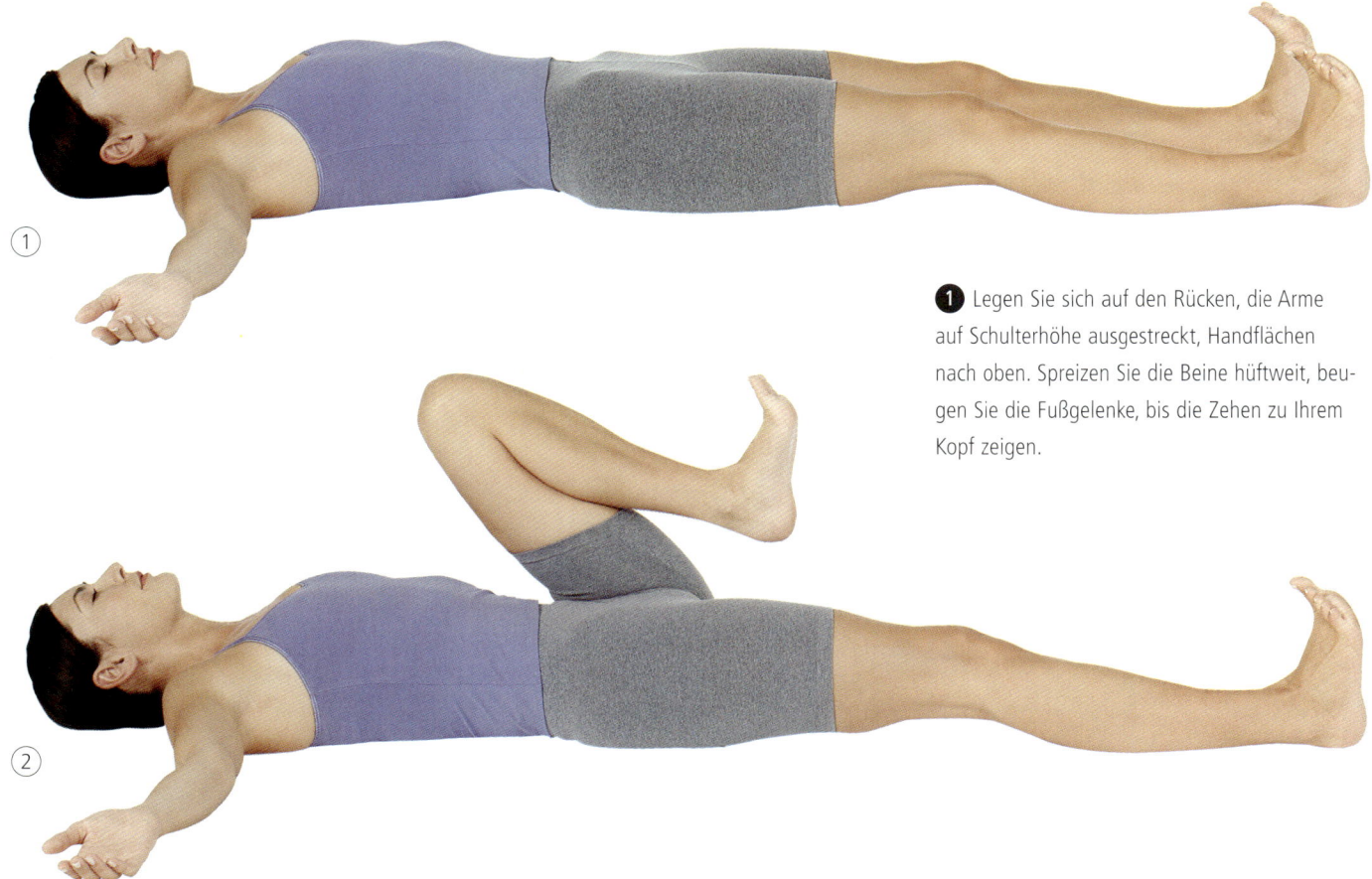

❶ Legen Sie sich auf den Rücken, die Arme auf Schulterhöhe ausgestreckt, Handflächen nach oben. Spreizen Sie die Beine hüftweit, beugen Sie die Fußgelenke, bis die Zehen zu Ihrem Kopf zeigen.

❷ Ziehen Sie das linke Knie (die Ferse gleitet über den Boden) zur Brust, halten Sie das rechte Bein gestreckt. Atmen Sie sanft durch Mund und Nase, halten Sie die Spannung in Beinen und Füßen 15 bis 30 Sekunden lang, lassen Sie Arme und Schultern entspannt.

Lassen Sie ganz langsam die Spannung nach, strecken Sie das Bein und entspannen Sie die Füße, breiten Sie die durch Spannen und Entspannen angeregten Empfindungen aus. Ruhen Sie sich kurz auf dem Rücken aus, bevor Sie die Übung auf der anderen Seite wiederholen. Machen Sie die gesamte Übung 3-mal.

Als Variation der Übung können Sie beide Oberschenkel gleichzeitig an den Körper pressen, das löst noch intensivere Gefühle aus.

GANZHEIT DER FREUDE

Diese Übung entwickelt den Sinn der Ganzheit und Zusammengehörigkeit. Wenn Sie schwanger sind, eine Nackenverletzung haben oder in den letzten drei oder vier Monaten operiert worden sind, führen Sie die Übung nur sehr vorsichtig durch. Ruhen Sie am Ende fünf bis zehn Minuten in der Sitzhaltung.

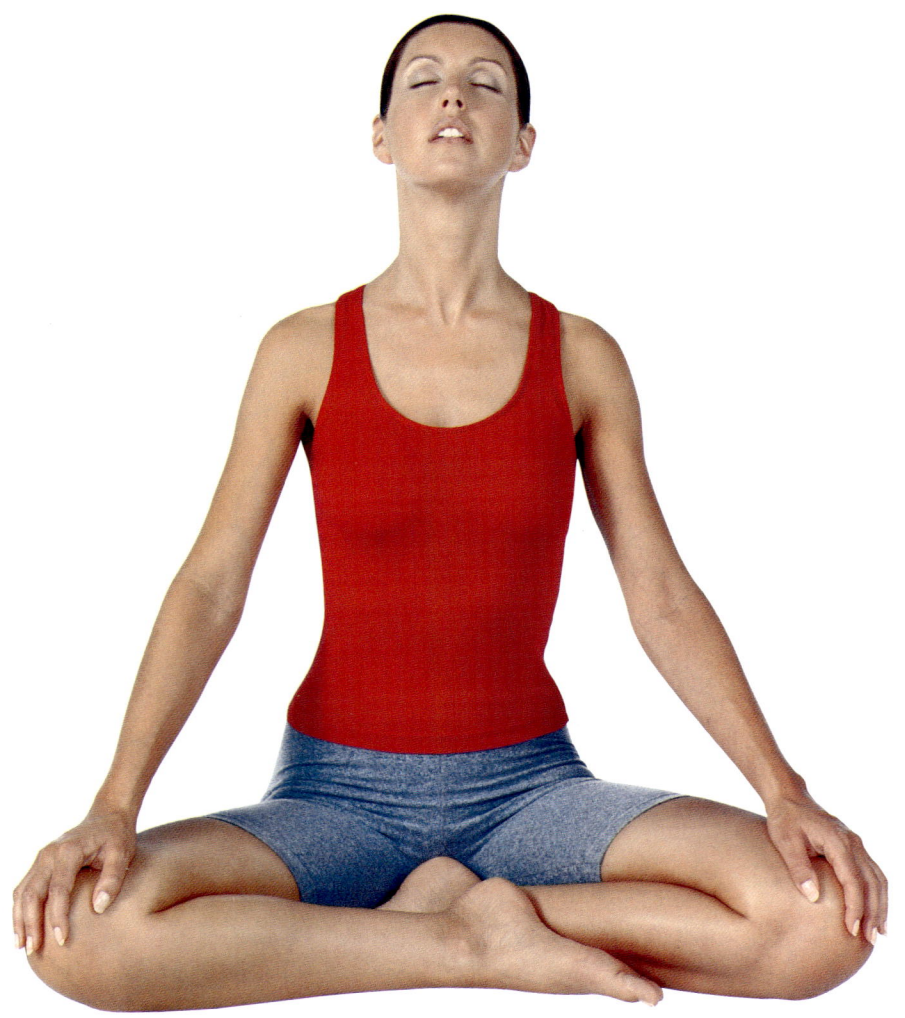

Setzen Sie sich mit gekreuzten Beinen auf eine Matte, ein Kissen oder einen niedrigen Stuhl, halten Sie den Rücken gerade. Umfassen Sie die Knie fest mit den Händen, lassen Sie ein Gefühl der Stärke in Armen, Knien und Händen entstehen, heben Sie die Brust zur Decke. Öffnen Sie den Mund und heben Sie das Kinn, während Sie sich zurückbeu-

gen. Beugen Sie den Kopf nicht ganz nach hinten – eine zu starke Beugung des Nackens unterbricht den Fluss der Empfindungen. Atmen Sie sanft und gleichmäßig durch Mund und Nase. Entspannen Sie den Bauch (sie können dann die Wirbelsäule besser strecken), strengen Sie sich nicht zu sehr an.

Bleiben Sie 1 bis 3 Minuten so, spüren Sie die Gefühle in Brust und Wirbelsäule. Sobald Sie ein Gefühl von Wärme im Nacken spüren, richten Sie die Wirbelsäule auf. Achten Sie beim Entspannen auf Gefühle von Wärme und Energie, die sich über die Grenzen Ihres Körpers hinaus verbreiten. Machen Sie die Übung 3- oder 9-mal, ruhen Sie nach jeder Wiederholung einige Minuten in der Sitzhaltung aus.

POSITIVE GEFÜHLE ANREGEN

Diese Übung löst freudige und liebevolle Gefühle aus und regt sexuelle Energien an. Nehmen Sie am Ende für fünf bis zehn Minuten die Sitzhaltung ein, dehnen Sie die dabei erweckten Gefühle aus und verbreiten Sie sie.

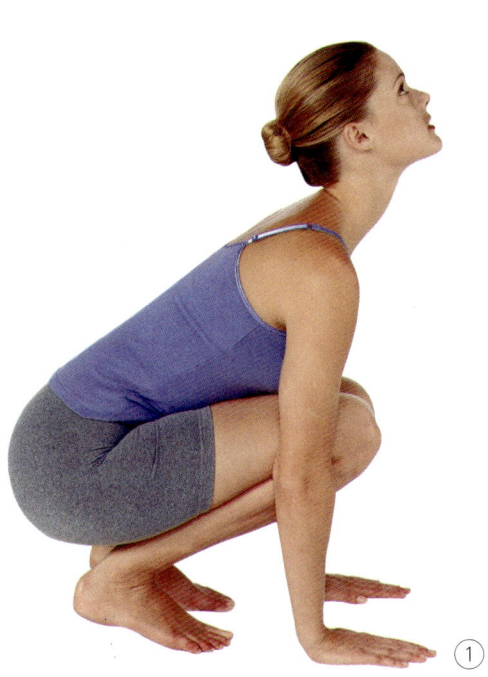

①

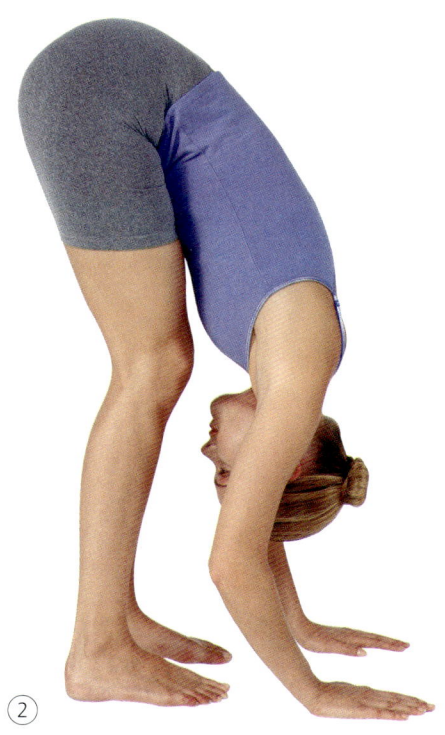

②

❶ Hocken Sie mit etwa 15 Zentimeter auseinander gestellten Beinen auf den Fußballen. Halten Sie die Arme neben die Beine und legen Sie die Handflächen mit den Fingern nach vorne flach auf den Boden. Blicken Sie zur Decke und atmen Sie sanft durch Mund und Nase.

Fühlen Sie während der Übung Wärme von den Beinen zum Becken aufsteigen. Dehnen Sie die Empfindungen auf Wirbelsäule, Oberkörper, Arme und Kopf aus. Lassen Sie sie jede Zelle Ihres Körpers durchdringen.

❷ Lassen Sie die Hände flach auf dem Boden, senken Sie langsam den Kopf, heben Sie das Gesäß nach oben, so weit es ohne Anstrengung geht, und senken Sie die Fersen auf den Boden. Fühlen Sie die Spannung an der Rückseite der Beine. Bleiben Sie 30 Sekunden bis 1 Minute in dieser Stellung, entspannen Sie Füße und Bauch, lassen Sie den Kopf locker hängen, atmen Sie möglichst gleichmäßig durch Mund und Nase. Wenn Ihre Beine zu zittern beginnen, erforschen Sie die Gefühle und lösen Sie die Verspannungen.

Lassen Sie langsam das Gesäß herabsinken, heben Sie den Kopf und die Fersen, hocken Sie kurz, nehmen Sie dann für 1 bis 2 Minuten die Sitzhaltung ein, dehnen Sie die durch das Beinstrecken ausgelösten Empfindungen aus. Machen Sie die Übung 3-mal.

BESCHAFFENHEIT DER FREUDE

Diese Übung regt ein Gefühl der Freude an und ermutigt uns dazu, den vollen Geschmack dieses Gefühls auszukosten.
Nehmen Sie am Ende für fünf bis zehn Minuten die Sitzhaltung ein und lassen Sie diese Empfindungen sich ausdehnen.

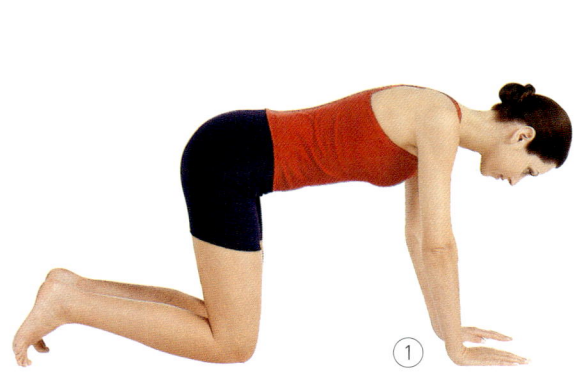

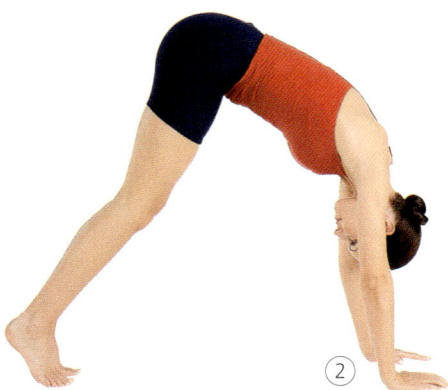

❶ Stützen Sie sich auf Hände und Knie (mit einem Kissen unter den Knien, wenn Sie das möchten). Die Finger zeigen nach vorne. Heben Sie die Füße, und stellen Sie sich so auf die Zehen, dass Ihr Gewicht gleichmäßig auf Zehen, Knie und Hände verteilt ist.

❷ Lassen Sie die Handflächen auf dem Boden und die Arme gestreckt, senken Sie langsam den Kopf, verlagern Sie das Gewicht ein wenig nach vorne, und heben Sie sanft die Knie, bis Ihre Beine gestreckt sind.

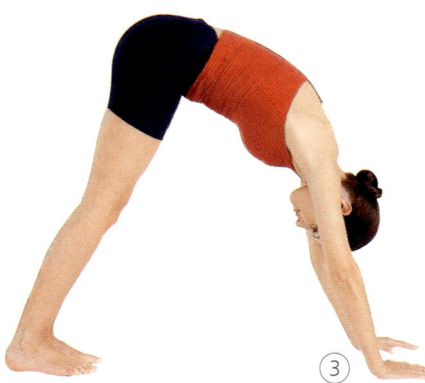

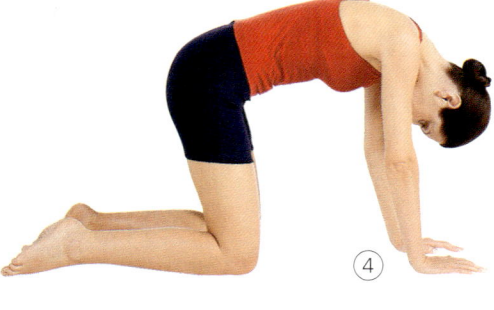

❸ Lassen Sie die Fersen zu Boden sinken. Halten Sie die Spannung 30 Sekunden bis 1 Minute, atmen Sie sanft durch Mund und Nase, fühlen Sie das Empfinden an der Hinterseite der Beine. Lassen Sie Ihren Kopf lose hängen. (Wenn Sie die Fersen nicht ganz auf den Boden bringen, senken Sie sie so weit Sie können, ohne die Muskeln an der Rückseite der Beine zu überanstrengen. Halten Sie die Streckung in dieser Position. Um die Spannung in den Waden zu verringern, können Sie die Hände näher an den Körper bringen.)

❹ Senken Sie nach 30 Sekunden bis 1 Minute langsam die Knie zu Boden, spüren Sie die Gefühle in Ihrem Körper, während Sie die Streckung lockern. Ruhen Sie sich kurz auf Händen und Knien aus, entspannen Sie die Füße mit den Sohlen nach oben, lassen Sie die Empfindungen sich weiter ausdehnen. Machen Sie die Übung 3-mal.

GOLDENER HERZFADEN

Diese Übung gleicht das Herzzentrum aus, verstärkt geistige und körperliche Energie, baut Stärke und Konzentration auf, kräftigt den Kreislauf und verbessert den Teint. Diese Übung kann auch psychische und körperliche Blockaden identifizieren und umformen. Legen Sie sich am Ende der Übung zehn Minuten lang auf den Rücken, verstärken Sie die durch die Position erzeugten Empfindungen, bis sie sich über den Körper hinaus ausbreiten.

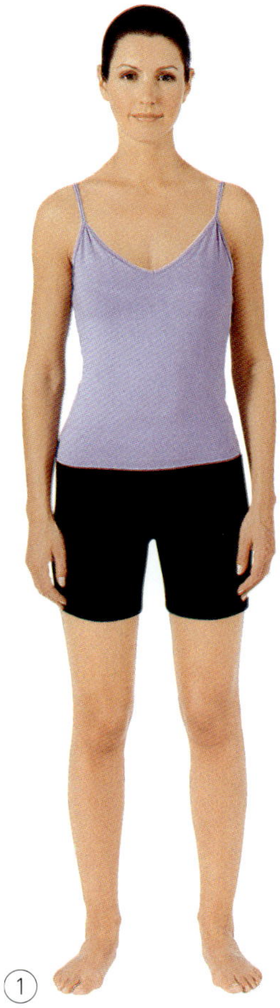

1 Stehen Sie mit etwa 15 Zentimeter voneinander entfernten Füßen und gleichmäßig verteiltem Körpergewicht, Rücken gerade, Arme entspannt an der Seite.

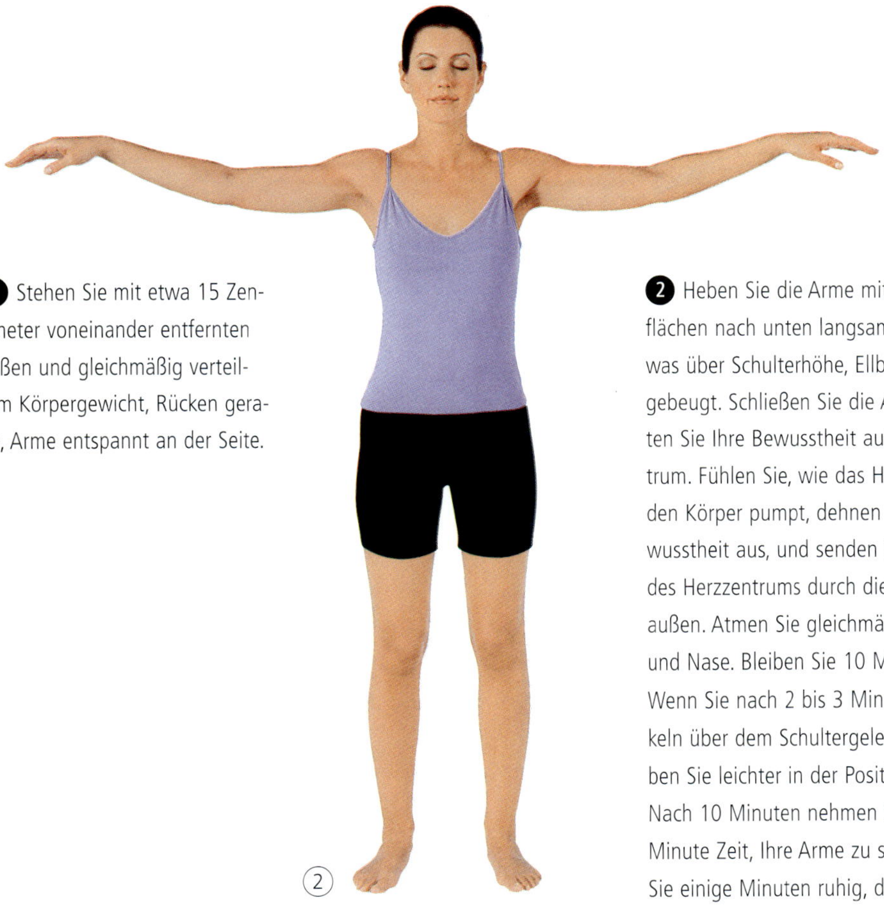

2 Heben Sie die Arme mit den Handflächen nach unten langsam seitlich bis etwas über Schulterhöhe, Ellbogen leicht gebeugt. Schließen Sie die Augen und richten Sie Ihre Bewusstheit auf das Herzzentrum. Fühlen Sie, wie das Herz Blut durch den Körper pumpt, dehnen Sie Ihre Bewusstheit aus, und senden Sie die Energie des Herzzentrums durch die Arme nach außen. Atmen Sie gleichmäßig durch Mund und Nase. Bleiben Sie 10 Minuten so. Wenn Sie nach 2 bis 3 Minuten die Muskeln über dem Schultergelenk lockern, bleiben Sie leichter in der Position.
Nach 10 Minuten nehmen Sie sich eine Minute Zeit, Ihre Arme zu senken. Stehen Sie einige Minuten ruhig, dehnen Sie die Empfindungen aus.

Sind Sie mit der Übung besser vertraut, können Sie auch versuchen, die Stellung bis zu 25 Minuten zu halten. Nach der Übung sollten Sie so lang ruhen, wie Sie die Position gehalten haben, entweder stehend mit entspannt an der Seite herunterhängenden Armen oder liegend.

Während dieser Übung kann die Erinnerung an eine Emotion in Ihrem Geist auftauchen: Sorge, Verletzung, Schmerz. Dehnen Sie das Gefühl aus, lassen Sie Geist und Sinne eins werden. Halten Sie das Gefühl, bis Sie darin eindringen und es in reine Erfahrung auflösen. Ein Energieblitz (die Energie dieser Erinnerung) erfüllt dann die Gegenwart, und das Muster dieser Emotion schmilzt. Durch Übung kann ein dauerndes Gefühl der Einheit entstehen, der Wille, Gefühle aufsteigen und sich verbreiten zu lassen. Wir können dann Schmerz, Angst und Spannung direkt begegnen und sie sofort auflösen.

INNERE ENERGIE AUSDEHNEN

Diese angenehme Übung fördert den freien Fluss reiner Energie durch den Körper und erzeugt positive Glücksgefühle.
Ruhen Sie sich zum Abschluss der Übung fünf bis zehn Minuten lang mit ausgestreckten Beinen auf dem Rücken liegend
aus, und erweitern Sie die durch die Bewegung angeregten Empfindungen.

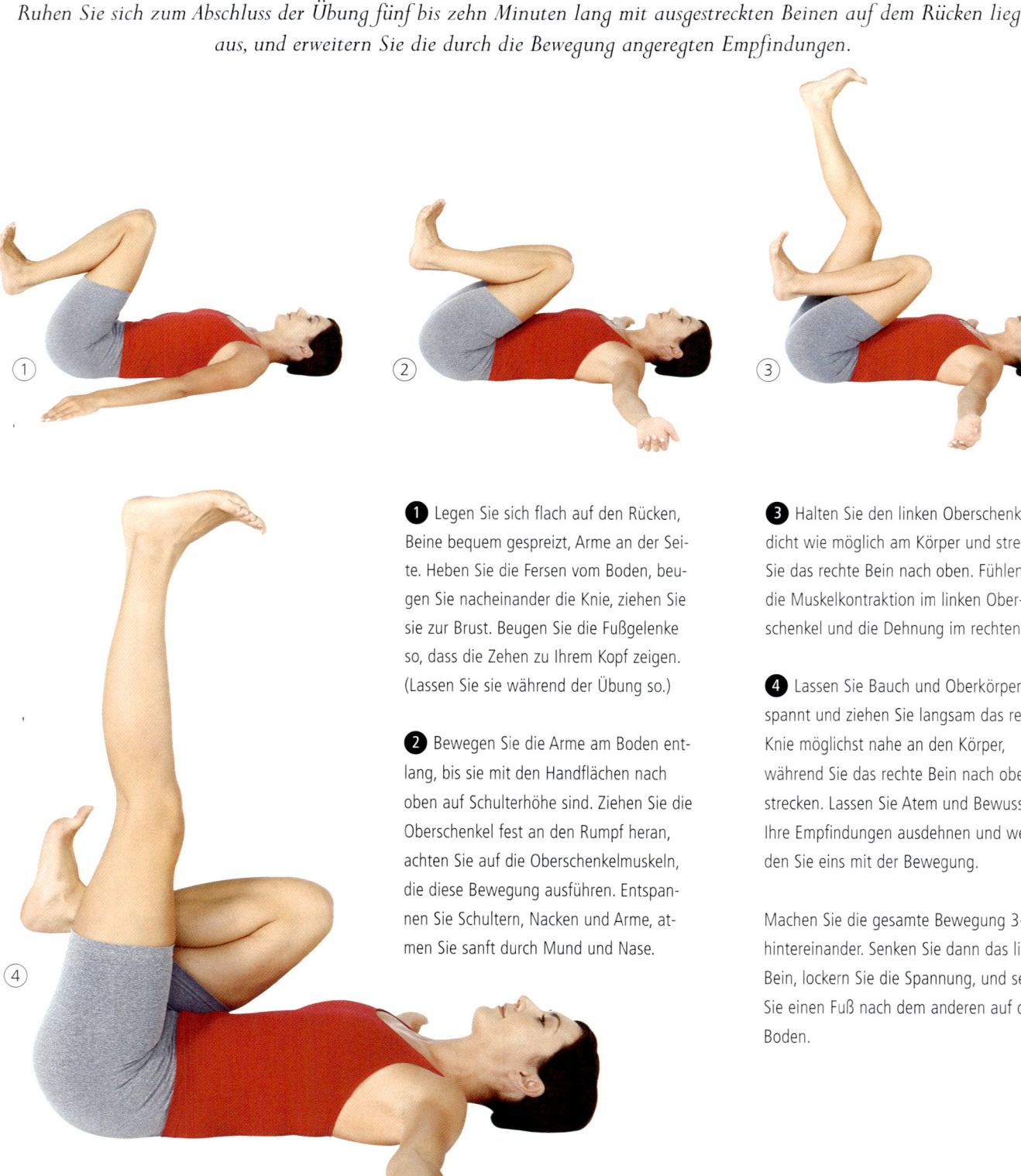

❶ Legen Sie sich flach auf den Rücken, Beine bequem gespreizt, Arme an der Seite. Heben Sie die Fersen vom Boden, beugen Sie nacheinander die Knie, ziehen Sie sie zur Brust. Beugen Sie die Fußgelenke so, dass die Zehen zu Ihrem Kopf zeigen. (Lassen Sie sie während der Übung so.)

❷ Bewegen Sie die Arme am Boden entlang, bis sie mit den Handflächen nach oben auf Schulterhöhe sind. Ziehen Sie die Oberschenkel fest an den Rumpf heran, achten Sie auf die Oberschenkelmuskeln, die diese Bewegung ausführen. Entspannen Sie Schultern, Nacken und Arme, atmen Sie sanft durch Mund und Nase.

❸ Halten Sie den linken Oberschenkel so dicht wie möglich am Körper und strecken Sie das rechte Bein nach oben. Fühlen sie die Muskelkontraktion im linken Oberschenkel und die Dehnung im rechten.

❹ Lassen Sie Bauch und Oberkörper entspannt und ziehen Sie langsam das rechte Knie möglichst nahe an den Körper, während Sie das rechte Bein nach oben strecken. Lassen Sie Atem und Bewusstheit Ihre Empfindungen ausdehnen und werden Sie eins mit der Bewegung.

Machen Sie die gesamte Bewegung 3-mal hintereinander. Senken Sie dann das linke Bein, lockern Sie die Spannung, und setzen Sie einen Fuß nach dem anderen auf den Boden.

Wenn Sie mit der Übung auf der vorherigen Seite vertraut sind, können Sie diese Variation versuchen:

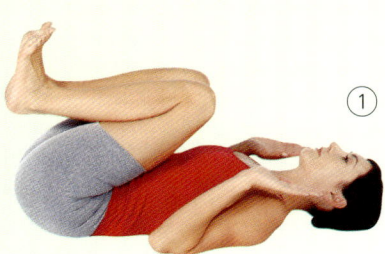

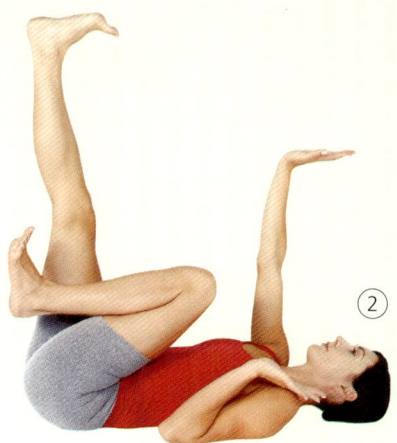

1 Legen Sie sich auf den Rücken, Beine bequem gespreizt, Arme neben dem Körper. Beugen Sie die Ellbogen so, das die Handflächen zur Decke zeigen. Beugen Sie ein Knie nach dem anderen, ziehen Sie sie dicht zur Brust heran und beugen Sie die Fußgelenke. Stellen Sie sich vor, dass eine starke Kraft gegen Ihre Hände drückt, die in Armen und Beinen Spannung erzeugt.

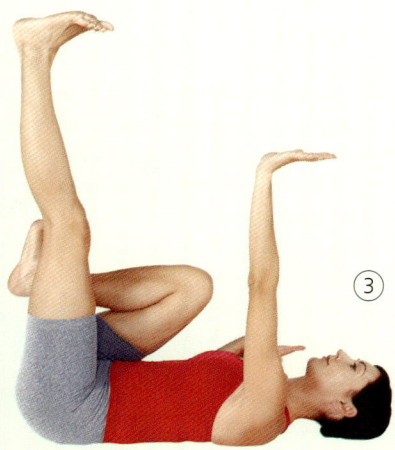

2 Halten Sie diese Spannung im linken Arm und Bein aufrecht und strecken Sie den rechten Arm (mit der Handfläche nach oben) und das rechte Bein (mit gebeugtem Fußgelenk) gegen die Decke.

3 Beugen Sie langsam den rechten Arm und das rechte Bein, bringen Sie sie nah zum Körper, strecken Sie gleichzeitig das linke Bein und den linken Arm.

Machen Sie die gesamte Bewegung 3-mal hintereinander. Senken Sie dann langsam den linken Arm und das linke Bein, lösen Sie die Spannung in Armen und Beinen. Setzen Sie die Füße nacheinander auf den Boden und legen Sie die Arme an die Seite. Ruhen Sie auf dem Rücken 5 bis 10 Minuten aus, atmen Sie sanft und gleichmäßig durch Mund und Nase und dehnen Sie die durch die Bewegung erwachten Empfindungen aus.

KÖRPER UND GEIST MIT ENERGIE AUFLADEN

Diese Übung löst Spannungen in der Wirbelsäule und im Bereich des unteren Rückens. Sie belebt dabei Körper und Geist. Bei dieser Übung können Sie Wärme zwischen den Schulterblättern und ein Gefühl des Sich-Öffnens in den unteren Energiezentren spüren.

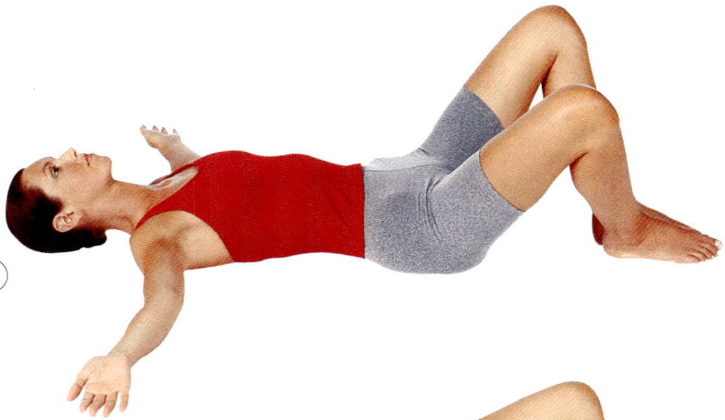

❶ Legen Sie sich auf den Rücken, Arme mit den Handflächen nach oben in Schulterhöhe zur Seite gestreckt. Beugen Sie leicht die Knie und stellen Sie Ihre Füße zusammen, mit den Sohlen auf dem Boden. Spreizen Sie die Knie ganz weit, vergewissern Sie sich, dass die Sohlen am Boden bleiben, die Innenseite der Füße darf sich aber leicht heben.

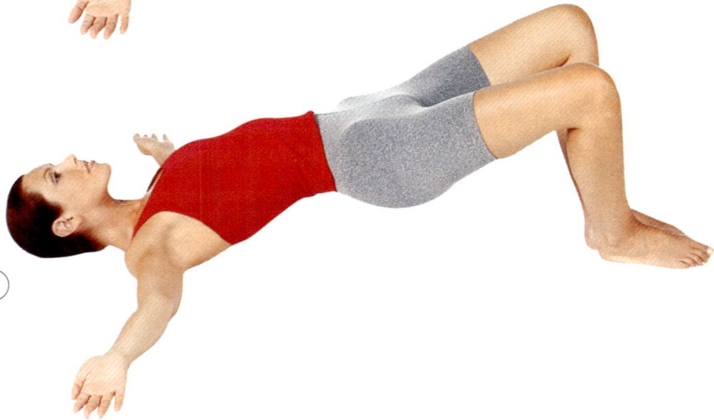

❷ Heben Sie das Becken so hoch wie möglich, das Körpergewicht ruht auf Schultern und Füßen. Atmen Sie sanft durch Mund und Nase, halten Sie die Position 1 bis 3 Minuten lang. Beine und Becken können ein wenig zittern. Beachten Sie alle Veränderungen der Atmung.

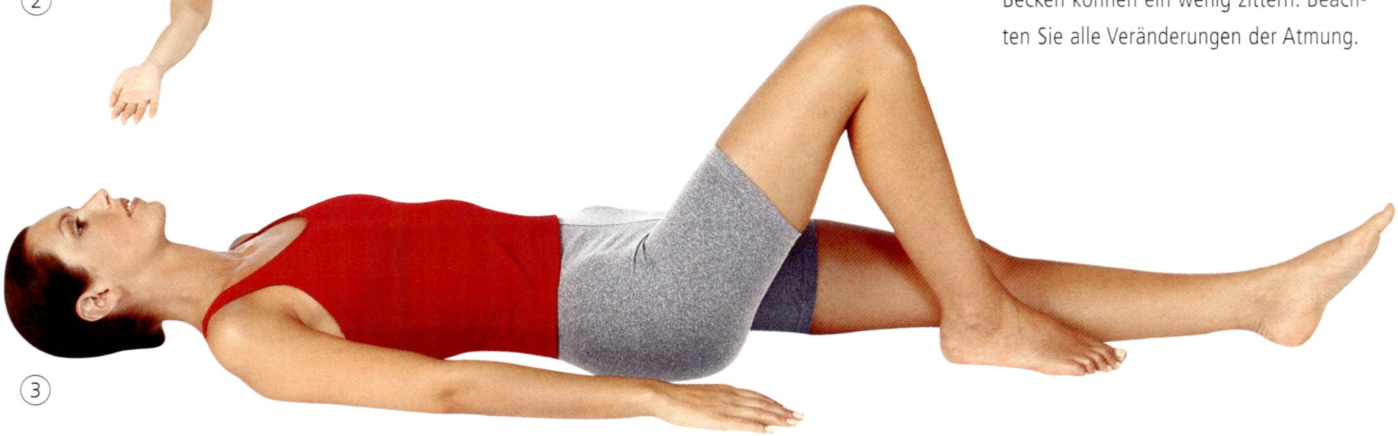

❸ Senken Sie nach 1 bis 3 Minuten langsam das Becken zum Boden, strecken Sie die Beine nacheinander aus, legen Sie die Arme neben sich. Ruhen Sie ein paar Minuten aus, erweitern Sie die durch die Übung angeregten Gefühle. Machen Sie die Übung 3-mal, ruhen Sie nach jeder Wiederholung.

❹ Ziehen Sie zum Schluss die Knie zur Brust, legen Sie die Hände auf die Knie und ruhen Sie 5 bis 10 Minuten in dieser Stellung.

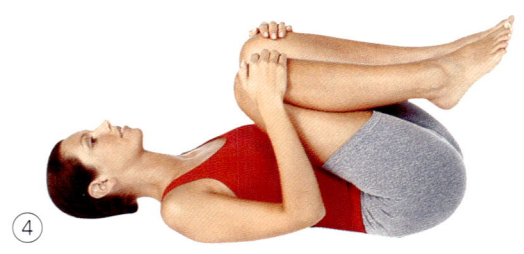

DREIHEIT DER ÜBUNG: ATEM, ENERGIE, BEWUSSTHEIT

Diese Übung regt innere Energien an und belebt sie von neuem. Außerdem lässt sie Kraft und Konzentration entstehen. Sie können dabei fühlen, wie sich Stellen entlang der Wirbelsäule, an Brust, Händen, Nacken und Kopf öffnen. Nehmen Sie zum Schluss für fünfzehn Minuten die Sitzhaltung ein, erweitern Sie Ihre Empfindungen, bis sie sich ins Universum ausbreiten und Sie nichts anderes mehr wahrnehmen.

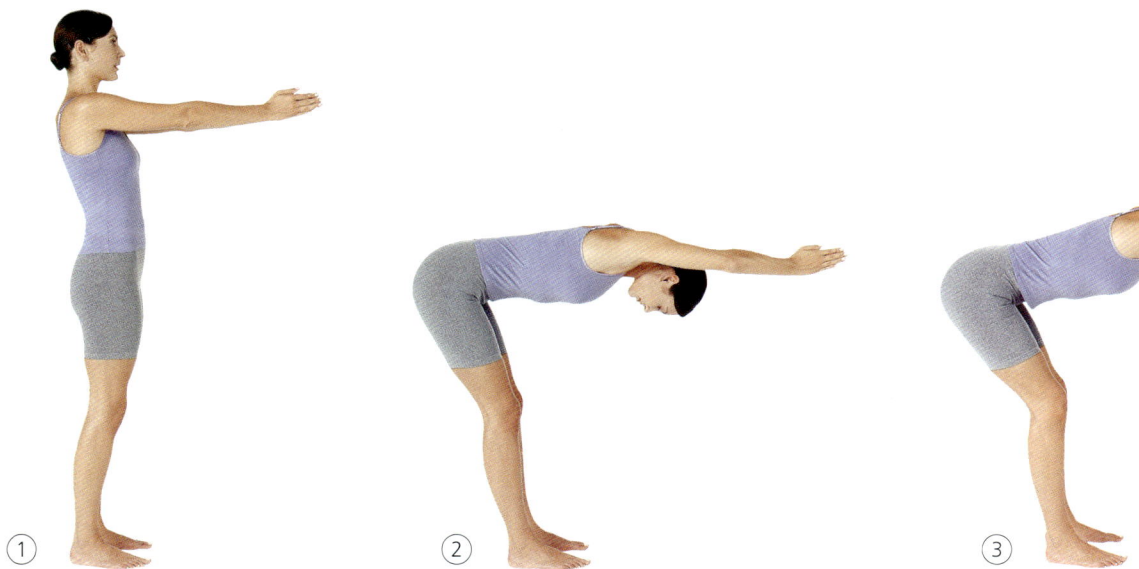

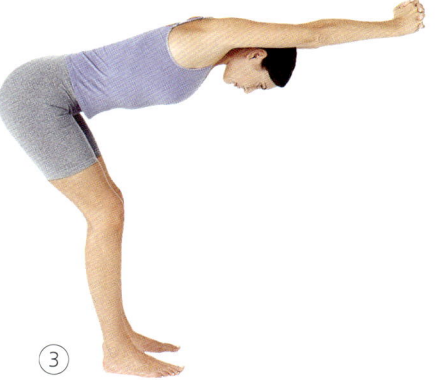

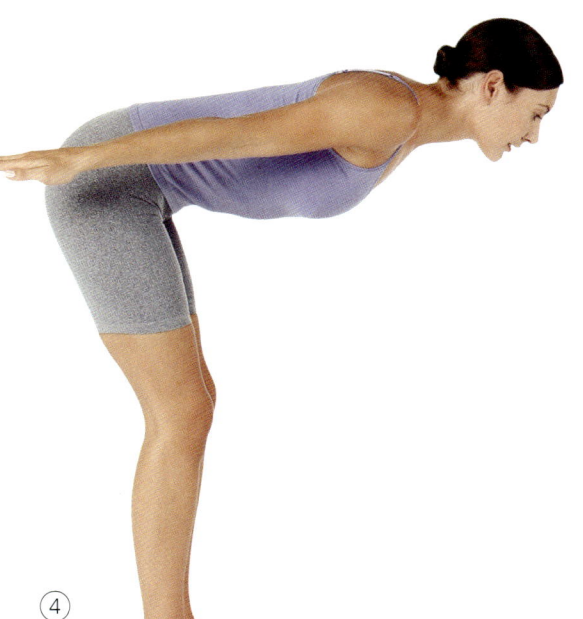

❶ Stehen Sie, Füße leicht auseinander, Rücken gerade, Arme entspannt an der Seite. Strecken Sie die Arme nach vorne, Handflächen zusammen, Finger nach vorne.

❷ Strecken Sie in einer Bewegung die Arme vor und das Becken zurück, senken Sie den Kopf zwischen die Arme, bis Rumpf, Kopf und Arme parallel zum Boden sind. Halten Sie dabei den Rücken gerade.

❸ Strecken Sie in dieser Stellung die Arme vor und das Becken nach hinten, halten Sie die Knie gestreckt. Atmen Sie gleichmäßig durch Mund und Nase. Verschränken Sie die Finger und strecken Sie sich noch mehr in beide Richtungen (der Körper wird sich etwas nach unten sen-

ken), bis Sie spüren, dass Sie einen Energiepunkt erreicht haben. Sie beginnen vielleicht zu zittern. Bleiben Sie 15 bis 30 Sekunden so.

❹ Bewegen Sie langsam die Hände auseinander, ohne die Spannung zu lockern, bewegen Sie die Arme, Handflächen nach unten, bis sie am Körper anliegen und nach hinten zeigen. Strecken Sie den Hals nach vorne und das Becken nach hinten. Halten Sie die Stellung möglichst lang, atmen Sie leicht durch Mund und Nase.

Lockern Sie langsam die Spannung und richten Sie sich auf. Stehen Sie 3 bis 5 Minuten still. Wiederholen Sie die Übung 2-mal, ruhen Sie nach jeder Wiederholung.

DER WERT DER ZURÜCKGEZOGENHEIT

»Alles, was Sie tun, kann zu einem herrlichen Fest
werden und zu einem Tanz des Genießens.«

Sich einmal oder öfter im Jahr in seine natürliche Umgebung zurückzuziehen, kann Ihre Kum-Nye-Praxis sehr vertiefen. Wenn möglich sollten Sie in jeder Jahreszeit vier Tage oder eine Woche im Jahr in den Bergen, in einer Waldgegend oder am Meer oder einem Fluss verbringen.

Verbringen Sie während dieser Tage so viel Zeit wie möglich im Freien. Setzen Sie sich morgens für eine Stunde zu Atemübungen hinaus. Nehmen Sie die Sitzhaltung ein, öffnen Sie sanft Mund und Nasenflügel, atmen Sie ganz langsam, ziehen Sie den Bauch leicht ein. Öffnen Sie alle Sinne und lassen Sie die Sie umgebenden lebendigen Energien in Ihren Körper fließen. Lassen Sie den ganzen Körper die Energien des Kosmos fühlen – Licht, Luft, Erde, Pflanzen, Wasser und Himmel.

Stellen Sie sich vor, wie die positiven, heilenden Eigenschaften dieser lebendigen Energien in Sie strömen und sich in Ihrem Körper sammeln. Vermischen Sie Ihre Gefühle mit diesen Energien, bevor sie wieder von Ihnen ausstrahlen und Sie mit dem Kosmos verbinden, in einer unaufhörlichen Übung, einer beständigen Wechselbeziehung, einem Reigen der Energie.

Setzen Sie dieses heilsame Zusammenspiel innerer und äußerer Energien fort, wenn Sie zweimal am Tag ein Sonnenbad von etwa fünfundzwanzig Minuten nehmen (nicht länger als vierzig Minuten auf einmal). Massieren Sie sich nach dem Sonnenbad oder vor dem Schlafengehen etwa eine Stunde lang, reiben Sie

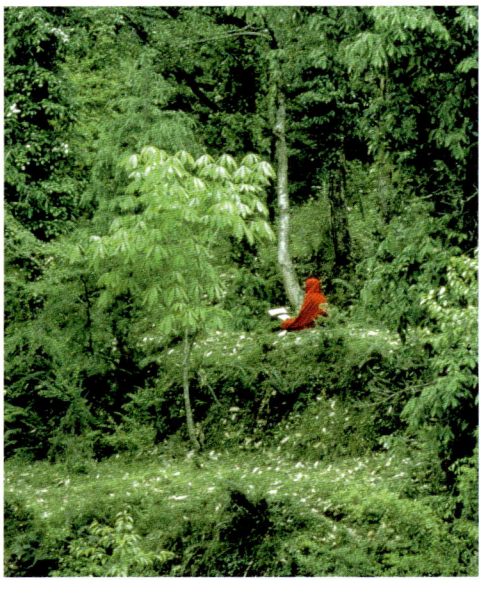

Oben: Eine tibetische Nonne meditiert im Wald. Die inmitten der lebendigen Energien der Natur verbrachte Zeit kann uns den tief entspannenden Sinn für Ganzheit und Ruhe zurückgeben. Kum Nye in einer natürlichen Umgebung zu praktizieren ist besonders nützlich, da es uns auf die Heilkräfte der Natur einstellt.
Gegenüber: Eine Aufnahme aus dem Himalaja bei Gangotri, in Indien. Der Anblick von Erde und Raum erinnert uns, dass wir Teil einer größeren Wirklichkeit sind, befreit unseren Geist von Sorgen und erlaubt uns, auf die ursprüngliche Weisheit unseres verkörperten Wissens zu hören.

zum Abschluss den Körper mit Öl ein. Eine Massage im Freien mit Sesamöl ist ein besonders herrliches Erlebnis, das alle Sinne anregt und öffnet. Machen Sie zu bestimmten Tageszeiten ein oder zwei Bewegungsübungen, die Sie vertiefen wollen, erinnern Sie sich dabei manchmal an die Silben des Mantras OM AH HUM.

Schlafen Sie während dieses Erholungsurlaubs, und idealerweise auch während des Jahres, sieben bis acht Stunden pro Nacht, und essen Sie einfache, ausgewogene Kost. Ernähren Sie sich leichter: Vermeiden Sie weißes Mehl, Zucker und gesättigte Fettsäuren. Essen Sie mehr Obst, Gemüse, Nüsse, Sojaprodukte, Hülsenfrüchte und Vollkorn. Reduzieren Sie den Fleischanteil so, dass Ihre Ernährung zu fünfundsechzig Prozent vegetarisch wird. Kauen Sie langsam und gründlich, genießen Sie Geschmack und Beschaffenheit der Speisen. Um Blähungen zu vermeiden, hören Sie mit dem Essen auf, sobald Ihr Magen halb voll ist.

Versuchen Sie bei allen täglichen Aktivitäten, sei es zu Hause oder im Urlaub, Körper, Geist und Sinne zu einer Einheit zu machen, indem Sie sanft und gleichmäßig atmen, entspannt und konzentriert bleiben. Wenn es Ihnen gelingt, so zu leben, wird alles, was Sie tun, zu einem herrlichen Fest, sie werden ein unaufhörliches Gefühl von Ganzheit, Einheit und Erfüllung genießen, eine überwältigende Freude, die alle Bereiche Ihres Lebens und Ihrer Umgebung berührt.

DAS NYINGMA-INSTITUT

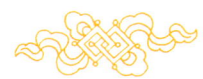

Das Nyingma-Institut in Berkeley, in Kalifornien, ist eine weltliche Bildungsinstitution, ein Ort, an dem Interessierte die Lehren der tibetischen buddhistischen Tradition studieren und die Anwendbarkeit dieser Lehren auf den westlichen Lebensstil erforschen können. Das 1972 von Tarthang Tulku (siehe S. 9) gegründete Institut bietet eine umfangreiche Reihe von Kursen, Workshops und Seminaren in Kum-Nye-Entspannung, Nyingma-Psychologie, Meditation, tibetischer Sprache und Kultur und Grundlagen der buddhistischen Lehren an. Ein umfangreiches Programm buddhistischer Studien befasst sich mit der therapeutischen Anwendung buddhistischer Lehren und betreibt vertiefende Studien der *Sutras* (der Lehren des Buddhas), des *Abhidharma* (Studium des Geistes und mentaler Vorgänge) und der Werke großer buddhistischer Philosophen. Zu den Programmen, bei denen die Teilnehmer im Haus wohnen, gehören das viermonatige *Human Development Training Retreat* (siehe Seiten 9 und 137) und das zweimonatige *Integration Retreat*. Diese Seminare aktivieren innere Ressourcen, beleben die Psyche und bringen Konzentration und Ausgeglichenheit in alle Lebensbereiche.

Die meisten Workshops des Instituts beinhalten Übungen der Kum-Nye-Entspannung, einem System des Ausgleichens und der Integration der Energien von Körper und Geist auf der Basis der tibetischen Medizin, speziell auf westliche Bedürfnisse angepasst. Die Studenten lernen, Kum Nye für die Meditation zur Beruhigung des Körpers einzusetzen und den Geist in wache, aber sanfte Konzentration zu bringen, die ganz natürlich zur Meditation führt. Kum Nye erfrischt den Körper, macht den Geist wach und erzeugt eine energievolle, mühelose Konzentration.

1977 legte Tarthang Tulku seine hilfreichsten Nyingma-Lehren in mehreren Büchern der *Nyingma Psychology Series* nieder. Er arbeitete dann mit den Lehrenden des Nyingma-Instituts an der Schaffung von Bildungsprogrammen auf der Basis dieser Bücher. Damals war Kum-Nye-Entspannung bereits ein bedeutender Studienzweig. Psychologen und Gesundheitsexperten, auch solche, die mit vielen therapeutischen Übungen und Massagetechniken vertraut waren, erkannten die Heilkraft von Kum Nye und drängten Tarthang Tulku, Details seiner Übungen zu publizieren. Großer Wert wurde auf die Auswahl und Beschreibung der Kum-Nye-Übungen gelegt, sodass die Leser selbstständig von grundlegenden Atemübungen und Massagetechniken zu den für Anfänger und Fortgeschrittene geeigneten Bewegungsübungen kommen konnten. Das Ergebnis war *Kum Nye Relaxation* – die erste in Buchform veröffentlichte Darstellung des von Tarthang Tulku entwickelten Systems – herausgegeben 1978 bei Dharma Publishing.

Neben der *Nyingma Psychology Series* unterstützt Dharma Publishing (gegründet 1971 von Tarthang Tulku) auch die Bildungsprogramme des Nyingma-Instituts durch Veröffentlichung von Übersetzungen traditioneller buddhistischer Texte und Einführungen in buddhistische Geschichte, Kunst und Kultur. Unter Leitung seines Gründers produzierte Dharma Publishing bedeutende Sammlungen traditioneller tibetischer Texte, darunter *The Nyingma Edition of the Tibetan Buddhist Canon and Great Treasures of Ancient Teachings*, ein Kompendium von mehr als 80000 Texten in 639 atlasgroßen Bänden.

Tarthang Tulku leitet seit 1978 die Entwicklung des Nyingma-Instituts, entwickelt Programme und bildet Lehrer und Verwaltungspersonal aus. Er führte ein strenges Lehrerbildungs- und Zertifizierungsprogramm ein, sodass autorisierte Kum-Nye-Lehrer beginnen konnten, von Studiengruppen weltweit unterstützte Seminare anzubieten. Kum Nye wurde in Europa und Brasilien in den Achtzigerjahren sehr bekannt, als *Kum Nye Relaxation* ins Deutsche, Holländische, Italienische und Portugiesische übersetzt wurde. 1989 wurden drei Kum-Nye-Studiengruppen zu Nyingma-Zweiginstituten: eines in Amsterdam,

Niederlande, eines in Münster, Deutschland (jetzt in Köln), und ein drittes in São Paulo, Brasilien. 1996 entstand in Rio de Janeiro, Brasilien, ein viertes Institut. Heute haben alle diese Institute autorisierte Lehrer mit umfassender Erfahrung im Unterrichten von Kum Nye und in der Führung Einzelner bei der Entwicklung ihrer eigenen Praxis. Jedes Institut bietet regelmäßig Kurse und Workshops in Kum Nye an, und die Lehrer dieser Institute reisen um die Welt, um in ganz Europa und Südamerika Kum-Nye-Workshops zu halten. (Genaue Programme erhalten Sie direkt bei den einzelnen Zentren.)

Zwei- und viermonatige *Residential Programs* mit Kum Nye werden regelmäßig am Nyingma-Institut in Berkeley angeboten. Ein- und zweiwöchige Kum-Nye-Seminare finden im Herbst, Frühjahr und Sommer und um die wichtigsten Feiertage herum statt. Diese Aufenthalte und Programme sind speziell für Interessenten gedacht, die von weither oder aus dem Ausland kommen. Die anderen Zentren bieten auch solche Seminaraufenthalte an.

Auch heute noch stellt am Nyingma Institute in Berkeley Kum Nye einen großen Teil der Kurse und Seminare, mit dem Ergebnis, dass schon tausende Teilnehmer davon profitieren konnten. Kurse und Workshops, die sich speziell Kum Nye widmen, bestehen gewöhnlich aus einstündigen Veranstaltungen mit Atem- und Massagetechniken, einer breiten Palette von Bewegungsübungen und sitzenden Meditationsübungen. Die Teilnehmer haben dadurch die Gelegenheit, das Potenzial all dieser Gebiete zu erforschen und ihre eigene Routine auf der Basis der für sie besten Übungen zu schaffen. Kum-Nye-Seminaraufenthalte finden das ganze Jahr über statt und erlauben den Studenten, ihr Verständnis durch Perioden intensiver Praxis zu vertiefen. Die Lehrer des Instituts halten auch Einführungen zu Bewegungsübungen in Kursen zu speziellen Themen wie buddhistischer Psychologie, Philosophie und Geschichte. Kum Nye bleibt eine wichtige Komponente des jährlichen *Human Development Training Retreat* des Instituts, das körperliche Bewegung, Meditation und tibetische Einsichten in Geist und mentale Entwicklung umfasst. Eine Aussage von Tarthang Tulku fasst das Ziel

dieses Kurses zusammen: »Mit der Zeit demoralisieren und schädigen Druck und Spannung den menschlichen Geist. Vertrauensverlust, die Weigerung, Verantwortung zu übernehmen, das Gefühl, unter Druck und unter Kontrolle zu sein, sind Warnsignale, dass unser menschlicher Geist einer Art Diktatur unterworfen wird. Aber egal wohin wir schauen, es ist schwierig, die Ursache der Angstgefühle zu finden. Wir zeigen zwar auf Ereignisse, die die Ursache unserer Spannung zu sein scheinen, vergessen dabei aber die viel wichtigere Frage: Warum lassen wir uns von solchen Dingen kontrollieren? Wenn wir wüssten, wie unser Leben besser zu führen wäre, könnten wir mehr innere Freiheit und Vertrauen entwickeln.«

Die regelmäßige Übung von Kum Nye erlaubt den Schülern, eine größere Sensibilität für die Energien von Körper und Geist und ein besseres Selbst-Verständnis ausgehend vom direkten Erleben von Emotionen, Gedanken, Empfindungen und Gefühlen zu entwickeln. Anfänger am Nyingma-Institut finden, dass die langsamen, sanften Bewegungen von Kum Nye eine willkommene Erfahrung der Entspannung bieten, Stress schwindet, die Sinneswahrnehmung wird schärfer, die unaufhörlichen Gedankenströme werden beruhigt, Körper und Geist aufeinander eingestimmt. Mit zunehmender Praxis bemerken die Schüler eine deutliche Verminderung ihres Stresspegels und andere positive Entwicklungen.

Etwas weiter Fortgeschrittene finden, dass die erholsamen und vertrauten Kum-Nye-Übungen ein wirksames Mittel gegen geistigen und emotionellen Stress sind und dass sie die Bewusstheit zu einem natürlichen Zustand führen, in dem Einsichten entstehen, die notwenig sind. Schüler, die Kum Nye mit Geduld und Sensibilität üben, können mit speziellen Übungen auch körperliche Probleme überwinden, Steifheit und Starrheit lösen und Muskeltonus und Kreislauf stärken.

Fortgeschrittene Schüler verbinden Kum Nye mit Meditationspraktiken, um den Körper zu erfrischen und tiefere Meditationserfahrungen zu machen, indem sie physische und mentale Starrheit lösen. Oft haben Schüler beim Üben von Kum Nye ihre erste Begegnung mit tieferen und wacheren Geisteszuständen. Viele Schüler, die ins Institut kamen, um ihre allgemeine Gesundheit zu verbessern und Stress abzubauen, entdeckten so den Wert der Meditation. Manche widmen sich dann weiteren Studien der Kum Nye und Meditation zugrunde liegenden Konzepte und erlangen ein breiteres Verständnis körperlicher, geistiger und emotionaler Gesundheit.

Die folgenden Nyingma-Institute sind bestens qualifiziert, Programme der Kum-Nye-Entspannung anzubieten:

Nyingma Institute
1815 Highland Place
Berkeley CA 94704, USA
Tel: 001-510-843-6812
Fax: 001-510-486-1679
E-mail: Nyingma-Institute@nyingma.org
Website: www.nyingmainstitute.com

Nyingma Centrum Nederland (gegründet 1989)
Reguliersgracht 25, 1017 LJ
Amsterdam, The Netherlands
Tel: 0031-20-620-5207
Fax: 0031-20-622-7143
E-mail: nyingmacentrum@nyingma.nl
Website: www.nyingma.nl

Instituto Nyingma do Brasil (gegründet 1989)
Rua Cayowaa 2085 – Sumaré
01258-011 São Paulo, Brasil
Tel: 0055-11-3864-4785
Fax: 0055-11-3673-0292
E-mail: nyingmasp@nyingma.com.br
Website: www.nyingma.com.br

Nyingma Zentrum Deutschland (gegründet 1989)
Siebachstrasse 66
Köln, Deutschland
Tel: 0049-221-589-0474
E-mail: info@nyingmazentrum.de
Website: www.nyingmazentrum.de

Centro Nyingma do Rio de Janeiro (gegründet 1996)
Rua Casuarina 297, Casa 2
Rio de Janeiro RJ
CEP 22260-160, Brasil
Tel: 0055-21-2527-9388
Fax: 0055-21-2579-1066
E-mail: nyingma@barralink.com.br

LITERATURHINWEISE

Nyingma-Psychologie-Serie

Die folgenden Bücher wurden von Tarthang Tulku verfasst bzw. herausgegeben und bei Dharma Publishing Deutschland, Verlag des Nyingma Zentrum Deutschland e. V. (Köln) publiziert.

Die innere Kunst der Arbeit

Geschicktes Wirken

Wege zur Gleichgewicht

Offene Bewusstheit

Der verborgene Geist der Freiheit

Befreiendes Wissen

Literatur zu Buddhismus

Schritte auf dem Diamantweg

Die drei Juwelen – Buddha, Dharma und Sangha

Die Legende vom großen Stupa

Einsichten eines Pilgers im Himalaya

Raum-Zeit-Erkenntnis-Serie

Dynamik von Zeit und Raum

Jataka Geschichten für Kinder

Das kleine Kaninchen und die Angst

Gute Freunde sind viel wert

Der Papagei und der Feigenbaum

Goldstücke

Publiziert beim Scherz-Verlag

Tarthang Tulku:

Selbstheilung durch Entspannung

INDEX

DANKSAGUNG

Bildernachweis

Der Herausgeber dankt den folgenden Personen, Museen und Fotoarchiven für die Erlaubnis zur Wiedergabe ihrer Materialien. Es wurde größte Sorgfalt verwendet, die Copyright-Inhaber aufzuspüren. Sollten wir jemanden übergangen haben, so entschuldigen wir uns dafür und sichern entsprechende Korrekturen in späteren Auflagen zu.

Seite 15 Ian Cumming, Tibet Images, London; **17** Ian Cumming, Tibet Images; **19** Ian Cumming, Tibet Images; **20** Diane Barker, Tibet Images; **134** Greta Jensen, Tibet Images; **135** Ian Cumming, Tibet Images

Dank des Herausgebers

Duncan Baird Publishers dankt Elizabeth Cook, Margaret Mitchell, Ralph McFall, Joleen de Vries und Charaka Jurgens für ihre Mitarbeit, Unterstützung und Hingabe an das Projekt.

Dank des Autors

Dharma Publishing dankt besonders Duncan Baird für sein Interesse an Kum Nye, seine Bereitschaft, mit uns bei der Erstellung dieses Buchs zusammenzuarbeiten, für seine Großzügigkeit und seine ehrliche Motivation, Bücher zu veröffentlichen, die anderen nützen können.

Wir danken auch dem Team von DBP, das so professionell und geduldig mit uns an diesem Projekt gearbeitet hat: Judy Barratt für ihren Enthusiasmus und ihre Ermutigung zu Beginn; Dan Sturges für seine unermüdlichen Anstrengungen, all unseren Wünschen nachzukommen; Nadia Mason für ihre Kooperation und Ausdauer beim Umschlag; Matthew Ward für seine Fotografien; und Lucy Latchmore für die Textredaktion.